事例カンファレンスで学ぶ

高次脳機能障害
リハビリテーション

よりよい支援のためのヒント

監修／清水　一
編著／川原　薫

三輪書店

執筆者一覧

監　修　清水　　一　　広島大学名誉教授　井野口病院リハビリテーション科

編　著　川原　　薫　　広島県立障害者リハビリテーションセンター 作業療法士（症例6・10・14）

執筆者　花房　萌子　　広島県立障害者リハビリテーションセンター 作業療法士（症例1）
　　　　　永久奈央子　　広島県立障害者リハビリテーションセンター 作業療法士（症例2）
　　　　　小猿　純一　　関西電力病院 作業療法士（症例3）
　　　　　大知　麻美　　広島県立障害者リハビリテーションセンター 作業療法士（症例4）
　　　　　林　　加容　　広島県立障害者リハビリテーションセンター 言語聴覚士（症例5）
　　　　　冨田　　昭　　広島県立障害者リハビリテーションセンター 作業療法士（症例7）
　　　　　福田奈津子　　広島県立障害者リハビリテーションセンター 作業療法士(症例8）
　　　　　福島　真実　　広島県立障害者リハビリテーションセンター 作業療法士（症例9）
　　　　　藤井　美香　　広島県立障害者リハビリテーションセンター 作業療法士（症例11）
　　　　　田中　聡美　　広島県立障害者リハビリテーションセンター 言語聴覚士（症例12・13）

序文にかえて

事例カンファレンスで学ぶ高次脳機能障害の
リハビリテーション

～症例検討会を通して～

　高次脳機能障害は，しばしば「見えない障害」と呼ばれます．というのは，多くの問題が通常，思考や行動に表れ，麻痺といった身体障害のように目では見えないものだからです．その結果，高次脳機能障害の人が直面する困難さを理解してもらえず，見逃されたり誤解されたりします．家族や友人でさえ，高次脳機能障害の人のことを「わざと意地悪する」「怠け者になった」「つきあいにくい」と思われがちです．

　厚生労働省は，平成13年（2001）度から5年間「高次脳機能障害支援モデル事業（以下，モデル事業）」を実施し，診断・訓練・生活支援などの手法を確立し，適切なサービスのあり方について検討しました．広島県においても，平成14年度からモデル事業に参加し，広島県立障害者リハビリテーションセンター（以下，広島県リハセンター）を中核施設として活動し，①相談窓口の設置，②高次脳機能障害に対する診断，③機能回復訓練，④社会復帰支援，など，実施を通して有効性の検討をしてきました．平成18年度からは一般施策としての活動を続けてきました．高次脳機能障害の診断基準ができ，診断で障害が認められれば福祉サービスが受けられるようになりました．また，障害者手帳（精神障害者保健福祉手帳）を取得することで，『障害者雇用法』を利用して就労を促進することができるようになりました．その後，継続して県内の関係機関と連携をしながら，高次脳機能障害者の支援を実施してきました[1]．

　現在モデル事業から10年が経過し，「高次脳機能障害」という障害名は社会にかなり広まってきました．専門家のあいだでは，共通言語として普通に使われるようになりました．また多くの人の努力によって，受傷・発症からリハビリテーション（以下，リハ）を経て社会参加まで，標準的支援プログラムができ，全国的に展開されるようになってきつつあります．医療と福祉の狭間で苦しんでいた人々にスポットが当たるようになってきました．

　しかし，まだなお，「高次脳機能障害」は一般に浸透しているとは言えません．障害名を口にするとき，本人や家族から「それってどういう字を書くんですか？」とよく聞かれます．医療や福祉に関わる専門家のあいだでも，精神障害や知的障害の特性と混同され，誤解されて，対応されてしまうこともよくあります．障害が「見えないこと」が，本人や家族を追い込んでしまうこともあります．ただ，実は高次脳機能障害は脳の損傷なので，手足の麻痺を評価するように脳を医学的に評価し，見える形にして，「こういうところがむずかしい」と説明して周囲の人々の理解を得ると，驚くほど社会適応できる場合もあります．この橋渡しをするのもリハの役割なのではないでしょうか？

　高次脳機能障害のリハプログラムでは，1人の対象者に対して多職種で多面的に関わることが有効とされています[2]．セラピスト1人で，どう理解してよいかわからないとき，他のセラピストや他の職種の人と話し合い症状の理解を深めることは，その後のその人の支援をするうえでとても重要です．高次脳機能障害者をどう理解するか？　どう支援していくか？　多くの専門家が悩んでいます．広島県は全

国で初めて広島県リハセンターに「高次脳機能センター」（以下，当センター）を開設しました．私たちは高次脳機能センターという特性ゆえに，長期で関わることができます．急性期の病院で「奇跡だ」と言われて命が助かった人たちやその家族が，その後何に苦労して，どのように生きぬいていっているのか？　どうしたらうまくいって，どうしたらうまくいかなかったのか？　この10年間，支援を求めてくださる対象者一人ひとりの紆余曲折を一緒に歩んできました．その取り組みのなかで，高次脳機能障害者を取り巻く支援者の1人として，よりよいと思われるやり方を積み重ねてきました．どのように方向性を見つけていけばよいか，暗中模索している当事者本人，家族，支援者の方々に本書を手に取っていただいて，考え方の道筋やなんらかのヒントを見つけていただければ，幸いです．私たちが関わってきた人たちから教わったことがたくさんあります．

症例検討会について

　毎月第4金曜日の勤務時間終了後の19時から約2時間，当センターにて近隣の病院や施設のスタッフ（Dr，PT，OT，ST，心理士，コーディネーター，施設支援員など）など多職種の有志が集まって，高次脳機能障害のケース検討を積み重ねてきました．この検討会を開始したのは当センターが，モデル事業の拠点病院になる数年前からです．高次脳機能障害のリハは，セラピスト1人で悩んでいても光が見えず煮詰まってしまうので，幅広く意見が聞きたいと思ったのが，その始まりです．病院勤務のOTやST・PT・心理士はもちろん，大学教授，日ごろは高齢者に関わっているセラピスト，地域で活躍するセラピストまで来てくれるようになり，広い範囲で意見が聞けるようになりました．では，早速その検討会に参加してみましょう…．

2016年9月吉日

編著　　川原　薫

目　次

序文にかえて　　　　　　　　　　　　　　　　　　　　　　　　　　　　　　iii
事例カンファレンスで学ぶ高次脳機能障害のリハビリテーション　〜症例検討会を通して〜

I　高次脳機能障害とは？　　　　　　　　　　　　　　　　　　　　　　1
1. 高次脳機能障害の症状　　　　　　　　　　　　　　　　　　　　　　1
2. 高次脳機能障害の診断基準　　　　　　　　　　　　　　　　　　　　1

II　事例紹介を理解するための高次脳機能障害の評価　　　　　　　　　　3
1. 知的機能の評価　　　　　　　　　　　　　　　　　　　　　　　　　3
2. 注意障害に対して　　　　　　　　　　　　　　　　　　　　　　　　3
3. 記憶障害に対して　　　　　　　　　　　　　　　　　　　　　　　　5
4. 遂行機能障害の評価　　　　　　　　　　　　　　　　　　　　　　　7
5. 失行・失認の評価　　　　　　　　　　　　　　　　　　　　　　　　8
6. 言語障害について　　　　　　　　　　　　　　　　　　　　　　　　8
7. 身体機能の評価　　　　　　　　　　　　　　　　　　　　　　　　　9
8. 社会的行動障害の評価　　　　　　　　　　　　　　　　　　　　　　9
9. 日常の身の回り動作（ADL），生活の評価　　　　　　　　　　　　　14
10. 手段的日常生活動作能力（Instrumental ADL；IADL）の評価　　　　16
11. 社会参加について　　　　　　　　　　　　　　　　　　　　　　　16
12. 生活の満足度の評価　　　　　　　　　　　　　　　　　　　　　　24
13. 本人のニーズの評価　　　　　　　　　　　　　　　　　　　　　　24
14. 仕事に関する評価　　　　　　　　　　　　　　　　　　　　　　　24
15. 子どもの評価について　　　　　　　　　　　　　　　　　　　　　24
16. その他，インタビューなど　　　　　　　　　　　　　　　　　　　25

テーマ；どうやったら意欲的にリハに取り組んでもらえる？

症例 1　　　　　　　　　　　　　　　　　　　　　　　　　　　　　　27

　　意欲・発動性低下があり，いつも寝ている
　　　―Aさんの場合
　　　　　　　　　　　　　　　　　　　　　　　　　　　（OT 花房萌子）

テーマ；混乱期の感情コントロール

症例 2   39

回復期リハビリテーションが終了したが，まだ混乱期？
　　　―Bさんの場合

(OT 永久奈央子)

テーマ；重度の左半側空間失認のある人の生活を支えるには

症例 3   52

左半側空間失認で物が見つけられません！
　　　―Cさんの場合

(OT 小猿純一)

テーマ；障害を認めても大丈夫！

症例 4   61

今後の生活がどうなるのかとても不安で
精神的落ち込みが激しい
　　　―Dさんの場合

(OT 大知麻美)

テーマ；失語症の人の生活自立をどう考えるか

症例 5   72

コミュニケーションのむずかしさから家族や
周りの人達とのトラブルが絶えません！
　　　―Eさんの場合

(ST 林　加容)

テーマ；記憶障害とメモリーノート

症例 6   85

代償手段の獲得をめざして
　　　―Fさんの場合

(OT 川原　薫)

テーマ；脳外傷受傷後長期経過したニーズがないという人へどのように関われば？

症例 7   103

困ったことがないという人のニーズとは？
　―Gさんの場合

(OT 冨田　昭)

テーマ；欲求をコントロールするにはどうしたらよい？

症例 8   115

欲求を我慢できない
　―Hさんの場合

(OT 福田奈津子)

テーマ；日常生活では困らなかったけれど，仕事とのギャップに困った！

症例 9   132

復職してわかったこと
　―Ｉさんの場合

(OT 福島真実)

テーマ；社会的行動障害による暴言をどうしよう？

症例 10   146

あたりかまわず暴言をはいてしまう！
どのように対応すれば？
　―Ｊさんの場合

(OT 川原　薫)

テーマ；高次脳機能障害の自覚が低い人が復職するためにまずどこから準備したらいい？

症例 11   160

どうしたら今やるべきことがわかってもらえる？
　―Ｋさんの場合

(OT 藤井美香)

テーマ；コミュニケーション拡大のためのアプローチとは？

症例 12 　　　　　　　　　　　　　　　　　　　　　　　　　173

　認知機能の低下による拒否反応のため
　コミュニケーションがむずかしい！
　　—Lさんの場合

（ST 田中聡美）

テーマ；失語症だけではないコミュニケーションのむずかしさ

症例 13 　　　　　　　　　　　　　　　　　　　　　　　　　188

　話しだすと止められない，話がまとめられない
　　—Mさんの場合

（ST 田中聡美）

テーマ；学校では行動上の問題はないのに家で感情が爆発するのはなぜ？

症例 14 　　　　　　　　　　　　　　　　　　　　　　　　　203

　子どもにとって意味のある作業とは？
　　—N君の場合

（OT 川原　薫）

引用文献　　　　　　　　　　　　　　　　　　　　　　　　　216
終わりに　　　　　　　　　　　　　　　　　　　　　　　　　218

I 高次脳機能障害とは？

1. 高次脳機能障害の症状

　ケガや病気により脳に損傷を負うと，意識障害，運動障害，感覚知覚障害など今まで医学的に対応されていた症状の他に，次のような症状が出ることがあります[3]．

記憶障害
- 物の置き場所を忘れる．
- 新しい出来事を覚えられない．
- 同じことを繰り返し質問する．

注意障害
- ぼんやりしていて，ミスが多い．
- 2つのことを同時に行うと混乱する．
- 作業を長く続けられない．

遂行機能障害
- 自分で計画を立てて物事を実行することができない．
- 人に指示してもらわないと何もできない．
- 約束の時間に間に合わない．

社会的行動障害
- 興奮する，暴力を振るう．
- 思いどおりにならないと，大声を出す．
- 自己中心的になる．
- 自分から何もしようとしない
- 欲求がコントロールできない
- ささいなことにこだわる

　こうした症状により，日常生活または社会生活に制約がある状態が「高次脳機能障害」です．

2. 高次脳機能障害の診断基準

　高次脳機能障害支援モデル事業（以下，モデル事業）の成果として厚生労働省より下記の診断基準（**表1**）が決められました[4]．
　「高次脳機能障害」という用語は，学術用語としては，脳損傷に起因する認知障害全般を指し，このなかにはいわゆる巣症状としての失語・失行・失認のほか記憶障害，注意障害，遂行機能障害，社会的行

動障害などを含みます．

一方，平成13年度に開始されたモデル事業において集積された脳損傷者のデータを慎重に分析した結果，記憶障害，注意障害，遂行機能障害，社会的行動障害などの認知障害を主たる要因として，日常生活および社会生活への適応に困難を有する一群が存在し，これらについては診断，リハビリテーション（以下，リハ），生活支援等の手法が確立していないため，早急な検討が必要なことが明らかとなりました．

そこでこれらの人への支援対策を推進する観点から，行政的に，この一群が示す認知障害を「高次脳機能障害」と呼び，この障害を有する人を「高次脳機能障害者」と呼ぶことが適当であるとして，その診断基準が表1のように定められました．

表1　高次脳機能障害の診断基準

I．主要症状等
1　脳の器質的病変の原因となる事故による受傷や疾病の発症の事実が確認されている．
2　現在，日常生活または社会生活に制約があり，その主たる原因が記憶障害，注意障害，遂行機能障害，社会的行動障害などの認知障害である．

II．検査所見
　MRI，CT，脳波などにより認知障害の原因と考えられる脳の器質的病変の存在が確認されているか，あるいは診断書により脳の器質的病変が存在したと確認できる．

III．除外項目
1　脳の器質的病変に基づく認知障害のうち，身体障害として認定可能である症状を有するが上記主要症状（I-2）を欠く者は除外する．
2　診断にあたり，受傷または発症以前から有する症状と検査所見は除外する．
3　先天性疾患，周産期における脳損傷，発達障害，進行性疾患を原因とする者は除外する．

IV．診断
1　I〜IIIをすべて満たした場合に高次脳機能障害と診断する．
2　高次脳機能障害の診断は脳の器質的病変の原因となった外傷や疾病の急性期症状を脱した後において行う．
3　神経心理学的検査の所見を参考にすることができる．

なお，診断基準のIとIIIを満たす一方で，IIの検査所見で脳の器質的病変の存在を明らかにできない症例については，慎重な評価により高次脳機能障害者として診断されることがあり得る．

また，この診断基準については，今後の医学・医療の発展を踏まえ，適時，見直しを行うことが適当である．

（平成16年2月20日作成）

その後，子どもの高次脳機能障害の問題がクローズアップされるようになりました．児童期に発症した脳損傷による脳機能障害は，制度上，平成17年4月施行された『発達障害支援法』に定める発達障害に含まれます[5]．また，高次脳機能障害者は，上記診断基準の4症状のみだけでなく，失語症など他

の合併障害を併存することが多く，そのため合併障害についても実際に各支援拠点機関において対応している現状があります．しかし，これまでの「高次脳機能障害支援普及事業」といった事業名称では合併障害に対応していることがわかりにくく，「実際に対応しているの？」という問い合わせが多かったことを踏まえ，「高次脳機能障害支援普及事業」から，「高次脳機能障害及びその関連障害に対する支援普及事業」とし，平成25年4月1日に適用することになりました[6]．

現在は，どの科であっても，その患者のことをよく知っている医師であれば，診断基準を用いて「高次脳機能障害」という診断ができるようになっています．ただ，診断にはさまざまな検査や評価の結果の判断，観察・エピソードからの聴取が必要なため，しっかりとした診断書を書くことのできる医師は限られています．しかし，少しずつ「高次脳機能障害」という障害が浸透するにつれ，理解してくださるお医者さんは増えていくものと思われます．

II 事例紹介を理解するための高次脳機能障害の評価

高次脳機能障害者に対する評価とは，対象者のプロフィールを医学記録や面接から得て，さらに面接のみならず，日々の生活行動の観察を含めて，本人や家族が，直面している生活や社会参加に関する問題点を確認したうえで，その問題の質的・量的状況を知るために検査，測定も実施します．

ここでは，当センターで基本的に行われている神経心理学的評価を紹介します．

太字にしてあるものは初回評価のときは全員に実施されるスクリーニング的検査で，細字のものは詳細な評価が必要なときに行う精査用の検査です．就労や自動車運転に必要な検査は，その人の状況に応じて行う検査です．

1．知的機能の評価

- **HDS-R**（改訂版長谷川式簡易知能評価スケール）[7] と **MMSE**（Mini-Mental State Examination）[7]
 ⇒総合的知的能力のスクリーニング評価として行います．
 当センターでは，この2つの検査が一度にできるよう工夫された検査紙を使っています（図1）．
- ウェクスラー成人知能検査（**WAIS-III**）（対象年齢16〜89歳）[7] ⇒知的能力の詳細な検査です．群指数に分けられていて，行動の背景を分析する手がかりになります．
- レーヴン色彩マトリックステスト[7] ⇒表示された図案の欠落した模様に合ったものを，6つの選択図案のなかから1つだけ選ぶテストです．言語を使わずに答えられる検査のため，言語障害のある人にも使うことができ，知的能力が測定できます．

2．注意障害に対して

- Trail Making Test（図2）（**TMT-A・TMT-B**）[8] ⇒注意の選択や転換をみるもので，簡易な注意の評価に使います．年齢別に標準値[9]が発表されているので，障害域をとらえることができます．
- D-CAT 注意機能スクリーニング検査[8] ⇒文字の抹消テストで，短時間で施行可能です．
- 標準注意検査法（CAT）[8] ⇒総合的な注意の評価に使います．

図1 初回面接

■ カルテ番号			■ 年月日	
■ 名前				
■ 性別		■ 年齢		

			HDS-R	MMSE
1	年齢[1] ① HDS-R	①お歳はいくつですか？	/1	
2	見当識[2] ① HDS-R ② MMSE	①②今日は何年何月何日何曜日ですか	/4	/4
		②今の季節は何ですか		/1
		①私たちが今いるところはどこですか．（5秒置いて） 　Q 家ですか？　病院ですか？　施設ですか？ ↓	/2	
		②ここは何病院ですか		/1
		②ここは何階ですか		/1
		②ここは何県ですか		/1
		②ここは何市ですか		/1
		②ここは何地方ですか（例：関東地方）		/1
3	復唱[3]	①②これから言う3つの言葉を言ってみてください． 　後でまた聞きますので，よく覚えておいてください 　例）梅・犬・自動車　桜・猫・電車 　→3つすべて言うまで繰り返す（6回まで）． 　　　　　　　　繰り返した回数（　　）回	/3	/3
4	簡単な計算[4]	100から7を順番に引いてください（5回まで） 　①② 93　①② 86　② 79　② 72　② 65	/2	/5
5	逆唱[5]	①これから言う数字を逆に言ってください 　1）6—8—2 　2）3—5—2—9	/2	
6	記憶[6]	①②先ほど覚えてもらった3つの言葉をもう一度言ってください 　　　　　　　　ヒント：植物・動物・乗り物	/6	/3
7	記憶[7]	①これから5つの品物を見せます．それを隠しますので，何があったかを言ってください 　例）時計，鍵，歯ブラシ，ペン，くし	/5	
		②＿＿について呼称させる．		/2

8	記憶[8]	①知っている野菜の名前をできるだけ多く言ってください	/5	
9	文章の復唱[9]	②次の文章を繰り返して言ってください 「みんなで，力を合わせて綱を引きます」		/1
10	3段階の命令[10]	②「右手にこの紙を持ってください」 「それを半分に折りたたんでください」 「机の上に置いてください」		/3
11	視覚的理解[11]	②ここに書いてあるとおりにしてください 「目を閉じてください」		/1
12	書字[12]	②何か文章を書いてください		/1
13	模写[13]	②次の図形を描いてください		/1
	合計		HDS-R /30	MMSE /30

[1] ①HDS-R：1点（2年までの誤差は正解とする）
[2] ①HDS-R：年，月，日，曜日は各1点．場所については自発的に正解なら2点．5秒後の質問後の正解は1点．
　　②MMSE：年，月，日，曜日，季節，場所について各1点．
[3] ①② 1つの言葉ごとに各1点．
[4] ①1回目，2回目，各1点．②1回目～5回目まで各1点．間違えたら中止．
[5] ①各1点．
[6] ①自発的なら1つの言葉ごとに2点．植物，動物，乗り物のヒントありは各1点．②各1点．
[7] ①各1点．②各1点．
[8] ①6個以上で1個につき1点．10個以上は一律5点．
[9] ②1点
[10] ②各1点
[11] ②1点
[12] ②1点
[13] ②1点

3．記憶障害に対して

● **RBMT**（リバーミード行動記憶検査）[10] ⇒日常の記憶検査として，すべての対象者に行います．
● **WMS-R**；Wechsler Memory Scale-Revised（ウェクスラー記憶検査改訂版）[10] ⇒詳細な評価が必要なときに行います．

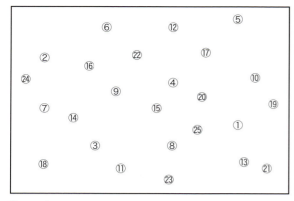
Part-A

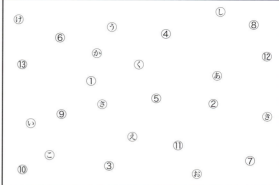
Part-B

年代	TMT	
	A（秒）	B（秒）
20歳代群	66.9±15.4	83.9±23.7
30歳代群	70.9±18.5	90.1±25.3
40歳代群	87.2±27.9	121.2±48.6
50歳代群	109.3±35.6	150.2±51.3
60歳代群	157.6±65.8	216.2±84.7

健常人年代別成績

図2　Trail Making Test

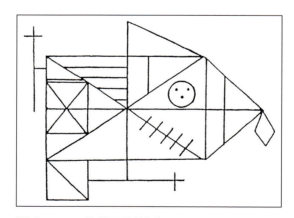

図3　Rey複雑図形検査

- ベントン視覚記銘検査[10]　⇒視覚性の記憶が知りたいときに行います．
- Rey複雑図形検査（図3）[10]　⇒特に覚えようと意識しないときの視覚性記憶の状況が知りたいときに行います．

4. 遂行機能障害の評価

- 遂行機能障害症候群の行動評価日本版（BADS）[11] ⇒日常生活での段取りの取り方について，詳細な評価が必要なときに行います．
- Wisconsin Card Sorting Test（ウィスコンシン・カード・ソーティング・テスト）[11] ⇒考え方の手順が整理できるかどうかをみたいときに行います．

〈失行〉

	テスト課題	評価	コメント
構成	絵の模写（二次元）	− ± ＋	
	絵の模写（三次元）	− ± ＋	
	時計の文字盤（2：30）	− ± ＋	
観念運動	指模倣（Vサイン・きつね）	− ± ＋	
	言語命令（敬礼・バイバイ）	− ± ＋	
	指模倣（循環；拳→手刀→平手）	− ± ＋	
運動維持困難（MI）	閉眼で15秒維持する	− ± ＋	

〈失認〉

	テスト課題	評価	コメント
半側空間	線分抹消	− ± ＋	
	線分二等分	− ± ＋	
	花（ダブルデージー）の模写	− ± ＋	
空間関係	空間関係テスト	− ± ＋	
地誌	日本地図	− ± ＋	
身体部位	膝・鼻・背中・手指	− ± ＋	
左右判別	身体（左耳・右目・右膝）	− ± ＋	
	鉛筆（右手で・左右に・右手に）	− ± ＋	
計算問題	計算（加減乗除）	− ± ＋	

〈日常生活上のエピソード〉

〈精査〉
- 失行 ⇒ WAB失語症検査，アクティビティ
- 半側空間 ⇒ 文章の書き写し・オセロやトランプなど簡単なゲーム
- 空間関係 ⇒ 積み木の定位・方向弁別
- 地誌 ⇒ 病室から作業療法室まで歩く
- 身体図式 ⇒ 人物画・詳細な評価

〈動作性知能検査〉
- コース立方体組み合わせテスト
- レーヴン色彩マトリックステスト（RCPM）

図4　失行・失認のスクリーニングテスト

5. 失行・失認の評価

- **失行・失認スクリーニング検査**（図4）⇒いろいろな検査方法を寄せ集めた当センター独自のスクリーニング検査です．
- BIT 行動性無視検査[12]
- 標準高次視知覚検査（VPTA）[13]
- 標準高次動作性検査（SPTA）[14]

｝スクリーニングにより失行・失認が疑われる場合，詳細な評価が必要と判断して行います．

6. 言語障害について

- **WAB 失語症検査**（それぞれ健常者平均と比較します）[15]
  - 継時的命令　⇒聴覚的理解力・注意力を知るために行います（たとえば，鉛筆で櫛を触ってください，などと指示します）．
  - 復唱　⇒文章を復唱してもらうことで，聴覚的な把持力や失語症の有無をみます．
  - 語想起　⇒1分間で何個想起できるか，思考の持続・柔軟性・記憶力をみます．
- **長文の聴理解**（SLTA-ST 標準失語症検査補助テスト）⇒ニュース文を読み上げ，内容をどのくらい理解しているかをみる課題です．
- **まんがの説明**（SLTA-ST 標準失語症検査補助テストの「まんがの説明」）⇒4コマ漫画（図5）

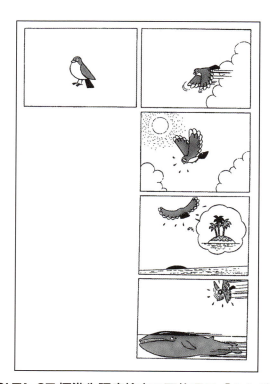

図5　SLTA-ST 標準失語症検査の下位項目「まんがの説明」

を1コマずつ説明してもらい，全体のテーマがわかるかどうかで，論理的思考力・状況理解力・注意力をみます．
- **読書力テスト**[16] ⇒学校などで一般にも使用されているテストを用いています．処理速度・読解力・国語力をみます．速読・読解・読字・単語・総得点の下位項目があります．
- **比喩・皮肉文テスト**[17] ⇒言葉に隠されたたとえや皮肉の意味がわかるかどうかのテストで，文章を読み，答えの選択肢5つのなかから答えてもらいます．20問題あります（例；「チーターみたいだ」と言った人は本当はどう思っているでしょう？ ①チーターになった，②足が速い，③足が遅い，④動物園に行きたい，⑤わからない）．

7．身体機能の評価

- **簡易上肢機能テスト（STEF）**[18] ⇒巧緻性の低下が疑われるときに行います．
- **握力・ピンチ力の検査** ⇒粗大な筋力がわかります．

8．社会的行動障害の評価

- **東北厚生年金病院版行動チェックリスト（病院版・在宅版（図6）・職業版）** ⇒東北厚生年金病院で独自に用いられていたチェックリストを了承のもと使わせてもらっています．病院用・在宅用・職業用と用意されており，対象者のいる場面に合わせて，リストに記載されているようなエピソードが「ある」か「時々ある」か「ない」か，○をつけてもらいます．「あり」を2点，「時々あり」を1点，「なし」を0点とし，認知障害17項目と社会的行動障害17項目と分けて集計します．得点が多いほど障害が重いととらえているということになります．本人と家族・スタッフ（入院中や施設入所中の場合）・上司や同僚（職場の場合）など，その人のことをよく知っている人に，互いに相談しないでつけてもらいます．そのギャップから，本人の障害に対する自覚や家族・職場でのとらえ方を知ることができます．

| No | 患者名 | 記入者 | 実施年月日 |

以下の項目について，患者さんにそのような症状や行動が見られるかどうか，「あり」，「時々あり」，「なし」から1つ選んで○をつけてください．項目は全部で54あります．

〈高次脳機能障害〉

記憶障害	1	いま話した内容をすぐに忘れてしまう	あり　時々あり　なし
	2	少し前に食べた食事の内容を忘れる	あり　時々あり　なし
	3	指示された訓練時間を忘れる	あり　時々あり　なし
	4	薬を飲み忘れる	あり　時々あり　なし

注意障害	5 ひとつのことを続けて行えない	あり	時々あり	なし
	6 ひとつのことから他のことへ切り替えができない	あり	時々あり	なし
	7 ふたつのことを同時にできない	あり	時々あり	なし
	8 指差したところがすぐにわからない	あり	時々あり	なし
	9 洗面・歯磨きが済んだ後に，水を止め忘れる	あり	時々あり	なし
遂行機能障害	10 自分で一日の生活を計画し過ごすことができない	あり	時々あり	なし
	11 目的に合わせて訓練課題を効率よくできない	あり	時々あり	なし
半側空間無視	12 左側にある人や物を無視する（ドアの左側にぶつかったり，左側にある食べ物に気づかない，など）．【注】まれに右側を無視するケースもある．	あり	時々あり	なし
病識欠落	13 麻痺や障害がないように振舞う	あり	時々あり	なし
	14 自分の能力を過大評価する	あり	時々あり	なし
	15 自分の障害を認めようとしない	あり	時々あり	なし

〈その他の高次脳機能障害〉

失語	16 なかなか言葉が思い出せなかったり，言い間違えたりする	あり	時々あり	なし
	17 言われていることが理解できない	あり	時々あり	なし
	18 文字や文章を理解できない	あり	時々あり	なし
	19 病前には書けたのにうまく書けない	あり	時々あり	なし
	20 病前にできた簡単な計算ができない	あり	時々あり	なし
失行	21 歯ブラシやクシなどの道具がうまく使えない	あり	時々あり	なし
失認	22 よく知っている人の顔がわからない	あり	時々あり	なし
	23 見ただけではそのものが何かわからない	あり	時々あり	なし

その他	24 日にちと時間がわからない	あり	時々あり	なし
	25 近所で迷子になる	あり	時々あり	なし
	26 家事などの動作が雑である	あり	時々あり	なし
	27 身の回りが片付いていない	あり	時々あり	なし

〈社会性行動障害〉

依存性・退行	28 できるのに，してもらいたがる	あり	時々あり	なし
	29 言葉が子供っぽくなったり，甘えた態度をとる	あり	時々あり	なし
欲求のコントロール低下	30 食事の時間まで待てない	あり	時々あり	なし
	31 起床時間に起きない，就寝時間に寝ない	あり	時々あり	なし
	32 無制限に食べたり飲んだりする	あり	時々あり	なし
	33 お金を無制限に使ったりする	あり	時々あり	なし
	34 欲しいと我慢できなくなり，人のものを取ってしまう	あり	時々あり	なし
	35 性的抑制が効かない	あり	時々あり	なし

Ⅱ　事例紹介を理解するための高次脳機能障害の評価

感情の コントロール 低下	36	感情にムラがある	あり	時々あり	なし
	37	場違いの場面で怒ったり笑ったりする	あり	時々あり	なし
	38	すぐに機嫌が悪くなる	あり	時々あり	なし
	39	思い通りにならないと暴れる	あり	時々あり	なし
対人技能拙劣	40	誰にでもなれなれしい態度をとる	あり	時々あり	なし
	41	相手の立場や気持ちを，思いやることができない	あり	時々あり	なし
	42	周りの人となじめない	あり	時々あり	なし
固執性	43	同じことを何度も話す	あり	時々あり	なし
	44	ひとつの物事にこだわる	あり	時々あり	なし
	45	周囲からの助言を聞かない	あり	時々あり	なし
	46	自分勝手である	あり	時々あり	なし
意欲・発動性 の低下	47	ぼーっとしている	あり	時々あり	なし
	48	自分からは何もしようとしない	あり	時々あり	なし
	49	何にたいしても興味を示さない	あり	時々あり	なし
抑うつ	50	憂うつな気分である	あり	時々あり	なし
	51	自殺願望がある	あり	時々あり	なし
感情失禁	52	ちょっとしたことで泣いたり笑ったりする	あり	時々あり	なし
その他	53	いつも不真面目な感じを受ける	あり	時々あり	なし
	54	昼夜の逆転がある	あり	時々あり	なし

これで終了です．記入漏れがないかお確かめください．

図6　東北厚生年金病院版高次脳機能障害チェックリスト試案（在宅用）

● TBI-31（脳外傷者の認知―行動障害尺度，図7-①）[19]　⇒認知―行動障害を生活場面の観察に基づいて評価するもので，神奈川県総合リハビリテーションセンターで開発されました．家族・スタッフなど，その人のことをよく知っている人につけてもらいます．データが統計的に処理されていて，レーダーチャート（図7-②，③）により見やすくなっています．

　以下の質問項目の頻度について，最もよくあてはまる数字に○をつけてください．その際，質問に相当することを行った経験がなかったり，観察の機会がないなど不明な場合は「N．該当しない」に○をつけてください．

記入日：＿＿＿年＿＿＿月＿＿＿日　　初回・（＿＿＿＿）回目
ご本人様氏名：＿＿＿＿＿＿＿＿＿＿
記入者様氏名：＿＿＿＿＿＿＿＿＿＿　　続柄：＿＿＿＿
※できるだけ，ご本人の日常の様子をよく知っている人が回答してください．

		まったくない	〜	ときどき	〜	いつも	該当しない
1	伝えた内容について，他のことをした後に確認すると忘れている	0	1	2	3	4	N
2	数分前に伝えたことを忘れている	0	1	2	3	4	N

3	メモをもらったことや，メモで伝えられたことを忘れている	0	1	2	3	4	N
4	他のことに注意が向くと予定を忘れている	0	1	2	3	4	N
5	毎日の日課にそって行動できるが週1回程度の予定は忘れている	0	1	2	3	4	N
6	特別な出来事の内容（たとえば映画や買い物）を思い出せない	0	1	2	3	4	N
7	ふだんの日課を思い出せない	0	1	2	3	4	N
8	月日や曜日を間違える	0	1	2	3	4	N
9	2つ以上の指示をするといくつか忘れている	0	1	2	3	4	N
10	何もしたがらない	0	1	2	3	4	N
11	することがないと横になりたがる	0	1	2	3	4	N
12	すぐ疲労感を訴える	0	1	2	3	4	N
13	自発的な行動がみられない	0	1	2	3	4	N
14	少しでも難しいと思うと集中できなかったり，やる気がなくなったりする	0	1	2	3	4	N
15	会話の文脈に合わない発言をする	0	1	2	3	4	N
16	話題がかわってもすぐに話に付いてこられない	0	1	2	3	4	N
17	その場に不適切な発言をする	0	1	2	3	4	N
18	気になることがあるとくり返しおこなう	0	1	2	3	4	N
19	物の配置や収納場所を過剰に一定にしたがる	0	1	2	3	4	N
20	いったん思い込むとなかなか修正できない	0	1	2	3	4	N
21	ちょっとしたことがきっかけで怒鳴る	0	1	2	3	4	N
22	待たされると怒ったりイライラしたりする	0	1	2	3	4	N
23	精神的に不安定になりやすい	0	1	2	3	4	N
24	問題を指摘されたり失敗に直面しても気にかけない	0	1	2	3	4	N
25	危険なことをしているのに自分では安全だと思っている	0	1	2	3	4	N
26	与えられた課題に集中して取り組むことができない	0	1	2	3	4	N
27	話を自分の都合のいいように解釈する	0	1	2	3	4	N
28	決まった日課にそって行動できるが，変更や追加があると対応できない	0	1	2	3	4	N
29	予定が重なるとどうしたらいいか分からなくなる	0	1	2	3	4	N
30	一度に2つ以上のことを説明すると混乱する	0	1	2	3	4	N
31	他のことに気がとられると予定の行動がとれなくなる	0	1	2	3	4	N

神奈川県総合リハビリテーションセンター・吉備国際大学臨床心理学研究科，2008年/05版

図7-① TBI-31 「脳外傷者の認知-行動障害尺度」 質問紙

Ⅱ　事例紹介を理解するための高次脳機能障害の評価

1) 各因子ごとに「因子合計得点」と「該当項目数」を入力して下さい．
　「因子合計得点」とは，質問項目への評定値を加算した値です（Ｎは計算に入りません）．
　「該当項目数」とは，質問項目の数からＮの数を引いた値です．
2) 平均評定値とｚ値が自動計算され，ｚ値のレーダーチャートが表示されます．

	健常群平均評定値（標準偏差）	z値

第Ⅰ因子：健忘性（項目1〜9；9項目）
　　因子合計得点　／　該当項目数　＝　平均評定値　　0.52 (0.47)

第Ⅱ因子：易疲労性・意欲の低下（項目10〜14；5項目）
　　因子合計得点　／　該当項目数　＝　平均評定値　　0.74 (0.78)

第Ⅲ因子：対人場面での状況判断力の低下（項目15〜17；3項目）
　　因子合計得点　／　該当項目数　＝　平均評定値　　0.36 (0.66)

第Ⅳ因子：固執性（項目18〜20；3項目）
　　因子合計得点　／　該当項目数　＝　平均評定値　　0.59 (0.78)

第Ⅴ因子：情動コントロール力の低下（項目21〜23；3項目）
　　因子合計得点　／　該当項目数　＝　平均評定値　　0.72 (0.75)

第Ⅵ因子：現実検討力の低下（項目24〜27；4項目）
　　因子合計得点　／　該当項目数　＝　平均評定値　　0.70 (0.81)

第Ⅶ因子：課題遂行力の低下（項目28〜31；4項目）
　　因子合計得点　／　該当項目数　＝　平均評定値　　0.38 (0.53)

総合計　／　該当項目総数　＝　総平均点

神奈川県総合リハビリテーションセンター・吉備国際大学臨床心理学研究科．2008年/05版

図7-②　TBI-31　「脳外傷者の認知-行動障害尺度」　自動集計表とレーダーチャート

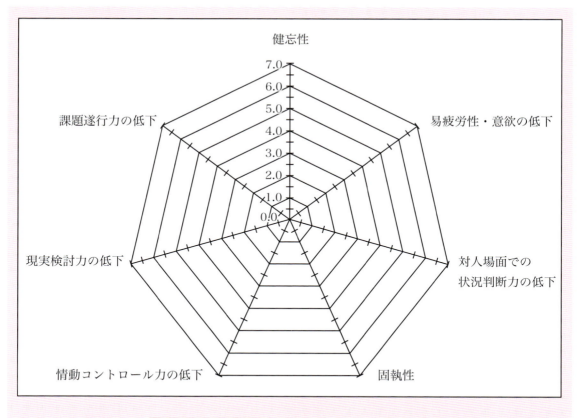

図 7-③ TBI-31 「脳外傷者の認知－行動障害尺度」 自動集計表とレーダーチャート
健常者の平均値を 0 とし，健常者の標準偏差を単位とした z 値で得点を表示しています．

9. 日常の身の回り動作（ADL），生活の評価

- FIM（Functional Independence Measure，機能的自立度評価法）（図 8）[20]　⇒米国で開発され，慶應義塾大学月が瀬リハビリテーションセンター（2011 年，閉院）で日本語版作成が行われた FIM は，身の回りの必要最低限なことを自分でしているのか，どのくらい介助に手がかかるのか

氏名＿＿＿＿＿＿＿　（男・女）　年齢　　歳

検査日＿＿＿＿＿＿

FIM

運動項目	A	食事	
	B	整容	
	C	清拭・入浴	
	D	更衣（上半身）	
	E	更衣（下半身）	
	F	トイレ動作	
	G	排尿コントロール	
	H	排便コントロール	
	I	移乗（ベッド・椅子・車いす）	
	J	〃（トイレ）	
	K	〃（浴槽・シャワー）	
	L	移動（歩行・車いす）	
	M	〃（階段）	
認知項目	N	理解	
	O	表出	
	P	社会的交流	
	Q	問題解決	
	R	記憶	
		合計	/126

図8　機能的自立度評価法（FIM）

を簡単に評価し，比較ができるようにつくられたものです．具体的には，食事や移動などの"運動ADL" 13項目と"認知ADL" 5項目から構成され，自立セルフケアの状態（食事動作，整容動作，清拭・入浴動作，更衣，トイレ動作），排泄の状態，移乗動作の状況（ベッド・椅子・車いす移乗，トイレ移乗，浴槽・シャワー移乗），移動動作の状況（歩行・車いす，階段）と認知ADL（理解，表出，社会的交流，問題解決，記憶）について各項目を1〜7段階の尺度で評価し，すべて自立で126点になります．認知ADLはフローチャート化され判断しやすくなっています．当センターでは，これを本人と家族・スタッフ（入院中や施設入所中の場合）など，その人のことをよく知っている人に評価してもらいます．これも，お互いのギャップから自己認知や周囲の人のとらえ方を知ることになります．

10. 手段的日常生活動作能力（Instrumental ADL；IADL）の評価

- **FAM**（Functional Assessment Measure）（図9）[21] ⇒外傷性脳損傷患者のADLの検討として米国で開発され，慶應義塾大学月が瀬リハビリテーションセンターで日本語版が作成された評価で，"運動項目3項目"と"認知項目9項目"より構成され，FIMと同じで各項目7点満点でフローチャートで採点します．認知，行動，コミュニケーション，社会参加などの能力が評価できます．FIMと同じく，当センターでは，これを本人と家族・スタッフ（入院中や施設入所中の場合）など，その人のことをよく知っている人に評価してもらいます．これも，お互いのギャップから自己認知や周囲の人のとらえ方の違いを知ることになります．
- 老研式活動能力指標（図10）[22] ⇒より高次の生活機能の評価を行うことを目的として古谷野，柴田らが開発したのが老研式活動能力指標で，IADL，知的能動性，社会的役割の3つの下位尺度について評価することも可能な尺度です．当センターでは，これも本人と家族・スタッフ（入院中や施設入所中の場合）など，その人のことをよく知っている人に評価してもらいます．これも，お互いの点数結果のギャップから自己認知や周囲の人のとらえ方を知ることになります．
- 外出・買い物訓練評価 ⇒外出や買い物などは，実際にバスや鉄道を使ってOTが一緒に出かけ，観察から評価をし，外出訓練の評価表（図11）に記入しますが，表に書ききれないものは記述式でまとめ，本人や家族・スタッフと話し合い，今後1人でできるか？ もう少し練習が必要か？ など検討していきます．退院後，1人で当センターに通ってこられるかどうか？ 職場に1人で通えるかどうか？ の見きわめをすることが多いのですが，時に自宅近隣で必要な物の買い物ができるか？ などの観察を行うこともあります．
- 自動車運転評価についての手順書（図12） ⇒当センターは，近くの自動車学校と提携して，2段階で自動車運転が可能かどうかの見きわめを行っています．もちろんすでに自動車運転の免許を持っている人で，発症・受傷後に自動車運転ができるかどうかの判断を必要とする人が対象です．さらにてんかん発作がないこと，公共機関を利用できる能力があること，注意や記憶，知的能力の机上課題の条件を達成していることも必要です．まず評価段階①では，ドライビング（もしくは運転）シミュレーターを使っての自動車運転能力検査と視力検査，OTが同行しての自動車学校内運転を実施し，自動車学校の教官による運転行動診断票（図12-a）とOTが評価した運転能力の検査結果の報告から，評価段階②に進むかどうかを主治医が判断します．評価段階②では，自動車免許を持参し，自動車学校の教官とOTが同行して路上での運転を行い，自動車学校の教官による総合課程診断票（図12-b）とOTが評価した結果の報告から主治医が判断します．

11. 社会参加について

- **CIQ**（Community Integration Questionnaire）（図13）[23] ⇒脳外傷者の社会参加状況を測る評価法で，家庭内活動，社会活動，生産性（就労状況）に関する項目から構成されます．仕事だけでなく，どのくらい外出しているか，どのように余暇を過ごしているか，友人との交流などの状況がわかります．当センターでは，これも本人と家族・スタッフ（入院中や施設入所中の場合）など，その人のことをよく知っている人に評価してもらいます．これも，お互いの点数結果のギャップから自己認知や周囲の人のとらえ方を知ることになります．

Ⅱ　事例紹介を理解するための高次脳機能障害の評価

氏名＿＿＿＿＿＿＿＿　（男・女）　年齢＿＿＿歳
検査日＿＿＿＿＿＿＿
FAM

運動項目	1	嚥下	
	2	自動車移乗	
	3	輸送機関利用	
認知項目	4	読解	
	5	文章作成	
	6	会話明瞭性	
	7	感情	
	8	障害適応	
	9	雇用・家事・学業	
	10	見当識	
	11	注意	
	12	安全確認	
		合計	/84

図9　機能的自立度評価法（FAM）

項目	配点		評価	入院時	退院時
	1	0			
1　バスや電車を使って一人で外出ができますか	はい	いいえ	手段的ADL		
2　日用品の買い物ができますか	はい	いいえ			
3　自分で食事の用意ができますか	はい	いいえ			
4　請求書の支払ができますか	はい	いいえ			
5　銀行預金，郵便貯金の出し入れが自分でできますか	はい	いいえ			
6　年金などの書類が書けますか	はい	いいえ	知的ADL		
7　新聞などを読んでいますか	はい	いいえ			
8　本や雑誌を読んでいますか	はい	いいえ			
9　健康についての記事や番組に関心がありますか	はい	いいえ			
10　友達の家を訪ねることがありますか	はい	いいえ	社会的ADL		
11　家族や友達の相談にのることがありますか	はい	いいえ			
12　病人を見舞うことができますか	はい	いいえ			
13　若い人に自分から話しかけることがありますか	はい	いいえ			

注）手段的ADLスコア（5点満点），知的ADLスコア（4点満点），社会的ADLスコア（4点満点）でそれぞれのADLを評価する．
総計を高次ADLスコアとする．カットオフ値はない．

（古谷野　亘，他：地域老人における活動能力の測定―老研式活動能力指標の開発．日本公衆衛生雑誌 1987 ; 34 : 109-114）

図10　老研式活動能力指標

氏名：　　　　　　　　年齢：　　　　　障害名：　　　　　　　担当：
日付：　　年　　月　　日（　）　　　　段階：　　　　　　　　回数：　　　回目

評価基準；1…介助　　2…修正自立（声かけ，要見守り）　　　3…自立

評価項目			評価点	コメント
①移動動作	移動手段（独歩・杖歩行・車いす）			移動手段における留意点など．
	移動能力	乗り物内		バス，電車内を安全に移動できるか評価．
		屋外		屋外を安全に移動可能か．坂道，でこぼこ道などに対応可能か．
		応用		階段，スロープ，バスや電車の昇降に対応可能か．
	安全配慮			周囲の人，交通，環境に配慮して移動可能か．交通ルールを遵守できるか．
②公共交通機関利用	時刻表の理解			時刻表を読み，必要な情報を抽出することが可能か．
	計画性			交通機関利用の計画が立てられるか．交通機関の時刻に合わせた日常生活のタイムスケジュールを立てられるか，また必要なものを自分で準備できるか．
	金銭管理			切符の購入，バス利用時にお金または回数券を渡すことが可能か．切符，回数券の管理は可能か．必要に応じて手帳の提示ができるか．
	案内表示理解			停留所，駅のホームをさがすことができるか．運賃表示で目的駅までの金額をさがすことができるか．到着時刻表示を確認できるか．
	状況判断			目的の降車駅，停留所で降りることができるか．困った時に助けを求められるか．時間変更に対応できるか．
	記憶			メモリーノートに記入などし，タイムスケジュールを把握できるか．状況にあわせてメモリーノートを参照できるか．
総評				

図11　外出訓練の評価表

高次脳機能障害の患者様の自動車運転再教育について

　現在，事故後または病後に自動車運転の再開を希望する方で，主治医の指示が出た患者様に対し，作業療法士が同伴のもと，東広島自動車学校にて自動車運転再教育を実施しています．

　高次脳機能障害の患者様を対象とした自動車運転の評価について，検定の内容，実施方法について，東広島自動車学校の先生のご意見を参考にさせていただき，以下のように実施計画いたします．

〈自動車運転再教育の流れ〉
　自動車運転再開の希望がある患者様について，主治医より，自動車運転再教育の指示がされる．
　担当作業療法士は，患者様に評価実施内容と費用面のことについて説明し同意書を得る．
　担当作業療法士が東広島自動車学校と評価実施日の調整を行う．

予約はなるべく実施予定日より10日前に行う．また，午後の時間帯で予約すること．
予約時に「高次脳機能障害の方の自動車運転再教育」と申告すること．
予約調整は，自動車学校の○○様もしくは○○様に電話を取り次いでもらい行う．
評価段階①の予約か，評価段階②の予約か伝える（予約する時間が異なるため）．

評価段階①　高齢者講習用の運転行動診断票（図12-a）にもとづき，自動車学校校内の技能検定，視力検査（静止視力・動体視力・夜間視力），運転適性検査（単純反応検査，選択反応検査，ハンドル操作検査，注意配分・複数作業検査）を行う．

時間：1コマ目（50分）で視力検査・適性検査を実施
　　　2コマ目（50分）で自動車学校校内の技能検定を実施
費用：7,500円（その日に清算する）（2016年4月現在）

＊担当作業療法士は来校時に実施依頼書を持参する．評価用紙は自動車学校側が用意する．

評価段階①で出された評価決定を受け（評価実施から3〜4日後に担当作業療法士あてに評価結果を送付していただく），診察を行う．主治医により，路上検定実施の判断がされ，**評価段階②**の実施の指示がされる．担当作業療法士が東広島自動車学校と評価実施日の調整を行う（予約の手順は前述した通り）．

評価段階②　路上での技能検定の実施．技能検定成績表にもとづき，運転技能評価項目についてチェックを行い，点数化をしていただく（その際，合格・不合格の判断は行わない）．総合課程診断票（図12-b）にて評価していただく．

時間：1コマ（50分）で路上運転の技能検定の実施
費用：5,500円（その日に清算する）（2016年4月現在）

評価段階②で出された評価結果，担当作業療法士の報告を受け，診察を行う．自動車運転再開について本人と主治医が検討する．

図12　自動車運転評価についての手順書

高齢者講習用

実施年月日	受講者名	性別	年齢	受講区分			指導員氏名
				受講回数	車種別		
					四輪	二輪	
平成　年　月　日					AT MT	自二 原付	

番号	課題内容	診断結果
1	運転態度	□良　　□注意すべき点（　　　　　　　　　　　　　　）
2	発進	□合図　　□安全確認　　□措置
3	交差点での直進	□コースの取り方　　□速度調整　　□安全確認
4	交差点での右折方法	□合図　　□コースの取り方　　□速度調整　　□安全確認
5	交差点での左折方法	□合図　　□コースの取り方　　□速度調整　　□安全確認
6	信号機のある交差点	□コースの取り方　　□速度調整　　□安全確認
7	信号機のない交差点	□コースの取り方　　□速度調整　　□安全確認
8	見通しの悪い交差点	□コースの取り方　　□速度調整　　□安全確認
9	一時停止の交差点	□コースの取り方　　□速度調整　　□安全確認　　□不停止
10	カーブ走行	□コースの取り方　　□速度調整　　□ハンドル操作
11	進路変更	□合図　　□開始時間　　□ハンドル操作　　□安全確認
12	駐車車両等の側方通過	□合図　　□コースの取り方　　□速度と間隔　　□ハンドル操作
13	その他	□運転姿勢

視力検査結果		静止視力	
		動体視力	
		夜間視力	秒
運転適性検査結果	単純	反応時間	
		反応むら	
	選択	反応時間	
		反応むら	
		誤反応数	
	ハンドル操作	誤差率	
		左右偏り	
		速度適応	
	複数作業	反応時間	
		反応むら	
		誤反応数	
		誤差率	
総合判定			
特記事項			

コース図

講評	

図 12-a　運転行動診断票

| 受講者氏名 | | 様 | 教育指導員氏名 | |

番号	教育課題	診断結果
1	運転前の準備	□日常点検の実施（教則第4章第3節1の内容） □その他必要な準備
2	交通の流れに合わせた走行	□交通の流れへの入り方 □交通の流れに合わせた速度の選び方 □速度に合わせた車間距離の取り方
3	適切な通行位置	□中央線のない道路 □片側車線の道路 □多車線の道路
4	進路変更	□障害物の回避に伴う進路変更の仕方 □右・左折に伴う進路変更の仕方
5	信号，標識，標示等に従った運転	□信号の読み取りと対応の仕方 □標識・標示等の読み取りと対応の仕方
6	交差点の通行	□交差点の直進の仕方 □交差点の左折の仕方 □交差点の右折の仕方 □見通しの悪い交差点の通り方
7	歩行者等の保護	□歩行者等の動きの読み取り方 □歩行者等の側方通過の仕方 □横断歩道等での歩行者等への対応の仕方 □横断報道等のない場所での歩行者等への対応の仕方 □その他歩行者等に対する気配り
8	道路及び交通の状況に合わせた運転	□坂道での運転 □カーブでの運転 □対向車との行き違いの対応の仕方 □他の交通に対する意志表示の仕方 □追い越し方，追い越され方 □渋滞時の運転
9	駐・停車	□駐・停車場所の選び方 □駐・停車の仕方
10	危険を予測した運転	□危険要因のとらえ方 □起こりうる危険の予測 □危険の少ない運転行動の選び方
	講評	

図 12-b　総合課程診断票

日付：　　　　　名前：

家庭内活動

① 日常の買い物は誰が行っていますか？
　※解答欄：番号に○をつけて記入して下さい

2	自分で
1	自分か他の誰か
0	他の誰か

② 毎日の食事は誰が準備しますか？
　※解答欄：番号に○をつけて記入して下さい

2	自分で
1	自分か他の誰か
0	他の誰か

③ あなたの家では毎日の家事を誰が行っていますか？
　※解答欄：番号に○をつけて記入して下さい

2	自分で
1	自分か他の誰か
0	他の誰か

④ 子どもの面倒を誰がみていますか？
　※解答欄：番号に○をつけて記入して下さい

2	自分で
1	自分か他の誰か
0	他の誰か

※子どもがいない場合には，④の項目を省略して下さい．その場合は総合計点は27点になります．

⑤ 家族や友人と会うことなどを誰が計画していますか？
　※解答欄：番号に○をつけて記入して下さい

2	自分で
1	自分か他の誰か
0	他の誰か

| ①〜⑤合計 | 　　　　点 |

社会活動

⑥ 誰があなたの家計の管理を行っていますか？
　※解答欄：番号に○をつけて記入して下さい

2	自分で
1	自分か他の誰か
0	他の誰か

⑦ 月に何回くらい買い物に行きますか？
　※解答欄：番号に○をつけて記入して下さい

2	5回以上
1	1〜4回
0	行かない

⑧ 月に何回くらい映画，スポーツ観戦，外食などの余暇活動に行きますか？
　※解答欄：番号に○をつけて記入して下さい

2	5回以上
1	1〜4回
0	行かない

⑨ 月に何回くらい友人や親戚の訪問に行きますか？
　※解答欄：番号に○をつけて記入して下さい

2	5回以上
1	1〜4回
0	行かない

⑩ 余暇活動を誰と行いますか？
　※解答欄：番号に○をつけて記入して下さい

2	ほとんど脳外傷のない友人と，家族や友人と
1	脳外傷のある友人，ほとんど家族と
0	一人で

⑪ 信頼できる友人はいますか？
　※解答欄：番号に○をつけて記入して下さい

| 2 | はい |
| 0 | いいえ |

| ⑥〜⑪合計 | 　　　　点 |

生産性

⑫ 家の外へどのくらいの頻度で出かけていますか？
　※解答欄：番号に○をつけて記入して下さい

2	ほとんど毎日
1	ほとんど毎週
0	ほとんど出かけない

⑬ 現在あるいは過去1ヶ月の就労状況についてもっとも当てはまる回答を選んで下さい．
　※解答欄：□に○をつけて記入して下さい

	フルタイム就労（1週20時間以上）
	パートタイム就労（1週20時間以下）
	働いていないが，職探しをしている

⑭ 現在のあるいは過去1カ月の就学あるいは職業訓練状況にもっとも当てはまる回答を選んで下さい．
　※解答欄：□に○をつけて記入して下さい

	フルタイム
	パートタイム
	学校や訓練校に行っていない

⑮ 過去1カ月の間に何回くらいボランティア活動に参加しましたか？
　※解答欄：□に○をつけて記入して下さい

	5回以上
	1～4回
	行かない

項目⑬～⑮を総合して以下の評価点を1つ選び評価点に○をつけて記入して下さい

0	働いていない，仕事を探していない，学校に通っていない，ボランティアをしていない
1	ボランティアを月に1～4回行っているが，働いていない，仕事を探していない，学校に通っていない
2	仕事を探しているかボランティアを月に5回以上
3	パートタイムで仕事または学校（週20時間以上）
4	フルタイムで仕事または学校
5	フルタイムで働きパートタイムで学校に通うか，フルタイムで学校へ行きパートタイム（週20時間以上）で働く
4	年齢により引退しているが，職業訓練校に通っている
2	年齢により引退（定年退職）してボランティア活動を月1～4回
0	年齢により引退（定年退職）してボランティア活動も行っていない

⑫と⑬～⑮の総合評価合計	点

CIQ　SCORE（上記3項目の合計）	／29点

［注］Community Integration Questionnaire（CIQ）は，脳外傷者の社会参加状況を評価するために開発された．自己評価でも電話インタビューでもよく，15項目の質問を施行するのに15分程度．12項目は（①～⑫）3段階評価，就労・就学・ボランティア活動に関する3項目（⑬～⑮）は6段階評価．総合点は0～29の範囲であり，総合点が高いほど社会参加の度合いが高いと評価する．ただし，受傷前に低いレベルであった項目が低く評価されて，それが脳外傷の影響かどうかがわからない場合がある．したがって受傷前の状況を尋ねて比較することが必要．

図13　CIQ（Community Integration Questionnaire）

12. 生活の満足度の評価

- **WHO-QOL26**（WHO Quality of Life 26）[24] ⇒ WHOが開発した"生活の質"を測る調査票で，26問の質問項目数からなります．「過去2週間にどのように感じたか」「過去2週間にどのくらい満足したか」あるいは「過去2週間にどのくらいの頻度で経験したか」を，「まったくない」「少しだけ」「多少は」「かなり」「非常に」などの5段階で回答します．健常者の平均と比較して，生活の質の満足度を測ります．落ち込みや精神的不安定さをみることができます．

13. 本人のニーズの評価

- **COPM**（カナダ式作業遂行モデル）[25] ⇒ 本人にとって意味のある作業は何か？　という視点のもとに行う面接式の評価方法です．注意しなければならないのは，高次脳機能障害者の場合，自己認知がむずかしい面があるので，本人の話を全部鵜呑みにできないことが多々あります．家族や周囲の人からも聴き取りを行い，事実を確認することが必要です．また本人サイドから発信するニーズを知り，どうやって現実と折り合いをつけ，具体的に何ができるか？　というすり合わせが必要な場合も多くあります．

14. 仕事に関する評価

- **GATB**（厚生労働省編一般職業適性検査）（進路指導・職業指導用）[26] ⇒ GATBは，いろいろな職業分野において仕事をやり遂げていくうえに必要とされる，代表的な適性能9種を測定することにより，個人の適職の検索，ひいては望ましい進路選択を行うための資料を提供するためのものです．中学・高校生〜成人まで幅広い年齢で使用できます．15種類の検査（うち11種類が紙筆検査＝筆記検査，4種類が器具検査）から9つの適性能が測定されます．さらに13領域の40適性職業群に編成され設定された基準と，個人の適性能プロファイルを照合することによって，幅広く適職を吟味することができます．高次脳機能障害の人は，脳の情報処理スピードの低下があり，知的レベルは高い方でも情報処理は苦手な方が多く，他の検査でわからない仕事での問題を浮き彫りにしやすい面があります．

15. 子どもの評価について

　子どもは，発達の途上で，大人と比べて異なる点が多く，評価や支援に関しては，いまだに手探りで行っている状況です．子どもの高次脳機能障害の支援の際には，子どもの自己肯定感を保ちつつ，教育現場にいかに定着するかが大切な視点となります．そのため，親や教師との連携が必要となりますが，子どもによって障害像は異なり，支援も同じようにはいきません．また，起こってくる問題の原因も多岐にわたっています．こうした複雑な背景を抱える高次脳機能障害の子どもたちの具体的な問題を正確

に捉え，見えない障害を見える形にするために，以下のようなさまざまな評価をします．それは高次脳機能障害に特化したものではなく，既存の検査を利用したもので，限界もありますが，子どもの状況を知り，困りごとの対策を一緒に考えていく手助けになります．

- 知的機能　⇒ WISC-Ⅲ・WPPSI [27]，**WISC-Ⅳ**（適用年齢5歳0カ月〜16歳11カ月）[28]，グッドイナフテストグッドイナフ人物画知能検査 [29]；F.L. グッドイナフ（F.L. Goodenough）の研究成果を踏まえて開発された知能テストで，子どもの描画内容をマニュアル的に採点することによって知能の発達水準を推測するものです．
- 学習能力　⇒ **K-ABC** [30]；Kaufman Assessment Battery for Children を K-ABC と略して呼んでいます．Kaufman AS と Kaufman NL（1983）により作成されました．日本では，K-ABC 心理・教育アセスメントバッテリーとして標準化されました．その特徴は，子どもの知的能力を，認知処理過程と知識・技能の習得度の両面から評価し，得意な認知処理様式を見つけ，それを子どもの指導・教育に活かすことを目的としています．適用年齢は，2歳6カ月から12歳11カ月です．
- 言語能力　⇒ **ITPA**（言語学習能力診断検査）[31]；情報の受け取り，それを解釈し，他の人に伝えるというコミュニケーションに必要な機能を測定します．適用年齢は，3歳0カ月〜9歳11カ月です．結果は評価点によるプロフィールと言語学習年齢で表します．
- 社会生活能力　⇒ **S-M 社会生活能力検査** [32]；社会生活能力を測定するために，日常生活のなかで容易に観察ができ，しかもそれぞれの発達段階の社会生活能力を代表する130の生活行動項目で構成されています（適用年齢乳幼児〜中学生）．社会生活能力は，身辺自立・移動・作業・意志交換・集団参加・自己統制の6領域で，社会生活年齢や社会生活指数で，子どもが現在身につけている実生活の処理能力の程度を示しています．
- 感覚—運動能力　⇒ JMAP（日本版ミラー幼児発達スクリーニング検査）[33]，臨床観察 [34]，SCSIT（南カリフォルニア感覚統合検査）[35] の一部，JSI-R（日本感覚インベントリー）[36]；小児の感覚-運動的発達をとらえることを目的として，特に前庭系，体性感覚系（固有受容覚，触覚）での感覚情報処理を遊びのなかで観察し，親へ質問し，標準値と比較して，軽度〜中等度の発達障害を見逃さないようにします．
- 視知覚機能　⇒フロスティッグ視知覚発達検査（DTVP）[37]；子どもの視知覚上の問題点を発見し，適切な訓練を行うための検査です．

16. その他，インタビューなど

- 主訴，学歴，職歴，病歴，家族構成，趣味，特技，取得している資格や免許，自覚，今後の希望，現在の典型的な1日の過ごし方（昨日どう過ごしたか？ 起床から就寝までを時系列で思い出してもらう）などを聞き，記述式で書き込みます．　⇒各部門が同じ話を何度も聞いて本人や家族に負担をかけないように，それぞれの部門でできるだけカルテに記載し，重複しないように工夫しています．ただ，同じことを聞いていても，視点がそれぞれの分野で違うので，情報不足よりはよいのではないでしょうか？ 受け止め方も微妙に違っていて，あとでそれをすり合わせることで，より多角的な見方ができます．

テーマ；どうやったら意欲的にリハに取り組んでもらえる？

症例 1 意欲・発動性低下があり，いつも寝ている
―― A さんの場合

30代前半の独身を謳歌している男性が，自分の気の緩みから，自己管理を怠って低血糖脳症になってしまいました．覚醒レベルや自発性・意欲が低下しているため，いつも寝ています．自分の身に何が起きているのかわかるための能力も失っているようで，リハに誘っても「はあ？」と言うばかりで意味がわからないようです．右利きですが，右片麻痺があり，自然に左手を使うと，なぜ右手を使わないのか自分でわからなくて，パニックになってしまいます．こうした，障害としてかなり重い方にどうやって関わっていけばよいのか，いろいろ思案しながらやっていますが，ここからどう広げていけばよいのか？ 今後の目標設定についてみなさんのご意見をいただけたらと思います．

A さんの背景

　A さんは 32 歳の，音楽とバイクが好きな男性です．休日はツーリングに行ったり，学生時代はバンドを組んでドラムやギター，ベースを演奏されていたそうです．板金プログラマーという職に就いており，システムをつくるなどのパソコン関係の仕事をされていました．A さんは 8 年前から糖尿病になり，インスリン注射を行っていました．お酒を飲むことが好きで，ときどき仕事を休んで飲酒し，飲み過ぎて 1 日中寝ていたり，日付がわからなくなるといったこともあったようです．単身生活をしていたある日，職場に出勤せず，翌日職場の同僚が自宅へ行くと，意識がない状態で倒れているのを発見され，近くの病院に救急搬送されました．不注意によるインスリンの過剰投与による低血糖脳症と診断され，3 週間ほど混迷状態が続きました．意識は回復しましたが，右上下肢の麻痺と感覚障害，高次脳機能障害，右同名半盲を認めました．

　A さんは 5 人兄弟の末っ子で，姉（長女）家族が同じ市内に住んでいましたが，入院するまではほとんど交流はなかったようです．しかし当センターに入院中は，姉が片道約 2 時間の道のりを，毎週洗濯をしに来てくれ，時には A さんの自宅にあった CD や携帯電話，本，そして昔のアルバムなど A さんが喜びそうなものを持ってきてくれました．退院後の進路について，姉は自宅で A さんの面倒を

みたいという思いがあり，一時はお姉さん家族と一緒に暮らすという話になっていましたが，お姉さんの主人の体調が悪化し，一緒に暮らすことがむずかしい状況になってしまいました．

　Aさんは受傷から半年後，リハ継続のため当センターに入院しました．入院初期のAさんの様子としては，ぼーっとしており，ベッドでも車いすに座っていてもいつも寝ていました．声をかけるといつも返答は決まって「はあ？」．何を聞いてもすぐに「わからん」と言い，会話が続かない状態でした．

　入院し，理学療法，作業療法，言語療法のリハを受けていましたが，40分のリハ時間，車いすに座っていることだけでもAさんには辛く，すぐ机にうつ伏せになって寝てしまうことがほとんどでした．起きているときは，まわりの声や音・人の動きなど聴覚的・視覚的な刺激に過敏で，びっくりし「怖い」と言うことが多く，かなり疲れている様子が見られました．入院時に，Aさんに困っていることを聞くと，言葉のむずかしさがありながらも，「わからない」「なんか話しにくい」「ぼーっとする」などと言っていました．

評価とカンファレンス

　机上の検査をすることはなかなかむずかしい状態であり，入院生活の様子や個別での関わりの様子からAさんの特徴をとらえました．MRI画像では低血糖脳症による前頭葉，頭頂葉，側頭葉，後頭葉にかかる皮質から皮質下の広範囲の損傷と左右脳室のひらきが認められました．その後遺症により，身体面では右上下肢麻痺（上肢Ⅳ・手指Ⅳ・下肢Ⅳ）があり，運動性はいいものの感覚障害や痙性，痛みがあり，歩行時にはクローヌスが出現することから，Aさんは「怖い」と震え，なかなか積極的に歩く練習ができない様子でした．そのほか記憶障害，注意障害，意欲・自発性の低下を主症状として，失行症や失認症，感情コントロールの低下が認められました．興味を示すものがなく，食べることに関しては意欲的でしたが，それ以外でAさんが意欲的に取り組めるものがありませんでした．周囲の刺激に過敏であるためすぐ疲れてしまい，また精神的なストレス耐性が低く，Aさんにとってわからないことやできないことに直面すると，痙攣発作を起こしてしまうことが多くみられていました．また数分前の記憶も把持できないほど重度の記憶障害があり，日々のリハ経過を汎化させづらいという部分もありました．

●Aさんの初期評価の結果

- 主治医のMRI画像による診断
  疾患名：低血糖脳症
  画像所見：左大脳半球広範囲損傷（①）

- 神経心理学検査（特徴的な所見のみ記す）
  Trail Making Test（TMT）-A（1〜25までの数字を探して順番に線でつなぐテスト）
  655秒（30歳代平均70.9±18.5秒）⇒重度障害

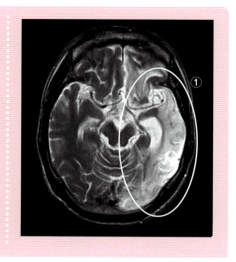

Trail Making Test（TMT）-B（1→あ→2→い→3…のように数字と50音を交互に探して順番につなぐテスト）
　測定不可（30歳代平均90.1±25.3秒）　⇒重度障害

改訂版長谷川式簡易知能評価スケール（HDS-R）
　15/30点（"正常域" 21点以上）　⇒中等度障害

Mini-Mental State Examination（MMSE）
　15/30点（"正常域" 24点以上）　⇒中等度障害

レーヴン色彩マトリックステスト（RCPM）
　4/12点（24/36点以下は知的機能低下の疑い）　⇒知的機能低下の疑い

● 言語面の評価
WAB失語症検査
継時的命令（聴覚的理解力・注意力をみる）：62/80（平均76.8）　⇒重度障害
復唱（聴覚的把持力・失語症の有無をみる）：92/100（平均98.7）　⇒中等度障害
語想起（1分間）（思考の持続・柔軟性・記憶力をみる）：7/20（健常者年代別平均20代20.1，50代15.1）　⇒重度障害

● 身体面の評価
Brunnstrom Stage（BRS）：（右）上肢Ⅳ，手指Ⅳ，下肢Ⅳ
ROM：（右）肩関節屈曲/外転115°/65°，外旋/内旋50°/55°
　　　※最終可動域での痛みあり．左は著明な制限なし．
感覚：右上肢は表在覚，深部覚ともに軽度〜中等度鈍麻
握力：右5.5 kg，左20.5 kg
ピンチ力：右2.3 kg，左6.2 kg

● 日常生活動作
FIM：54/126（7カ月後当センター退院時80/126）
監視レベル：トイレ動作，排尿・排便コントロール，食事，移乗，移動（車いす・歩行），理解
介助レベル：更衣，整容，清拭，移乗（浴槽・シャワー），移動（階段），表出，社会的交流，問題解決，記憶

● 行動評価（東北厚生年金病院版　高次脳機能障害チェックリスト）
高次脳機能面：45/54
社会的行動面：27/54
認知レベルの低下，重度の記憶障害，注意障害（持続，選択，分配，同時処理），耐久性の低下，意欲・発動性低下，感情のコントロール低下，ストレス耐性の低下などの症状が認められた．

テーマ：どうやったら意欲的にリハに取り組んでもらえる？

- **失行・失認スクリーニング**
失行：模写，模倣のむずかしさあり．
失認：右側の見落とし，視空間認知と左右判別のむずかしさあり．

　当センター入院の目標としては，寝てばかりの現在の生活から少しでも覚醒レベルを上げて自発的に取り組めることを増やすこと，そして今後の進路は決まっていないものの，生活面での介助量が減るように生活面でできることを増やすこととし，それぞれのリハ部門で課題に取り組みました．

リハビリテーションの介入目的と経過

〔長期介入目的〕
- 生活面の介助量軽減

〔短期介入目的〕
- （基本的 ADL と）自発的に取り組めることを増やす
- トイレ動作自立
- 記憶の代償手段としてメモリノートやスケジュールボードの導入

理学療法

　A さんは注意障害，記憶障害，意欲・自発性の低下，といった高次脳機能障害のほか，身体的にも右上下肢の麻痺がありました．そのため，理学療法では歩行能力の改善と基礎的な体力・耐久性の向上のため，歩行訓練や階段昇降の練習，またバランス練習や注意訓練のためのキャッチボールや輪投げ，上肢の痛みを和らげるために可動域訓練やリラクゼーションを行いました．入院当初は歩行時のふらつきが多くあり，歩行器や T 字杖をうまく使うことができず，介助歩行で練習を行いましたが，退院時には軽度介助で 50～100 m 連続歩行が可能となりました．また歩行開始時に両下肢が出ず，震えて立ち止まることが多い状態でしたが，スタッフが声をかけて待つことで歩行を再開することができました．新しいことが苦手で，最初は「怖い」と訴えがありましたが，慣れるにつれて楽しみながらリハを行うことができるようになりました．リハに対して拒否的になることはほとんどありませんが，リハの時間になっても眠気が強く起きられないことがたびたびありました．

作業療法

　いつも寝ている A さんが何か意欲的に取り組めることを探すこと，また病棟でできることを増やすために，A さんの興味のあることを探ることから一緒に行ってきました．音楽を聴くことやパソコンでインターネットを使用することに対しては興味が強く，本人から「音楽を聴きたい」「ネットで調べたい」と意欲的な発言も聞かれることがありました．また，姉が持ってきてくれたアルバムを見て昔の話をしたり，A さんが好きなアニメや漫画の話をスタッフや他の患者さんと一緒に共有できる時間をつくりました．ADL 面については，病棟でトイレ動作の練習を行いました．最初はズボンの上げ下ろしやトイレットペーパーをとること，流すボタンを押すこと一つひとつに声かけが必要でした．しかし，毎

回同じ場所で繰り返し同じ声かけで練習を行うことで，見守りは必要ですが，ひとりでトイレ動作ができるようになりました．更衣動作などの練習も行いましたが，Aさんにとって精神的な負荷が高いものについては積極的にリハを進められないものもありました．

言語療法

言語療法では，記憶障害への対応としてメモリーノートと部屋に置いたスケジュールボードを利用して，日付やその日のスケジュールの確認を毎日行いました．また，活動性を上げ，覚醒している時間を増やすために，Aさんの関心のあるテーマでクイズやしりとりをしたり，興味のあることをパソコンで調べたりしました．そのほか，基本的な注意の持続の改善のため，机上で注意課題を行ったり，話しやすく・聞き取りやすくするため構音訓練を行いました．入院初期にはむずかしかった課題も少しずつ取り組めるようになり，積極的に行う様子もみられるようになりました．入院1カ月目くらいより，担当・担当外のスタッフ・医師・他の患者さんなど，相手によってコミュニケーション態度を使い分けている様子が見られ，少しずつ会話時の応答がはっきりして，数往復のやり取りが成立したり，冗談を言ったりする場面が増えてきました．一方で「わからない」「できない」と言うことも増えました．

入院経過

入院当初は，どのような声かけに対しても「わからん」「はあ？」と答えることが多く，ぼーっとしている印象を受けました．日中は臥床傾向であり，意欲や活動性の低下が顕著でした．視覚的・聴覚的刺激に対して敏感で，易疲労性，集中・持続力のむずかしさが認められ，何をするにも他者の声かけが必要でした．入院を通して少しずつ集中できることや注意を向けられることは増えており，また，他者とコミュニケーションをとることも増えており，会話のなかで楽しく話をしたり冗談を言ったりと，笑顔が見られる場面が多くなってきました．その場の状況に応じた対応をとることや相手の表情を読み取ることなど，とても上手にできている場面も見受けられました．

● 左右の混乱

身体面については，もともと右利きですが，右麻痺のため無意識に左上肢を使用していることから，利き手がどちらなのかわからず混乱している様子がみられました．入院当初は自分の身体面に対して注意を向けることもむずかしい状態でしたが，徐々に周囲に意識を向けられるようになり気づきが増えた半面，左右がわからないことに混乱しパニックを起こすこともありました．部屋の見えるところや車いすに「右」「左」の張り紙をすると，それを見て確認でき落ち着くこともあれば，逆に何でこんなものが貼ってあるのかと疑問をもつことで，左右がわからないことに混乱することもありました．

● メモリーノートの導入

Aさんが入院生活を混乱なく過ごせるようにメモリーノートを導入しました．メモリーノートは予定をAさんに記入してもらうタイプではなく，その日のスケジュールに合わせてOTが毎日作成してファイルしました．終わった項目にはチェックを入れてもらうようにしました．たとえば入院時はご飯を食べたかどうかわからなくなることがほとんどでしたが，ノートを見て「もうご飯を食べましたよ」と伝えると，「そういえばお腹は減っていない」と確認できるようになりました．毎日年齢や日付の確認を行いましたが，入院当初は受け入れることができず，確認するたびに混乱し発作を起こすこともありました．毎日の繰り返しのなかで少しずつ混乱がなくなり，自分から日付や年齢を確認する発言も出てくるようになりました．病棟の自分の部屋のすぐ見える所に年齢と生年月日を書いた紙を貼り，わからないときはそれを見て確認することもできるようになりました．また，各リハに行くときに看護師にサイ

ンをもらうことを練習しました．当初はサインをもらうことを理解することができず，毎回声かけが必要でしたが，退院時には声かけなしで「○○のリハに行ってきます．サインをください」と頼めるようになりました．

部屋での過ごし方についても，入院時はほとんど布団にくるまって寝ていたAさんでしたが，寝ている時間もあるものの，テレビを見たり音楽を聞いたりして過ごすことが増えました．

進路がなかなか決まらなかったため，結果として7カ月間の入院となりました．

高次脳機能障害症例検討会における問題提起とディスカッション

問題提起

- 主訴：意欲・自発性が低下しており，日中臥床傾向にある．興味のあることや自発的に取り組めることがなく，生活面で声かけが多く必要であり，介助量も多い．

- 抱えるジレンマ，検討していただきたいこと
  ①意欲・自発性が低下した症例の意欲を引き出し活動性を上げ，できることを増やすには，どのように関わるとよいか．
  ②できないことやわからないことに気づくとパニックになり，痙攣発作を起こしてしまうなどストレス耐性が低く，ADLなどむずかしい部分へのリハがなかなかできない．

ディスカッション❶

意欲・自発性が低下した症例の意欲を引き出し活動性を上げ，できることを増やすには，どのように関わるとよいか．

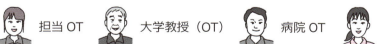
担当OT　　大学教授（OT）　　病院OT　　作業所OT

担当OT：意欲や自発性が低下しており，日中はずっと自室で寝ている状態でしたので，何かAさんが意欲的に取り組めるものはないかと，Aさんと話をしながら探っていきました．Aさんは学生時代バンドをしており，ギターやベース，ドラムをやっていたということを教えてくれました．Aさんから「自分はバンドマンだった」と得意げに話をしてくれることもありました．

大学教授OT：ギターを弾くことはできるのですか？　うまく弾けなくても音を出すことだけでも意欲向上につながりませんか？

症例1　意欲・発動性低下があり，いつも寝ている── Aさんの場合

担当 OT：リハのなかで何度かギターを弾いてもらう機会をつくりました．すると，ギターがあることにはとても嬉しそうに反応するのですが，弾こうとすると自分の手が思うように動かないことに気づきパニックを起こしてしまいました．うまく弾けていたイメージがあったのだと思います．Aさんは，身体に麻痺があることも，右手がうまく使えないため自然に左に利き手を交換していることもまだ，自覚していない状態でしたから．入院初期は，このような気づきによるパニックはありませんでした．少しずつ覚醒が上がってくるにつれて気づきが増えたのはいいことだと思うのですが．

病院 OT：楽器を弾くことがむずかしければ音楽を聴くことはどうですか？　音楽を聴いているときはどのような様子ですか？

担当 OT：Aさんは音楽を聴くことも好きで，ロックをよく聴いていたそうです．Aさん本人からも教えてもらい，Aさんの姉がAさんのアパートからたくさんのCDを持ってきてくれたので，リハの時間に一緒に聴きました．音楽を聴いているときの様子は，机にうつ伏せになって寝てしまうこともあれば，知っているフレーズを口ずさむこともあり，とてもいい表情で聴いていました．リズムに合わせて身体をゆらしたりすることはありませんが，リハでイントロを聞いて曲のタイトルを当てるゲームなどをしていました．他には，Aさんと同世代の患者さんを集めて一緒にカラオケ大会をしたり，OTが主体となりインターネットでAさんの好きな歌手のことを調べたりしました．その時の表情はとてもよく，自分から「あの歌手はどうなった？」「あれも調べよう」と取り組むなど意欲的な様子が見られました．

担当 OT：リハに誘うと，布団にもぐりこみ「やだ」と言うときは，「音楽を聴きに行きましょう」と声をかけると，「行こう」と嬉しそうにリハに行く準備をしてくれることが増えました．構音障害もあり，流暢に話をすることがむずかしいAさんから，「部屋でも聴けるようにして」と口頭で初めて要求をされたことも，音楽でした．部屋でも音楽を聴けるように，お姉さんにCDプレーヤーを持ってきてもらいました．最初は記憶障害や失行のため，プレーヤーの操作がわかりませんでしたが，自分で聴きたいと思ったものだからでしょうか，しだいに操作方法を覚えて，自分でイヤホンをして音楽を聴けるようになりました．

病院 OT：なるほど．好きな音楽から活動を拡げているんですね．それはとても大切だと思います．意欲が低下した方への関わり方はむずかしいですが，音楽を使ってADLにアプローチするなど，いつもこの人（担当OT）が迎えに来てくれてどこか（OT室）に行くと好きな音楽の話ができるから楽しい．だからベッドで寝ていたいけど起きてもよいかなあと見通しがたってルーチン化すると，取り組めることも増えてくるように思います．コミュニケーション面については，自分から人との関わりを求めるような場面はありますか？　他人との関わりは意欲や活動の面からも重要ですね．

担当 OT：自分から他の人に話しかけることはあまりみられません．OTと好きな音楽やア

テーマ：どうやったら意欲的にリハに取り組んでもらえる？

ニメの話をしているときに，近くにいたスタッフが話に入ってきて一緒に話をするという場面はありました．担当スタッフにはフランクにため口で話すのに，あまり馴染みのないスタッフには敬語を使っており，人によって対応を使い分けられるのだと感じました．

　そのほかAさんはアニメが好きだったようで，よくガンダムなどの話をしました．インターネットで画像を調べて，コラージュのようなものも作成しました．その日のメモリーノートに貼り，その日に何をしたか視覚的にわかるようにしてみました．私はガンダムにあまり詳しくなかったため，Aさんと同世代でガンダムの話がわかる男性OTに協力してもらったところ，Aさんとガンダムの話で盛り上がっていました．パソコンを見ながら自分で歌を歌ったり，「印刷しよう」と言ったり，インターネット検索で「なんて入力したらいいの？」と自ら調べようとする場面もたくさんありました．しかし，重度の記憶障害のため，前日に行ったことが次の日になかなか汎化されないむずかしさがありました．インターネットの検索方法もすぐ忘れてしまいます．

　コラージュとして作った作品は，Aさんがいつも持ち歩くスケジュール帳に入れていましたが，見る度に初めて見る人の反応であり「これどしたん」「何これ」「知らん」という反応でした．前日にOTと一緒にしたことを忘れているという認識もむずかしいようでした．

大学教授OT：相手を判断して対応を使い分けて会話ができていたことと，感情表現の部分から判断すると，認知レベルは入院初期は小学校レベルぐらいかなと感じました．脳の損傷から判断すると，言語を介した反応をすることはむずかしいほうではないかと感じました．

担当OT：そうですね．反応などを見ると，実年齢の認知レベルよりかなり落ちているように思います．言葉でのやり取りではむずかしいことでも，スタッフの表情を読んだり顔色をうかがって反応することはとてもうまいなと感じることはたくさんありました．そういった面からも，小学生高学年くらいの認知レベルなのかなと思います．

大学教授OT：もともと残っている記憶でのコミュニケーションはできるけれども，新しいことを覚えるのはむずかしいのですね．

担当OT：そう思います．小学校高学年くらいの認知レベルを想像していただけるとわかりやすいと思います．

作業所OT：Aさんの記憶障害はかなり重度のようですが，自室からOT室までの道のりは覚えることができたのですか？

担当OT：Aさんは数分前の記憶も残らず，同じ質問を何度もする様子がみられました．作業療法室は1階で，自室は隣の病棟の2階なので，この長い距離は覚えることができませんでした．ただ，自室から出てまっすぐのところにある食堂やトイレの位置は，毎日行くことで覚えていたようです．担当リハスタッフの顔は見覚えがある程度にはなりましたが，名前は覚えられず，頭文字は合うけれども，惜しくも毎回違うといった感じでした．

症例1　意欲・発動性低下があり，いつも寝ている── Aさんの場合

大学教授OT：身体で覚えることは比較的得意なのでしょうか．認知レベルや記憶力の面から考えても，音楽やアニメなどAさんの興味のあるものがたくさんあるので，こうした好きなものや趣味などももともと残っている記憶を使って，Aさんの自発性や意欲を引き出す関わりが大切ですね．周囲からの刺激が多すぎると混乱が見られるので，刺激を増やし過ぎないように環境調整をして，心地がいいと感じる反応をくり返し行えるといいと思います．認知レベルから今どのような関わりが必要なのか，どのような反応を引き出せる可能性があるか判断できるといいですね．

担当OT：はじめはOT室に連れてくる口実として音楽やアニメを導入していました．OTは本人が苦手な更衣や入浴動作に何とか取り組んでもらおうと思っていました．でもそうではないんですね．音楽を聴いたりアニメの画像を印刷してその主人公の魅力を語ることなどを情報を調整するOTと一緒にして本人が混乱することなく達成感を得られ心地よいと感じられることで「次にこれがしたい」という意欲を引き出すことにつながるのですね．

ディスカッション❷

> できないことやわからないことに気づくとパニックになり，痙攣発作を起こしてしまうなどストレス耐性が低く，ADLなどむずかしい部分へのリハがなかなかできない．

担当OT：まずは，自発的に取り組めることを見つけて覚醒レベルを上げることを目標に取り組んできましたが，今後どのような進路になるにしても，ADL面でできることが少しでも増えることは大切ではないかと思います．入院時はADL面で介助量が多く，逐一声かけが必要な状態でした．ADLにアプローチをするときにむずかしいなと感じる部分として，着替えなどの動作を行うと，「なんで右手が動かないのか？」と身体が思うように動かないことにパニックを起こし発作を起こすことが多くあることです．また，着替えでは，ついこちらが「右手から」と声をかけてしまうと，「右はどっち？」とわからないことでまたパニックになってしまっていました．入院当初は，身体が思うように動かないことや今までと同じようにできないこと，自分のことがわからないことに気づいていなかったため，更衣動作の時に「右手を通して」などの指示で着替えができたり，自然と左手に利き手交換をしてスプーンを使ったり字を書いたり，歯を磨いたりなどができていました．次第に，自分の状態に対する気づきが出てきたことで，何気なく行えていた左手での動作に混乱することが増えていきました．できるだけ，「右」「左」といった言葉を避けるように対応をしていた時期もありましたが，それがパターンになると自分ですぐパニックになってしまうため，なかなか積極的にADL訓練を進められませんでした．どういった対応がよかったのでしょうか？

作業所OT：ADL面で介助量が多かったのは，高次脳機能面の問題からですか？　それと

テーマ：どうやったら意欲的にリハに取り組んでもらえる？

も身体面の影響も大きいのですか？

担当OT：身体面については，右上肢の不全麻痺はありますが，補助的に右上肢を使用することはできており，ボタンを留めたりチャックを上げることは両手でうまく行っていました．ただ，右肩関節の可動域制限があり，運動時の痛みがあるため，服を頭からかぶるときなどは介助が必要でした．立ち上がりや，手すりがあれば近距離での移動も可能なので，病棟で見守りがあればトイレ動作もできるようになりました．トイレなどAさんにとっても必要なことで，繰り返し何度も練習をすると，移乗動作もズボンの上げ下げもトイレットペーパーできれいに拭くことも，終わった後にボタンを押して水を流すこともできるようになりました．

　つまづいた動作は，本人がやりたくないADLであり，たとえば着替えやお風呂の洗体動作などです．病前も，1日中寝ていることもあるという生活リズムであり，着替えやお風呂はあまり好きではなかったようです．そうしたADLについては，声をかけてなんとかやってもらうと，先ほど言ったようにパニックや痙攣発作を起こしてしまうため，なかなか積極的に動作訓練を行うことがむずかしい状態でした．

病院OT：痙攣発作は大発作だったのですか？

担当OT：大発作が起きるときもありました．2カ月に2回ぐらいは2～3分意識消失や不随意運動を伴う発作があり，リハ時にも配慮しながら行っていました．また，大発作だけでなく，「わからない」「おかしい」など精神的にストレスがかかったときに，ヒステリーのような発作が起こることもしばしばありました．こうしたときは，その話題から話を変えるとすぐ切り換えられるため，できるだけその動作や話をしないように避ける対応をとっていました．このようにストレス耐性の低い患者さんに対して，ストレスの耐性をつくることはできるのでしょうか？

大学教授OT：ストレスの耐性をつくることはむずかしいと思いますので，ストレスとなる場面をつくらないように，できるだけストレスを避ける関わりをしたほうがいいのではないでしょうか．Aさんの認知レベルから考えても，訓練というより保護のような形の，本人が安心できる関係性をつくることが大切ではないかと思います．できないところの訓練をするのではなく，音楽や楽器など本人が意欲的に取り組める，得意なできることを伸ばしていく関わりのほうがいいと思います．動作の練習をするにあたっても，セラピストの真似をさせるというかたちのほうが導入しやすいのではないでしょうか．

担当OT：そうですね．少しのできることを増やすために，多くのできないことに目が向き過ぎていたように思います．では，リハのなかで，本人のほうからできないこと，たとえば「左右がわからない」「服を着られない」などを気にするようになり，本人の気づきがパニックになってしまう場合，どのように対応したらいいでしょうか？

作業所OT：本人が気づいたときには教えてあげればいいのではないでしょうか．左右につ

いては，シールなどの印を使うのはいい方法だと思います．ずっと使うと，それを見てまたパニックになってしまうので，本人が気にしたときにだけ使って，必要がないときにはすぐ外せばいいと思います．着替えについては，繰り返しの練習のなかで本人の着やすいような服に変えるなど，まわりの環境を変えることも大切ですね．

その後のアプローチ

ディスカッション①
● 本人の好きなことを活用して日中の活動性を高め，メモリーノートの存在を伝える

本人の好きな音楽やアニメに関する活動を導入したところ，音楽を聞いたり漫画を読んだりテレビを見たりするなどして日中に起きている時間が増えました．興味のある活動を多く行い，それを担当OTがメモリーノートに情報として残すという行為を習慣的にしたところ，時にはメモリーノートを自分から開いて，今日の予定やノートに貼りつけた作品を見る機会が増えるようになりました．作品を作ったことは覚えていなくとも，メモリーノートに記録した活動を読んで「やってみたい」，「これいいね」などと言うようになりました．作品を作ったことは覚えていなくてもメモリーノートにある活動を見て「他の画像を調べたい」と意欲を見せることもありました．ただ，習慣的に自分でノートを見て自発的に行動するということはAさんにとってまだむずかしいようです．

ディスカッション②
● わからないことに対する混乱やパニックが起きないように環境を調整する

ADL等の練習で声かけをすると，混乱やパニックを引き起こすので，まずは自分一人でやってもらうようにしました．最初は，混乱してしまうパターンができあがっていたため，パニックやヒステリー発作が避けられない場面もありましたが，ひとりで行ってもらいAさんから質問があったときにだけ答えるようにしました．左右の混乱については，居室からリハに行くとき，「右に曲がりましょう」という何気ない声かけでさえ，「右と左がわからなくなった」「右手が利き手なのにうまく動かない，おかしい」という混乱・パニックの引き金となってしまうため，「こっち」という言葉を使用したり，指でさしたりすることを心がけ，関わるスタッフで統一し，あえて「右」「左」という言葉を出さないようにしました．本人の認知レベルに合わせ，着替えの練習は，担当OTの真似をしてもらいながら練習をしました．こうした対応により混乱やパニック等の回数は減り，ADLの訓練を進めることができました．その結果，右上肢の不全麻痺や可動域制限，痛みに加え，右上肢を使用することに対する混乱やパニックのため当初困難であったのが，被り着やズボン，靴下の更衣はひとりで行えるようになりました．

退院時

Aさんは当センター退院後，姉が住む地域にある療養型の病院へ転院しました．糖尿病があり，インスリン注射をしなければいけないため，受け入れ可能な施設や病院がかなり限られてしまいました．キーパーソンとなる姉の住む地域に近い所を探すと，療養型となったのです．ここでのリハは理学療法のみであり，作業療法や言語療法はないようです．Aさんの特徴や，入院中に興味をもって行えたことを申し送りし，Aさんは転院しました．

テーマ：どうやったら意欲的にリハに取り組んでもらえる？

まとめ

- 本人の認知レベルからイメージして関わることの大切さ

  ⇒ストレスをできるだけ少なくした環境のなかでできることを増やしていくこと，楽しいことやできたことをご本人と共有することで自発性や意欲を引き出す関わりが大切であると感じました．そのなかで，Aさんの認知レベルがどのような段階にあり，どんな刺激や反応が必要であるかイメージしながら関わることが大切だということを学びました．これまでのAさんの作業歴のなかにAさんが興味のあるものや意欲的にできることがたくさんあったにもかかわらず，できないこと・むずかしいことに目が向き過ぎていたことを反省しました．

- 意味のある作業の大切さ

  ⇒就職1年目に，Aさんという重度の高次脳機能障害を呈した方を担当し，目標を何に置くことがよいか，今行っていることは妥当なのかどうか悩んでいました．ケースカンファレンスを通して，Aさんにとって意味のある作業で介入をすること，そのなかでAさんの生活や今後にとって必要な技能を伸ばしていくことが大切だということをあらためて確認することができたと思っています．

（担当：OT 花房萌子）

テーマ：混乱期の感情コントロール

症例 2 回復期リハビリテーションが終了したが，まだ混乱期？
── B さんの場合

Bさんは建築会社に勤務する社交的な男性でした．結婚後は2歳のかわいい娘さんにも恵まれ，順調な人生のように思えました．Bさんはその日，バイクに乗って会社に向かっていました．いつもの道，いつもの通勤時間に事故は起きました．受傷当初は通過症候群のため，精神科のある病院の手助けも受けました．少し精神症状が落ち着いたころ当センターに入院となりました．しかしまだ情緒が不安定で，暴言・暴力がみられ，いつもキツイ目をして，人を睨み，ちょっとした音や声にイライラしていました．担当のセラピストは彼がいつ感情を爆発させるかとどきどきです．その感情爆発の原因には記憶障害が根底にあり，なぜ自分はここにいるのか？ 自分に何が起きているのか？ いつもわからなくなって，不安でたまらなくなっていたようでした．聴覚的に敏感にもなっていたようです．入院でのリハで毎日同じことを繰り返すなかで，次に何が起きるのか見通しが持てるようになってくると安心感をもてるようになり，生活が安定してきました．ただ，感情爆発を起こさないように接するため消極的なアプローチになってしまっています．対応についてのアドバイスをお願いします．

Bさんの背景

　Bさんは30歳の社交的な男性です．明るく，いつも周りの人を楽しませるムードメーカー的な存在でした．建設会社に勤務し，クレーン車を操作する仕事をしていました．またピアノ演奏・音楽鑑賞が趣味で，音楽の大好きな人でした．Bさんには母親と妻，2歳の娘さんの家族がいました．
　数年前にバイクに乗っていたところ事故にあい，すぐに救急病院に運ばれました．外傷性脳損傷という診断でした．
　その後，回復期病棟のある，リハ専門の病院へ転院しましたが，不穏や暴言・暴力といった行動が顕著となり，精神的に不安定な状態でした．そのため一時的に精神科のある病院へ転院しました．その後，精神状態が落ち着いたため，さらなるリハ目的で，受傷して8カ月後に当センターに入院しました．

テーマ：混乱期の感情コントロール

評価とカンファレンス

　各部門の詳細を「初期評価の結果」に示します．まとめると，外傷性脳損傷により，記憶障害，意欲や発動性の低下，感情コントロールの低下を主症状として，注意障害，日付や場所がわからない見当識障害などの高次脳機能障害があると考えられました．言語面では，聴くための注意力や脳の処理速度に低下があると考えられました．

● Bさんの初期評価の結果

● 主治医のMRI画像による診断
　疾患名：**外傷性脳損傷**
　画像所見：左眼窩面脳挫傷（①）
　　　　　　水頭症による両側側脳室下角開大（②）

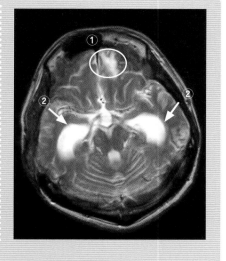

● 神経心理学検査
　WAIS-Ⅲ（日本版成人知能検査）

言語性 下位検査	年齢群別 評価点	動作性 下位検査	年齢群別 評価点
単語	3×	絵画配列	1×
類似	1×	絵画完成	2×
知識	4×	積木模様	2×
理解	3×	行列推理	2×
算数	4×	符号	1×
数唱	7△	記号	1×
語音整列	3×		

※評価点のマーク
- ◎　平均以上（評価点13以上）
- ○　平均（評価点12～8）
- △　下限（評価点7）
- ▼　障害（評価点6～5）
- ×　大変問題あり（4以下）

※一般成人の評価点の平均は10で標準偏差は3である．

　言語性 IQ=60（低い）
　動作性 IQ=48（かなり低い）
　全 IQ=51（かなり低い）
　群指数：言語理解 54（かなり低い），知覚統合 52（かなり低い），作動記憶 65（低い），処理速度 50（かなり低い）

　リバーミード行動記憶検査（RBMT）
　　標準プロフィール点　0/24点（19点以下は障害域）⇒重度記憶障害
　　スクリーニング点　1/12点（7点以下は障害域）⇒重度記憶障害

　レーヴン色彩マトリックス検査（RCPM）
　　31/36（所要時間：14分47秒）（24点以下の場合，知的機能低下の疑い）⇒知的機能低下なし

改訂版長谷川式簡易知能評価スケール（HDS-R）
　　14/30 点（"正常域" 21 点以上）　⇒中等度障害

Mini-Mental State Examination（MMSE）
　　19/30 点（"正常域" 24 点以上）　⇒中等度障害

Trail Making Test（TMT）-A（1～25 まで数字を探して順番に線でつなぐテスト）
　　455 秒（30 歳代平均 70.9±18.5 秒）　⇒重度障害

Trail Making Test（TMT）-B（1→あ→2→い→3…のように数字と50音を交互に探すテスト）
　　測定不可（30 歳代平均 90.1±25.3 秒）　⇒重度障害

● 言語面評価
WAB 失語症検査
　継時的命令（聴覚的理解力・注意力をみる）：62/80 点（平均 76.8）　⇒重度障害
　復唱（聴覚的把持力・失読症の有無をみる）：100/100 点（平均 98.7）　⇒平均
　語想起（1 分間）（思考の持続・柔軟性・記憶力をみる）：6/20 点（健常者年代別平均 15.1）
　重複数 2　⇒重度障害
標準失語症検査 SLTA 補助テスト（SLTA-ST）
　長文の理解（聴覚的な注意力・記憶力をみる）：
　　ニュース文（内容説明課題）　1.5/6　（平均 5.13）　⇒聴覚的理解難
　まんがの説明（論理的思考力・状況判断・注意力をみる）：
　　【口頭】段階 3/6　主題の説明 1/2　⇒状況理解，説明難
　　【書字】段階 3/6　主題の説明 1/2　⇒書字での理解，説明難

● 日常生活動作
FIM：104/126　⇒介助レベル

● 行動評価
　高次脳機能障害　35/54　⇒重度障害
　社会的行動障害　16/54　⇒中等度障害

リハビリテーションの介入目的と経過

　主治医は理学療法，作業療法，言語療法，心理療法の評価・訓練（40 分間×4 部門）を週 5 日行うように指示を出しました．

　B さんは入院して以下のような介入目的が設定され，訓練を受けました．

〔長期介入目的〕
- 混乱している生活や感情を安定させ，日常生活を自立させる

〔短期介入目的〕
- 全身の体力の向上と立位・歩行能力の向上
- 発動性の向上と身の回り動作の介助量軽減
- 全般的な認知機能の向上
- 感情のコントロールの改善

理学療法

　Bさんは明らかな麻痺はみられないものの，立位バランスが悪く，ふらつきがみられていました．また体力もなく，すぐに疲れやすい状態でした．そこで，筋力と持久力を向上させて結果として歩行能力を改善させるためストレッチや立位バランス訓練，歩行器を使った歩行練習を行いました．

作業療法

　入院初期より自発性が低下し，感情のコントロールも不十分で表情が険しいことが多かったので，興味・関心があることを一緒に行いました．具体的には，散歩や音楽鑑賞，キーボード演奏，ゲーム，革細工などです．また，記憶の代償手段獲得を図るためメモリーノートを導入したり，自室に1日のスケジュールを記載したホワイトボードを設置しました．

言語療法

　毎回の訓練時に，日付や病院名，リハの担当者やリハの時間の確認を行い，ワークシートに記入する課題を行いました．なかなか字を思い出すことができず，書字にむずかしさがあったため，書字訓練として家族へのカードづくり・年賀状作成等も行いました．また，パソコンを用いた注意・記憶課題や机上課題で数字のランダムチェック（1〜25まで順番に抹消する）を行いました．

心理療法

　言語訓練と同様に，毎回の訓練時に日付や病院名・スタッフ名を確認しワークシートに記入する課題を行いました．また抹消課題や①〜⑩までを順番に線で結ぶといった注意課題をプリントやパソコンで行いました．注意課題では，刺激量が多すぎると探すべき対象をまったく探し出せなくなる様子がみられたため，刺激の量を調整しながら課題を実施しました．

入院経過

入院1〜2カ月目

　この頃のBさんは，感情のコントロールができず，いつも怒ったような表情で，表情がかたいことが多くありました．日中はベッドで横になって過ごすことがほとんどで，他の患者さんと話すことはまったくありませんでした．

　数分前・数秒前のことも忘れてしまうため，食事をとったことも忘れ，常に空腹感を訴えていました．空腹感がイライラ感へつながりやすく，食事時間にすぐに食事が配膳されていなかったことに対し

て立腹し，配膳された食事をひっくり返してしまうことがありました．

この時期，訓練を拒否することが多々ありました．訓練中もイライラして机の上にあった訓練用の本やプリントを投げてしまう行為がありました．そうかといえば，車いすに座って目を閉じたまま，うとうと眠ってしまっていることもありました．このような覚醒がはっきりせず，ぼーっとしている状態であることもあれば，感情のコントロールがむずかしく暴力行為を行うこともあり，状態が落ち着きませんでした．

作業療法では，Ｂさんの部屋で受傷前の趣味であったキーボード演奏や音楽鑑賞を行ったり，屋外へ散歩に行きました．また，記憶障害へのアプローチとしてメモリーノートを活用したり，ベッド近くに１日のスケジュールを書いたホワイトボードを設置しました．

入院３カ月目

Ｂさんはあいかわらず日中をベッドで横になって過ごすことがほとんどでした．やはり病棟では食事前になるとイライラ感が増し，ときどき大きな声をあげることがありました．また看護師に対する暴力もありました．

リハに対する拒否は少しずつなくなり，訓練室に来ることができるようになりました．しかし，「何もしたくない…」と目を閉じてうつむいていることや，かたい表情をしていることが多くありました．そんな状態でも，Ｂさんの関心の高いゲーム（ジェンガ，トランプなど）や音楽鑑賞，キーボード演奏といった活動の受け入れは良く，表情が和らぐことがありました．

日付や１日のスケジュールの把握はできておらず，日にちを尋ねてもメモリーノートを見ることはなく，「わからん」と答えるのみで，メモリーノートの存在もあまり覚えていない印象がありました．

入院４カ月目

部屋で車いすに座って過ごす時間が多くなりました．リハに対する拒否もなくなりました．訓練では引き続きゲームを取り入れていきました．またこのころ，行事でクリスマス会が開催される予定があったので，キーボード演奏を披露してもらうことを計画しました．簡単な童謡を発表演奏できることを目標にし，キーボード練習をしました．また，他の入院患者さんとの交流を図り，感情のコントロールができないかとも考え，キーボード演奏に合わせて他の入院患者さんに楽器演奏をしてもらうことにしました．週２～３回一緒に演奏する機会をもつことで，演奏する曲名や一緒に演奏する患者さんの特徴といったことも，少し覚えていることがありました．

入院５カ月目

クリスマス会でのキーボード演奏は成功し，約２時間行われたクリスマス会への参加も可能でした．Ｂさんからも「よかった．うまくいった」という発言がありました．しかし，病棟では薬の内服の声かけをしたスタッフに対して食器を投げたり，同室者と口論になったりと，依然として感情のコントロールが不十分な面もみられました．

入院６カ月目

メモリーノートを参照しなくても，日付，病院の名前と場所，年齢についてはたずねられると答えられることが増えてきました．興味・関心のあることは思い出せる頻度が増えましたが，日常生活上で行ったこと（ごはんを食べた，シャワーを浴びた等）については思い出せないことが多くありました．

テーマ：混乱期の感情コントロール

スケジュールを記入したホワイトボードを見て行動することができず，食事やトイレ動作以外は声かけが必要でした．

訓練では，家族のために革細工（コースターづくり）や年賀状の作成をしました．

高次脳機能障害症例検討会における問題提起とディスカッション

問題提起

- 主訴：①メモリーノート自体の存在を忘れてしまい，自分でメモリーノートを開いて行動できない．
  ②感情のコントロールができずに，暴力をふるってしまう．

- 抱えるジレンマ，検討していただきたいこと
  ①今後生活において，記憶の代償手段の獲得が必要となると考えている．しかし，現時点でメモリーノートへの認識は低く，スケジュールを確認することもほとんどなく，メモリーノートの活用が定着化されていない．メモリーノートを定着させるにはどうしたらよいか？
  ②自分の障害について自己認知が低い症例に対して，自己認知を高めていくにはどのように関わればよいのか？
  ③感情のコントロールができずに，暴力・暴言がある状態だが，今後どのような関わりをしていけばよいか？

ディスカッション❶

今後生活において，記憶の代償手段の獲得が必要となると考えている．しかし，現時点でメモリーノートへの認識は低く，スケジュールを確認することもほとんどなく，定着化されていない．メモリーノートを定着させるにはどうしたらよいか？

 担当OT A病院OT B病院OT 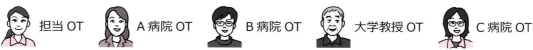 大学教授OT C病院OT

 A病院OT：メモリーノートの導入について，詳しく教えてください．

 担当OT：RBMTの評価結果はスクリーニングが0/12点と重度のものでした．数秒前・数分前の出来事もすぐに忘れてしまっていました．そのため，まずはその日のスケジュールが書いてあるメモリーノートを導入し，1日の流れを意識してもらうことにしました．メモリーノートの存在を意識してもらうため訓練前後で看護師さんのサインをもらい，今からど

症例2　回復期リハビリテーションが終了したが，まだ混乱期？── Bさんの場合

こに行くのか？　今どこから帰ってきたのか？という確認も同時に行っていました．メモリーノートの導入と同時に，Bさんがベッドで横になっていても見える位置にホワイトボード（図1）を設置し，OTがボードに毎朝その日のスケジュールを記入して，1日の流れを意識してもらうようにしました．

B病院OT：一般的に使用されている通常のメモリーノートと違ったタイプのものを導入されていますね．なぜ訓練時間だけを記載されているのでしょうか？

担当OT：Bさんは入院当初発動性が低く，ほとんどの時間をベッドで横になって過ごしていました．自分で予定を書き入れることもできませんでした．そのため入院初期時は，毎朝OTがその日のスケジュール（食事，入浴，リハ時間等）を書いたプリント（図2）をBさんと確認して，その日のプリントが一番上になるようにファイルに綴じていました．そうすることで，Bさんがファイルを開いたときに，その日の日付・スケジュールが確認できるようにしました．そして，各訓練で，今日の日付やいま何の訓練をしているか等を確認しました．しかしBさんは見る注意力の低下の影響で，必要な情報をノートから選び出すことができませんでした．そこで，プリントに記入してある情報量を減らして，訓練の時間のみを記載することにしました（図3）．その結果，ノートを見ることで日付の確認ができるようになり，今行っている訓練の種類をときどき答えられるようになりました．

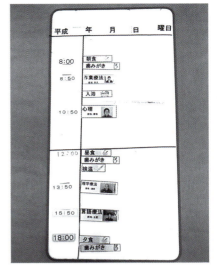

図1　ホワイトボード

時間	内容
	□洗顔，ひげそり
	□着替え
8:00	□朝食
	□歯みがき
8:50	□作業療法（担当A）
12:00	□昼食
	□歯みがき
14:00	□理学療法（担当B）
15:50	□言語療法（担当C）
16:30	□心理（担当D）
18:00	□夕食
	□歯みがき
	□着替え

※ 終わったら，□にチェックをして下さい．

図2　メモリーノート①

テーマ：混乱期の感情コントロール

平成　年　月　日　曜日

チェック	訓練開始時間	訓練の種類	担当	したこと
	8：50	作業	担当A	
	14：00	理学	担当B	
	15：50	言語	担当C	
	16：30	心理	担当D	

・年齢は31歳です．
・平成23年11月にバイク事故にあいました．
・現在，広島県リハビリテーションセンターに入院中です．

図3　メモリーノート②

B病院OT：プリントに年齢や病院の名前や場所を記載してあるのはなぜでしょうか？

担当OT：Bさんは，今自分がどこにいるのか？　自分は何歳なのか？　なぜ入院しているのか？　ということもまったく覚えられない状態でした．必要な情報をプリント1枚に記載することで，ノートに対する意識づけができればと考えたからです．

A病院OT：スケジュールを覚えなければいけない，という気持ちは本人にはありますか？

担当OT：残念ながらありません．常に声かけが必要で，自主的な行動はトイレに行く，食事を食べるために食堂に行くといったことのみです．その他の行動，たとえば訓練，歯みがき・着替え・入浴といった行動には声かけが必要です．

大学教授OT：本人が必要とする情報，たとえば電話番号（妻・母親等）やテレビで絶対見たい番組があれば，その放送日時をメモにとるのではないでしょうか？

担当OT：確かに，Bさん本人が必要とする情報はメモすることがあると思います．以前言語訓練で祖母の誕生日カードを作成したことがありましたが，そのとき，祖母の年齢がわからず，次回母親が面会に来た時に年齢を聞かなければならないと思い，自主的にそのことをメモリーノートの余白の部分にメモしたということがありましたから．電話番号は電話をかけたい時に必要な情報ですし，好きなテレビ番組なら放送日をメモを取るかもしれませんね．

ディスカッション❷

> 自分の障害について自己認知が低い症例に対して，自己認知を高めていくにはどのように関わればよいか？

担当 OT：行動評価の結果は高次脳機能障害 35/54，社会的行動障害 16/54 と，重度～中等度のものでした．それにもかかわらず，B さんは高次脳機能障害 8/54，社会的行動障害 12/54 と自己評価していました．周りの人の B さんの障害に対する気づきと，B さん自身の障害に対する気づきのギャップがみられました．おそらく B さんのなかで，今の状況からの気づきと昔（事故の前）の状態が混在しているのだと考えます．

B 病院 OT：具体的に現在どのような関わり，アプローチをしていますか？

担当 OT：B さんは家族思いのところがあるので，家族にプレゼントを作るという目的で革細工でコースターの作製をしました．革細工では失敗体験につながらないように気をつけました．B さんは，作業工程を覚えられなかったり，完成品をイメージしにくかったので，一つひとつの作業に対して，細かい声かけをしました．また，完成見本をみてもらいながら，作業をすすめました．しかしデザインや色の選択等はできるだけ B さんにまかせ，自信や能動性を引き出すようにしました．1 つのコースターを作製し終えたときに，作業の振り返りを一緒に行い，良かった点・むずかしかった点を一緒に考えるようにしました．そうすることで記憶としてはあまり覚えていなくても自分の体験として深めていけたように思います．

A 病院 OT：できなかったという体験をさせないように誘導しつつ，うまくいかなかったことやむずかしかったことを一緒に考えるのは良いことですね．作業工程のなかでむずかしい課題に直面した時は，どのように対応したのですか？

担当 OT：むずかしい課題に直面し相談されたときには，その相談するという行動自体が大事だということをまず本人に伝えました．そのうえで，相談された内容に対して，まずは本人に解決策を考えてもらいました．

A 病院 OT：解決策が具体的に本人から出なかった場合はどうするのですか？

担当 OT：解決方法を本人と一緒に話しながら，OT が何パターンか解決策を提示しました．その解決策を本人にメモしてもらい，そのなかから選択・実行してもらいました．作品が完成した時に，「できた！」という成功体験をしてもらうことで，次の作品づくりの動機づけになるようにしました．

テーマ：混乱期の感情コントロール

A病院OT：振り返りではどうでしたか？

担当OT：振り返りでは，むずかしかった点については「何もない」と答えるなど，実際とは異なることを言うこともありました．障害に対する自己認知が低いためと思われました．

B病院OT：それは記憶障害の影響もありそうですね．

担当OT：なるほど．「何もない」と答えるときはどうしたらよいでしょうか？

B病院OT：むずかしかった点についてできるだけ具体例をあげて振り返るようにして，本人の言葉で体験を表現していただくとよいと思います．

ディスカッション❸

> 感情のコントロールができずに，暴力・暴言がある状態だが，今後どのような関わりをしていけばよいのか？

大学教授OT：暴言・暴力が出やすいのは，どんな場面でですか？

担当OT：男性スタッフが対応したときや，周りの物音や話し声が大きいときにイライラしやすいです．

A病院OT：男性に対してだけに暴言や暴力があるのはなぜでしょうか？

担当OT：これはBさんの母親から聞いた話なのですが，精神科に入院していたころに，男の人の声で幻聴が聞こえていたそうです．また，暴力をふるう際はいつも，男性スタッフが対応していた時だったそうです．そのときのことが恐怖感を与えているのかもしれません．

大学教授OT：破局反応（カタストロフィー反応）として，対人恐怖に対しては，逃避または抗撃（暴力）のどちらかのパターンで対応すると考えられますが，Bさんの場合は暴力で表現しているのですね．Bさんは母親のような優しさを対人関係で求めているのかもしれませんね．処理できる情報の量と質もかなり低いのでしょう．

担当OT：なるほど．Bさんに関わるスタッフはできるだけ女性で対応するようにしています．また，周りの物音や話し声が大きいときにイライラしてしまうため，できるだけ落ち着

ける環境で生活できるように心がけていました．たとえば病室は少人数の小部屋にし，訓練のときもできるだけ個室を使って行っていました．当センターを退院後は，併設の障害者支援施設への入所予定なのですが，そこでもできるだけ落ち着ける環境をつくってもらえれば，と考えています．ただ，女性スタッフによる対応も，いつでも，どこでも可能ではないと思うので．

C病院OT：環境が感情のコントロールに大きく影響を及ぼすのですね．本人が興味のあるピアノや音楽活動を通して，徐々に環境に適応できればよいですね．たとえば，男性患者さんや男性職員と音楽活動を通してコミュニケーションがとれるように，場を設定するのもいいかもしれませんね．

担当OT：そうですね．現在，施設職員の方と情報交換をしており，施設のスタッフもできるだけ女性で対応してくれるようです．またBさんが好きな音楽を活動として取り入れてくださるようですので，男性患者とのコミュニケーションにも活かしてもらえるよう伝えてみます．

A病院OT：イライラしたときの対処方法には，たとえばその場を離れてみる，好きな音楽を聴いてみる，紙に自分の気持ちを書いてみる等がありますが，本人と一緒に対処法を見つけてみるのもいいかもしれませんね．

その後のアプローチ

ディスカッション①
● メモリーノートをアレンジして，メモリーノートへの認識を高める

当センター退院後，Bさんは障害者支援施設へ入所しました．施設でもホワイトボードの導入をしてもらいました．1週間のスケジュールがだいたい決まっていたため，1週間の予定が一目でわかるようにBさんと一緒にスケジュール表を作成し，部屋に貼ることにしました．当センター入院時に使用していたメモリーノートを引き続き導入しようと思い，本人・家族・施設職員みんなで相談し，メモリーノートに代わるものとして市販の週間スケジュール帳を購入しました．予定（病院受診日や外出日，次回の家族の面会日）をスタッフと一緒にスケジュール帳に書き入れてもらうことにしました．予定を書き入れる際はできるだけBさんに書いてもらうようにしました．またスケジュール帳にその日の出来事や食事のメニュー，好きなテレビ番組に出演したタレントの名前，星占いの結果などは，あらかじめ記入欄をもうけ，メモをとることを促しました（図4）．結果，タレントの名前や占いの項目は，記入量が少しずつ増えていきました．現在もスケジュール記入やメモとりには声かけが必要ですが，何に記入したらよいのかという認識は定着し，手帳を自ら開くことはできるようになりました．

ディスカッション②
● むずかしかったことを振り返るために，具体的に表現する手助けをする

作品づくりを通して，良かった点は振り返りができるのですが，むずかしかった点についてはなかなか振り返りができません．これは記憶障害の影響があるのかもしれません．しかし，OTと一緒にむずかしかった点について話をすると，「あ〜そうだったかな」と言ったり，同じような問題に直面したとき

テーマ：混乱期の感情コントロール

December 12	リハビリ	出来事	食事メニュー			タレント	占い
			朝	昼	夕		
22							
23							
24							
25							
26							
27							
28							

図4　ディスカッションを活かして作り変えたメモリーノート

に，自ら「こうしたらいいかもしれない」という解決策が出てくることも少しずつ増えてきました．
ディスカッション③
●感情がコントロールできないときの対処方法が取れるよう援助する
障害者支援施設での生活でも少人数の小部屋，訓練時は個室で対応することにより，静かな空間を提供してくれました．やはり大きな物音（たとえば隣の部屋から聞こえてくるテレビの音や笑い声）に対してはイライラ感が出やすいようでときどき大きな声を出してしまうことがありますが，暴力はありません．また，Bさん本人から「イライラして，何するかわからん．しんどい」と自分の感情コントロールの低下について自覚しているような発言があったり，「大きな声を出してしまった…」と自分の行動を振り返る発言が聞かれるようになりました．本人と話し合い，イライラしたときはその場を離れるといった対処方法を決めましたが，現段階では，イライラするときに本人が対処方法をとることがむずかしいため，自分の気持ちを施設職員の人に伝えられることを目標にしました．そうすることで，職員の方に誘導してもらってその場から離れたり，好きな音楽を聴いて気分転換を図るといった対処方法をとってもらっています．

男性患者とのコミュニケーションはなかなかうまくいかず廊下ですれ違うだけでもトラブルになるという状況でした．本人もそのことがよくわかり，なるべく人と接触しないよう部屋に閉じこもることが多かったのですが，それも自分への対処方法として実践していたのだと思います．
施設で行っている音楽療法や書道など好きなことにはスタッフの誘導により参加し，笑顔も見られてい

ました．活動を通して，参加者とコミュニケーションをとる場面も少しずつ増えました．

まとめ

- 安心できる環境を作ることの大切さ
  ⇒回復期を過ぎてもBさんが精神的に不安定で感情のコントロールがむずかしかったのは，Bさんは，記憶力・見当識の低下により混乱や不安を感じる閾値が低かったことも要因として考えられました．施設でも少人数の小部屋，訓練時は個室で対応することにより，静かな空間を提供してくれました．Bさんが苦手としていた男性ではなく，女性スタッフでできるだけ対応するようにしてくれました．視覚化したメモリーノートやスケジュールボードで情報量の調節を行い，セラピストと施設スタッフで統一した声かけも行ってくれました．環境が感情のコントロールに大きく影響を及ぼすので，患者さんを取り巻く環境を整えることはとても大事だと感じました．
- 好きな活動を通して心理的な安定を得ることの大切さ
  ⇒音楽好きで，家族思いのBさんだったので，音楽やプレゼント作りを通して，心理的な安定を図りました．作業活動は失敗体験をしないように，達成感・満足感が得られるように心がけました．心理的な安心感が得られるようになったことが，自身の行動を振り返るきっかけになったのではないかと考えます．

（担当：OT 永久奈央子）

テーマ：重度の左半側空間失認のある人の生活を支えるには

症例 3 左半側空間失認で物が見つけられません！
── Cさんの場合

Cさんは脳動脈破裂によるくも膜下出血発症から5年以上経過した方で，重度の左半側空間失認（USN）があります．歩くことは何とかできますが，記憶障害や注意障害も重度なため，すべての動作に妻の介助や声かけが必要な状況です．はじめは食事も左側を残してしまい，1人ではできませんでしたが，今は自立するなど，少しずつですが改善されています．私は発症から3年経過したころにCさんの外来リハの担当になりました．自分の身体の動きに注目するようにしたり，目印をわかりやすくするなどの工夫をすると，まだまださまざまな回復の変化が見えます．ただ左半側空間失認が重度である方の目標をどこに置けばよいのか自問自答しています．家庭生活のなかでどのような支援をしていけば家族のためになるのか，検討をお願いします．

Cさんの背景

　Cさんは，現在60歳で妻と3人の子どもがいる5人家族のご主人です．5年前にくも膜下出血を発症し，破裂脳動脈コイル塞栓術が施行されました．術後，脳血管攣縮による意識障害，左片麻痺，遷延性意識障害となり，水頭症も併発していました．当センターには，発症より7カ月してからリハ目的で入院し，術後10カ月以降，外来にて週1回のOT訓練を実施しています．私は3年前から担当しています．Cさんは，在宅の生活のなかで，まだまだ介助量はかなり多い状況です．それでもすばらしいことは，いまなお，さまざまな回復の変化がみられ，機能が改善を続けていることです．その変化を見ている家族のリハ参加への意欲も高いものがあります．このさき，どのようなリハを行えば，介助量をさらに減らす支援を展開していけるのか，ぜひご意見をください．

評価とカンファレンス

　Cさんの疾患名は「くも膜下出血後遺症」で，CT所見では皮質盲となっていないことが不思議なほど後頭葉が障害されていました．主治医は「よく見えてるね」とCT所見を見て言っていました．物が見つからないのは脳の所見から言えばやむを得ないのかもしれません．また左手に強制把握，他人の手徴候が出現するときがあります．

　全体像としては，視知覚障害，注意・記憶障害が重度で，食事以外のすべての活動において，妻の介助や助言が必要です．物が見つけられないことや注意が持続しないこと，注意の切り替えができないなどがみられ，食事においても，左側の見落としのため，助言・介助を要していました．その際には，妻に怒鳴るなどの行動がみられました．BITなどは評価実施が困難な状況でした．

　リハの実施中に怒りだすことがあります．

● Cさんの初期評価の結果（発症後2年）

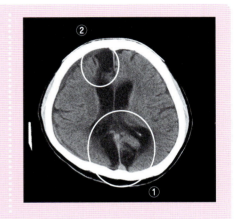

- **主治医のCT画像の診断**
  疾患名：**くも膜下出血**
  画像所見：両側後頭葉（①）および右前頭葉内側（②）の損傷

- **神経心理学検査**
  HDS-R：10点〔加算項目：見当識（＝今いる場所），簡単な計算（2問），記銘力（3問正解／5問中），復唱〕
  ⇒見当識記憶に重度障害あり

- **身体面の評価**
  BRS：（左）上肢Ⅴ，手指Ⅳ（不動性あり，状況がよいとき）
  　ROM：（左）肩関節屈曲145°
  　感覚：表在覚・深部覚ともに鈍麻

- 失行・失認の評価
  左半側空間失認あり
  　BIT施行困難
  左手：強制把握，他人の手徴候あり

- 日常生活動作
  FIM：40/126　⇒介助レベル

テーマ：重度の左半側空間失認のある人の生活を支えるには

リハビリテーションの介入目的と経過

〔長期介入目的〕
- 家庭生活にて介助を軽減させる．

〔短期介入目的〕
- 左半側空間無視の軽減
- 自宅での環境調整

このような状況に対して，介助量の軽減を図る目的でリハを実施していました．
現在は，外来で週1回のOT，STの個別訓練とグループ訓練を実施しています．少し前には個別PTで歩行訓練を行っていましたが，手を引けば歩くことができるようになり，目標を達成したので終了となりました．

高次脳機能障害症例検討会における問題提起とディスカッション

問題提起

- 主訴：重度のUSNのため，空間の左側をすべて無視してしまうため，物や場所（トイレなど）を見つけられない．
  そのため，生活のすべてに介助を要する．トイレは失敗することもあり，それを隠すので困る．

- 抱えるジレンマ，検討していただきたいこと
  ① 物を見つけるためには，自分の身体イメージが明確になることが求められる．どのようにしたら，ボディイメージを再構築できるのか？
  ② トイレを見つけるための手がかりを，どのようにつくればよいのか？
  ③ Cさんの妻は，献身的に促しや助言をしているが，Cさんは怒ったり拒否したりしてしまう．妻のストレスを少なくするためにはどうしたらよいか？

ディスカッション❶

物を見つけるためには，自分の身体イメージが明確になることが求められる．どのようにしたら，ボディイメージを再構築できるのか？

症例3　左半側空間失認で物が見つけられません！── Cさんの場合

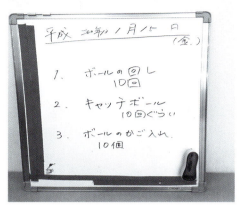

図1

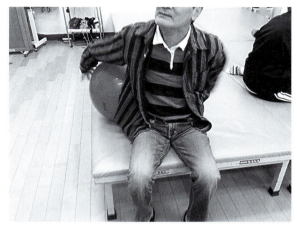

図2

大学教授 OT：現状のリハプログラムではどのようなことを行っていますか？

担当 OT：左半側空間失認（以下，USN）へのアプローチとしてホワイトボード（図1）に書かれたリハプログラムの内容確認や日時の確認をしたり，身体への気づきを高めるボール訓練を実施しています．

　ホワイトボードは，正中位より右側（健側側）に提示してUSNのあるCさんが見やすいようにしており，今からやるプログラム内容を明示し，見通しをつけやすいようにしています．本人の反応は，言われているからやっている印象で，自分からホワイトボードを見て情報を入手しようとすることはあまりありません．そのためOTが見るべきポイントを指差ししたり赤い目印をつけるなど見つけやすいような工夫をしています．

　身体への運動プログラムではボールを体の周りで回す（図2），右のかごに入っているボールを右手で取り出して左手で持ちかえてから左のかごに入れるということを実施しています．左手にボールを持ちかえずに右手でやってしまうこともみられますが，徐々に左手の参加がみられているので，左側に注意が向き，かつ，手順など混乱せずにできるようになれば，身体を基礎に周囲の状況に注意が向きやすくなるのではないかと考えています．そして，活動の耐久性向上により，活動時間が増え，認知能力の向上にも貢献するのではないかと考えています．また，身体のプログラムについては，本人の反応が良く，できたという体験がモチベーションを高めやすい活動であると思って実施しています．

テーマ：重度の左半側空間失認のある人の生活を支えるには

大学教授 OT：このプログラムがどのような ADL にどのように反映すると考えているのですか？

担当 OT：洗体動作や更衣動作に結びつけることを目的に実施しています．
　以前は左手で掴もうとすると，ボールではなくかごのふちを持ってしまったり，ボールを離せないという強制把握の様子も観察され，実用的でない状況が観察されました．それが，動作を阻害する要因になっており，より健側の右のみを利用し，左側への意識が乏しく，左手を使おうとしない状況が観察されていました．そのため，周囲の状況を察知する前に，まずは身体へと意識を向けることの練習を行うことを考えています．経過のなかでも調子により波がありますが，ADL においても少しずつ左手が協力しようとする場面が増えており，介助量が減少していると言えないまでも，動作を混乱させることは減っているようなので，まずは身体，特に左側への意識・注意を向けるような練習を行っています．

同僚 OT：なぜ，視知覚障害のある患者さんにホワイトボードでプログラム内容を明示する方法をとっているのですか？　他の方法も実施していたら教えてください．

担当 OT：ノートタイプやメモリーノートなどの代償手段を実施しましたが，本人はどこを見たらよいかわからず OT がノートの見てほしい箇所を指差しすることが多かったので，それならボードのほうが指し示しやすいからです．つまり，介入がないとボードも見ません．赤いマーカーのほうが反応が良好なため，それを併用して利用しています．それ以外の方法としては，口頭での指示が多いと思います．

A 病院 OT：たとえば，身体への反応が良いのであれば，日めくりカレンダーのように，1枚めくって，今から行うプログラムを絵や写真で伝える方法はどうですか？　めくる行為を実施することによって，確認すべき情報が見つけやすいのではないかと思うのですが？

担当 OT：実施していないのでわかりませんが，日めくりタイプであれば，情報もシンプルに伝えられますし，情報量を調整できるのでいいかもしれません．そして，全部が終わったら終了という形にすれば，めくる動作も習慣化する可能性がありますね．ありがとうございます．

B 病院 OT：自分の周り（お腹から背中にかけて）を 1 周するボール回しは 1 人でできるのですか？　それとも介入するのですか？

担当 OT：手伝うことが多いですが，1 人でできるときもあります．でも，経過のなかでは，少しずつうまくなっている印象があり，本人のなかでもわかりやすい運動なのか，怒らずにやってくれることが多いように思います．ボールを回す方向を逆にすることや 10 周して終わるのを OT の声かけではなく，1 人で実施できればと思います．そして，準備や片付けも 1 人でできるようになればと思っています．両手の協調性や上肢の連携としては，いい運動になっているように思います．昔は野球やバレーボールをしていた方なので，馴染みやすく導入しやすいのかなぁと思っています．

ディスカッション❷

> トイレを見つけるための手がかりを，どのようにつくればよいのか？

C病院OT：重度な患者さんのため，できない部分というのが多いと思うのですが，まずは何を支援するのか，何から手がかりにやっていこうと考えていますか？ 優先順位があれば教えてください．

担当OT：主訴のなかでも言われていますが，「トイレを見つけられなくて失敗することや，トイレの失敗を隠す」ということが，本人・家族が一番困っていることです．本人にとっては非常に自尊心を傷つけることでもあると思います．そのため，優先度としては，このトイレを見つけられるためのアプローチからやってみたいと思っています．その場合本人自身の改善を求めるよりも，経過から考えても周りの環境面への支援がまずはできるのではないかと考えています．

　ただ，USNや重度の注意・記憶障害が残存しているため，どのような環境を整備していこうか迷っています．現状の身体へのアプローチだけでなく，認知的な側面を配慮して環境整備をしようと思っていますが，何かよい評価や経験から利用できるものがありますか？

大学教授OT：視覚情報も大切ですが，聴覚情報や空間認知能力も重要だと思うので，1つずつ評価するのが大切です．また，実際の自宅環境のチェックが必要だと思います．

クリニックOT：トイレの失敗とは，間に合わずに失禁している状況ですか？ それとも男性なので排尿する位置を間違えるのですか？

担当OT：両方あるようです．トイレを見つけられず，間に合わずに失敗してしまうことと，便座を上げずにやってしまい，汚してしまうことも度々あるようです．

クリニックOT：トイレの場所がわかること，便座を上げて排尿できれば，失敗が減るということですね．

担当OT：その通りだと思います．まずはトイレの位置がわかりやすく，妻に聞かずに行けるようには設定しようと思います．

大学教授OT：トイレの場所がわかるように目印をつけるなどの方法が考えられると思いますが，目印をどこにつけたらよいか，それ以外の方法がよいかどうかは，自宅でのトイレ動作を確認して検討する必要がありますね．

テーマ：重度の左半側空間失認のある人の生活を支えるには

ディスカッション❸

Cさんの妻は，献身的に促しや助言をしているが，それにより，Cさんは怒ったり拒否したりしてしまう．妻のストレスを少なくするためにはどうしたらよいか？

B病院OT：怒る場面については，どのようなことが関係していると思いますか？　高次脳機能障害による感情のコントロールの問題ですか？

担当OT：本人は本人なりにリハをがんばってやろうとしているのですが，時間がかかり，疲れてしまうといった耐久性の低下による問題と，注意が逸れて違う内容をしようとしてしまい，妻がそれを修正しようとするときに怒鳴っているように思います．また，洗体動作でも，洗っていない箇所を洗うように促したりすると怒りだすようです．本人なりにやっているのですが，妻からみるとやっていないと感じており，両者での認識のギャップがあるようです．ですので，高次脳機能障害によるものではないと思います．

B病院OT：実際場面を見て，衛生的な問題としてでなければ，妻にはあまりこの部分を指摘してお互いストレスになるより，そのまま見守っていくように勧めることで怒り出すのは減るように思います．

担当OT：そうですね．この点を在宅でのチェックポイントにしたいと思います．

B病院OT：グループ訓練での様子はどうですか？　怒ることもありますか？

担当OT：グループ訓練の中で怒ることはまずありません．反応に時間はかかりますが，問いかけに答えるひとことがとてもユニークで周囲を笑わせてくれます．野球ではピッチャーでエースだったそうで，その貫禄（オーラ）は確かにあります．

　グループ訓練は，他のメンバーと交流している場面を観察すると，妻とだけの時とは違った良い反応（笑顔や冗談を言うなど）を引き出す機会となっているようでした．これが，デイケアにトライするきっかけになったのかもしれません．

その後のアプローチ

ディスカッション①
- 身体への気づきを高めるボール訓練により，身体イメージを獲得する
  - ボールを身体の周りに回す運動を継続していく中で，声かけをしなくても1人でボールを取りに行き，10回数えて片付けることはできるようになりました．

- 左手の強制把握，他人の手徴候などの現象が減少しており，上肢の協調性が向上しています．動作のなかでは，右手を優位に動かしてしまうことはみられますが，左手を使う頻度は向上しています．
- 予定しているプログラムを絵や写真で伝える日めくりタイプの視覚情報で提示し，情報を見つけやすくしました（図3）．ホワイトボードよりも情報量をコントロールしやすくなりました．

図3

ディスカッション②

- **家庭を訪問し，トイレを見つけるための方法を検討する**

家庭訪問を実施し，トイレの場所を見つけられない問題について，自宅での環境やトイレ動作を確認したところ，移動時に支えとして手でさわる柱のところがほぼ一定しており，その支える部分にトイレの目印を設置することによって，迷わずトイレを探すことが可能となりました．その後，妻がトイレの場所に誘導することも減っているようです．もう1つの問題であった便座を上げての排尿については，助言により人感知式のライトを設置し，便座への注意を向けるような環境を整備しました．いまだ完全ではなく，汚すことは依然みられますが，トイレの失敗頻度は半分以下になっており，本人・妻も効果を感じています．

ディスカッション③

- **妻にできるだけ声かけせず，見守りをするよう指導する**

妻が手順を細かく伝えることを減らしていくと，本人が怒る場面が減り，お互いの衝突が減少しています．妻もはじめは納得せず，どうしても声かけをしてしまいましたが，OTの訓練場面であまり口頭による指示を行わないようにしているので，それを実際の訓練場面を見るなかで，理解するようになったのかもしれません．また妻は頑張ればできるようになると思っていたのですが，その認識を修正するきっかけになったかもしれません．

- **グループ訓練を継続する**

障害が重度なので人と交流するには仲介が必要で，妻は集団の中に入るのは不安なようでしたが，少しずつ自信がついたようです．何回かトライしたあと現在は，デイケアに参加しています．

まとめ

- 重度USNの人へ提供する情報は，量をコントロールすることが重要
  ⇒重度のUSNでなかなか左側の物が見つけられない人に対してはコントロールした視覚情報と，身体イメージの構築を意図した運動プログラムの組み合わせを提供することが有用と思われました．
- 実際に自宅で環境を調整することが大切
  ⇒自宅でのトイレの見つけ方の手がかりを得るには，現場でのトイレ動作を確認することが大切です．
- 強制把握や他人の手徴候に対し身体を使ったプログラムが有効
  ⇒動作を阻害する邪魔な手が自然に両手を使う動作をくり返すことで無意識に使う機会が増えるようです．

- 家族の対応により本人の怒りは軽減する
  ⇒妻の促しに対して怒ってしまうことについては，妻の認識や促しの変化により軽減することができました．本人が怒ることについては必ずしも高次脳機能障害によるものではない場合もあるのできちんと評価を行うことや環境調整として，家族へのアプローチを考えることも，大切であるとあらためて認識しました．
- 家族以外の人と交流する場の大切さ
  ⇒重度の障害があっても環境設定によって人と交流することができ，それによってCさんが本来もっているよい部分を引き出すことができました．そのことにあらためて妻も気づき，気持ちが救われたのではないかと思われました．
- グループ訓練の環境設定
  ⇒グループ訓練ではCさんが取り残されないように高次脳機能障害がもっとも重いメンバーのグループに所属してもらう，リーダーが右側になるように席を決める，毎回同じ流れでプログラムを実施する，プログラムの中に行事（簡単なスポーツ，料理，ものづくりなど）を設定してメンバー間の交流を図るなどスタッフの介入も含め，交流の場の環境設定にはたくさんのしかけが必要でした．

（担当：OT 小猿純一）

テーマ；障害を認めても大丈夫！

症例 4 今後の生活がどうなるのかとても不安で精神的落ち込みが激しい
―― D さんの場合

1人で2人の子どもの世話や母親の介護に奮闘していたお父さんが，脳出血で倒れて生活が一変してしまいました．身体的には問題ないものの，高次脳機能障害の後遺症の遂行機能障害で，段取りがうまく組めません．仕事は工事の現場監督でしたから，段取りができないのは致命的です．入院した頃はリハに一生懸命励んでいましたが，退院が近づくにつれ不安でいっぱいになってきました．一人暮らしができるのか？　仕事に戻れるのか？　離れ離れになった子どもや母親はどうなるのか？　頼る人がいないのですから，無理もありません．高次脳機能障害では「自分の障害に気づいてもらうこと（自己認知）」が必要だとよく言われますが，この状況で自分の障害の状態に気づくことは，精神的に厳しいことではないかと思います．Dさんの精神面にも考慮しながら生活の安定を図っていくにはどのようにしたらよいか検討していただきたいと思います．

Dさんの背景

　Dさんは家族のために毎日仕事をがんばる仕事一筋の43歳の男性です．その日も仕事を終え，帰宅後体調が悪かったもののそのまま就寝．朝，左側が動かず起き上がれなくなり，携帯電話で友人に連絡し，その後意識がなくなりました．右被殻出血でした．Dさんは数年前に妻と離婚し，17歳の男の子と12歳の女の子2人の子どもの子育てと，近所に住む母親の介護をしながら暮らしていました．Dさんは搬送された病院で一命をとりとめ，リハのため回復期の病院へ転院しました．発症後間もない頃には左側に麻痺がありましたが，しだいに身体は回復し日常生活の動作は1人でできるようになっていました．しかし，昔からせっかちな性格のDさんでしたが，さらに性急性が増し，見落としが多くなっていました．また，どこに物を置いたかわからなくなってしまったり，物事を計画立てて進めることがむずかしくなっていました．回復期の病院を退院することになり，自宅へ帰る話も出ましたが，今の状態で元の忙しい生活に戻ることや仕事に復帰することはむずかしいため，「さらなるリハビリテーションを」という方針のもと，高次脳機能センターのある当センターに入院となりました．入院時，主治医

テーマ：障害を認めても大丈夫！

から作業療法，言語療法，心理療法，理学療法の処方が出され，それぞれ初期評価を行いました．入院してすぐのころ，Dさんは一家の大黒柱である自分が病気になり，子どもたちも親戚に引き取られ離ればなれになってしまったことで，精神的に落ち込んでいました．また，今後の生活がどうなるのか不安がとても大きいと話していました．

評価とカンファレンス

各部門の評価の詳細は「初期評価の結果」に示しました．まとめると，脳出血による右被殻損傷の後遺症により，軽度記憶障害・注意障害・処理スピード低下・遂行機能障害を呈した高次脳機能障害だと思われました．軽度記憶障害については，記憶の把持量の低下も要因の1つでしたが，聞く注意力や見る注意力の低下により，覚える最初の段階でうまく入力されていない様子がみられました．また入院初期から今後についての漠然とした不安な気持ちが強く，ネガティブな発言が多く聞かれました．カンファレンスの結果，仕事復帰を目標に注意障害，記憶障害に対する基本的アプローチを行いながら，生活の立て直しをするという方針のもと，リハに取り組むことになりました．

● Dさんの初期評価の結果

●主治医のMRI画像による診断
疾患名：脳出血
画像所見：右被殻損傷（画像なし）

●神経心理学検査
WAIS-Ⅲ（日本版成人知能検査）

言語性下位検査	年齢群別評価点	動作性下位検査	年齢群別評価点
単語	7△	絵画配列	3×
類似	4×	絵画完成	9○
知識	5▼	積木模様	4×
理解	2×	行列推理	6▼
算数	8○	符号	6▼
数唱	13◎	記号	7△
語音整列	12○		

評価点のマークは症例2（40頁）参照
※ 一般成人の評価点の平均は10で標準偏差は3である．

言語性IQ＝77（やや低い）
動作性IQ＝70（やや低い）
全IQ＝71（やや低い）
群指数：言語理解73（やや低い），知覚統合77（やや低い），作動記憶105（平均），処理速

度 81（やや低い）

リバーミード行動記憶検査（RBMT）
　標準プロフィール点　12/24 点（40 歳以上 59 歳以下 16 点以下は障害域）　⇒中等度記憶障害
　スクリーニング点　5/12 点（40 歳以上 59 歳以下 7 点以下は障害域）　⇒中等度記憶障害

改訂版長谷川式簡易知能評価スケール（HDS-R）
　30/30 点（"正常域" 21 点以上）　⇒正常域

Mini-Mental State Examination（MMSE）
　25/30 点（"正常域" 24 点以上）　⇒正常域

Trail Making Test（TMT）-A（1〜25 まで数字を探して順番に線でつなぐテスト）
　93 秒（40 代平均 87.2±27.9 秒）　⇒平均内

Trail-Making Test（TMT）-B（1→あ→2→い→3…のように数字と 50 音を交互に探して順番につなぐテスト）
　134 秒（40 代平均 121.2±48.6 秒）　⇒平均内

標準注意検査法（CAT）：⇒図 A 参照

遂行機能障害症候群の行動評価日本版（BADS）
　標準化された得点 95　年齢補正した標準化得点 93　（区分：平均）
　検査 1：規則変換カード検査 4/4　　検査 2：行為計画検査 4/4
　検査 3：鍵探し検査 4/4　　　　　　検査 4：時間判断検査 2/4
　検査 5：動物園地図検査 2/4　　　　検査 6：修正 6 要素検査 1/4
　　総プロフィール点 17/24　⇒平均

● **言語面の評価**
　WAB 失語症検査
　　継時的命令（聴覚的理解・注意力をみる）：70/80 点（平均 76.8 点）　⇒障害域
　　復唱（聴覚的把持力・失語症の有無をみる）：98/100 点（平均 98.7 点）　⇒平均
　　語想起（1 分間）（思考の持続・柔軟性・記憶力をみる）22/20 点：（健常者年代別平均 15.1 点）
　　　⇒平均より上

　標準失語症検査補助テスト（SLTA-ST）
　　長文の聴理解（聴覚的な注意力・記憶力をみる）：
　　　ニュース文（内容説明課題）　3/6（平均 5.13）　⇒障害域

テーマ：障害を認めても大丈夫！

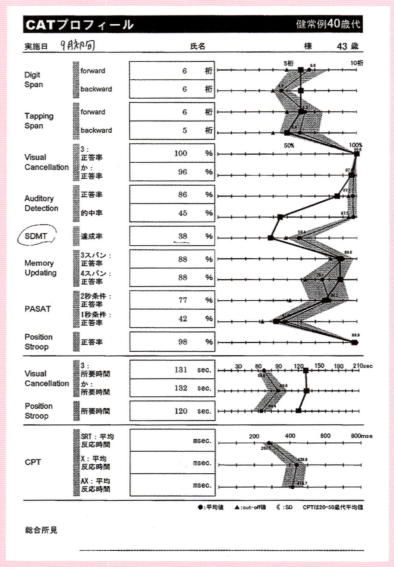

図A

　まんがの説明（論理的思考力・状況判断・注意力をみる）：
　　【口頭・書字】段階4/6　主題の説明2/2　⇒状況理解に難あるものの，説明はできる．
読書力テスト（小学校高学年用を用いているため，上限が中学校3年3学期レベルまで）（処理速度・読書力・国語力をみる）：
　　速度36/90点（小学校2年2学期レベル）　⇒平均よりかなり下
　　読解70/100点（小学校6年2学期レベル）　⇒平均より下
　　読字77/98点（中学校3年3学期レベル）　⇒上限
　　単語72/104点（中学校1年1学期レベル）　⇒平均より下
　　　⇒全体の読書年齢（中学校1年1学期レベル）　⇒平均より下

比喩皮肉文テスト（言外の意味を理解する力）：14/20　⇒平均より下

- 日常生活動作
  FIM：121/126　⇒自立レベル

- 行動評価
  〈本人の評価〉
  高次脳機能障害　7/54
  社会的行動障害　4/54

  〈OT評価〉
  高次脳機能障害　12/54
  社会的行動障害　5/54
  ⇒注意障害が核の症状としてあり，記憶障害，遂行機能障害，固執性がみられる．Dさんと担当OTでの症状の認識に違いがあり，Dさんの高次脳機能障害の認識の乏しさがうかがえる．

リハビリテーションの介入目的と経過

Dさんは以下のような目的のもと，訓練を受けました．
〔長期介入目的〕
- 安全に単身生活が送れるようになる．
- 復職を支援する．

〔短期介入目的〕
- 注意・記憶力向上
- 記憶の代償手段確立
- IADL向上（一人暮らしにスキルの確認・訓練）
- 自己認知の向上

個別訓練

- 理学療法

Dさんは身体的な問題は特にありませんでしたが，基礎体力の維持・向上，時間管理，ストレスの発散を目的に，エルゴメーターや当センターに隣接している体育館にあるジムの利用を行いました．途中から体育館は1人で行くようになり，時間の管理練習も兼ねて利用していました．

- 作業療法

注意機能や記憶力の向上，一人暮らしや職場復帰へ向けての訓練を実施しました．
Dさんはスケジュールが書いてあれば忘れずに予定を実行することができました．メモリーノートによるスケジュール管理の練習では，「書く」「見る」ことの定着に向けて，1人で書けるところは訓練外の

時間で書いてもらい，訓練では適切に書けているかチェックすることを行いました．日常生活では，服薬管理や入浴時間管理をメモリーノートを使用してスケジュール管理をすることを提案しました．作業としては，仕事でパソコンを使用する頻度が多いため，パソコン練習を行い，見落としを減らすための工夫や確認方法の提案をしました．応用動作として，調理や外出訓練，自動車運転再教育を行いました．

● 言語療法

聞く注意力の向上とメモ取りの上達を目的に，読んだ物語の内容をメモに取り，その後質問に答える訓練をしました．注意力の訓練として，4桁の数字の計算を電卓でやってもらいました．言語療法からもパソコンでの課題作成を依頼し，作業療法からの課題を同時進行をしなければいけないよう設定することで，スケジュール管理や優先順位をどうするかなど先を見通すための練習となる課題を行いました．

● 心理

パソコンで注意力や記憶力を向上させるソフトを使用した訓練を行いながら，ネガティブな思考への傾聴や，今できることを一緒に考えていくなど，精神的なサポートやカウンセリングを行いました．

入院経過

● 病棟での生活

Dさんは入院したときから病棟でのADLはほとんど1人で行えていました．服薬については，飲んだら薬の空袋を箱に入れてメモリーノートにチェックし，それを看護師さんが確認することを繰り返すことで自立となりました．発症前は仕事や家での予定は頭のなかで覚えていたので，スケジュール帳に書くという習慣がDさんにはありませんでしたが，入浴時間や洗濯をした日，自主訓練で体育館に行った日など細かくメモリーノートに書いてもらうように設定しました．メモリーノート導入時は予定が複数あると書き忘れてしまうことが多くありましたが，毎日繰り返し確認し記入してもらうことで書き忘れは減っていきました．

ノートの参照の習慣付けのために，一度メモにとったことについては質問を受けても答えを言わずに，「ノートを見てください」という声かけをするルールをどの場面でも徹底していきました．すると，質問をせずにノートに書いてあるかもしれないと，自分から参照するようになっていました．しかし，性急性は変わらずみられ，文字が枠内からはみ出ていたり字が雑になってしまい後から見ても何を書いたかわからないということがありました．そこで，枠内に書いてもらうことや記入したらすぐに読み直してもらうなど細かい設定を追加していきました．

● 料理とパソコンの訓練

一人暮らしと復職が大きな目標であったため，入院した早い段階から料理やパソコン訓練を行っていきました．料理は数年前に前妻と離婚してから包丁を握ったということで，あまり得意ではないと言っていました．料理訓練は2回に分けて行い，チャーハンや焼きそば，味噌汁を一緒につくりました．計画段階からDさんに行ってもらいましたが，材料や分量，時間の設定は実際に調理をしたときも大幅なずれはありませんでした．また，火の管理も気をつけることができていました．しかし，料理をしているときに頼んだ具材の取り忘れや材料を入れ忘れる様子があったため，声かけをしたり本人に指差し確認をしてもらいました．

パソコン訓練では，開始初期から入力ミス防止の工夫について提案をしていましたが，やったりやらなかったりと定着していませんでした．そこで，ミスを減らす工夫のポイントを箇条書きにメモしてもらい，パソコン訓練を始めるときにスタッフと一緒に確認するようにしました．すると，確認を行うことが自然と身についていき，定着していきました．パソコン訓練はスタッフが仕事を依頼する形式にし

て，注文の依頼時は内容をメモにとってもらいましたが，要点をしぼってメモをとることがむずかしく，苦手さが残っているようでした．

- 外出訓練

外出訓練では，当センターの近くの駅まで無料のバスを使って行き，そこから歩いて大型スーパーまでスタッフから頼まれていた買い物に行くことをしました．発症前は車での移動がほとんどであったDさんにとって，バスなど公共交通機関の路線や時刻を調べたり，行き帰りの出発時間を見積もることはとても不慣れなことでした．しかし，時間の想定は適切にできており，当日も時間を気にするなどの確認行為がみられ，無事に当センターに戻ることができました．買い物についてはメモの見まちがいがあり，途中で介入が必要であったため，外出訓練後に振り返りを行いました．

- 自動車運転再教育

自動車運転再教育では，約2年ぶりの運転であり，とても緊張している様子でした．注意力の低下により標識の見落としがあったり，操作に性急性がみられ，運転操作に不安を感じていてもスピードをゆるめずそのままの速度で運転してしまうなど，危険な運転につながっていました．自動車学校の先生の評価とスタッフの評価を統合して，今回は運転の許可は出せないと主治医が判断しました．Dさんはとても落ち込んでいる様子でした．

- 退院後に向けて

退院後にスムーズに復職ができるように，Dさん，リハスタッフ，地域包括支援センターの職員，職場の責任者で連携会議を行いました．実際の職場や仕事内容を見学させてもらい，現在のDさんのむずかしさと代償方法を関係者に伝えました．注意力の低下により，パソコンでの書類作成にミスが出ることや，どこに物を置いたかわからなくなるといったことが起こる可能性があること，そしてその代償方法としては，パソコンでの書類作成については本人確認＋他の社員に確認をしてもらうこと，どこに物を置いたかわからなくなることについては，印鑑など重要な物をまとめて入れる箱を設定していただくよう伝えました．職場からの仕事呈示のなかにフォークリフトの操縦がありましたが，注意力低下により近くにいる人に気づかない可能性があるので危険だということを伝えました．

職場からは自動車の運転はできるようになるのかということを心配する声がありました．

退院が近づくにつれて，Dさんは退院したい気持ちがある一方，退院後は1人で生活しながら仕事をすることができるのかという不安が強くなって落ち込んでいる様子でした．担当OTと退院後の生活について話をするときには，涙を流す場面もありました．

高次脳機能障害症例検討会における問題提起とディスカッション

問題提起

- 主訴：退院してからの生活のイメージができず，漠然とした不安が大きい．

- 抱えるジレンマ，検討していただきたいこと
  ①退院まであと1カ月になり，漠然とした不安ばかりが大きくなり，精神的な落ち込みが強くなっている．どのように精神面を支えたらよいか？
  ②仕事をしていくうえではもう少し自分の障害についての気づきが必要だと思うが，大きな失敗体験はさらなる自信喪失につながる危険性がある．どのように気づきを深めていけばよいか？

テーマ：障害を認めても大丈夫！

 担当OT　 当センターOT　大学教授OT　 作業所OT

 B病院OT　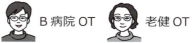 老健OT　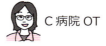 C病院OT　 D病院OT

ディスカッション❶

退院まであと1カ月になり，漠然とした不安ばかりが大きくなり，精神的な落ち込みが強くなっている．どのように精神面を支えたらよいか？

作業所OT：今まで親子3人で支え合って暮らしてきましたが，退院したら一人暮らしになってしまう．その一人暮らしのイメージがしにくいところも不安ばかりが大きくなる要因のひとつではないかと思うのですが，どうでしょうか？

担当OT：その点はあると思います．高次脳機能障害の方でなくても，院内の生活イメージと家に帰ってみての実際とのギャップにとまどうことがあります．

B病院OT：今まで子どもたちやお母さんのために，一家の大黒柱として頑張ってきたのに，病気をきっかけに離れ離れになってしまっているのは切ないですね…．

担当OT：そうですね．Dさんとの訓練中に家での生活についてお聞きすることがありますが，話をされているうちに昔を思い出して涙を流すこともあり，話を傾聴する時間を多くとる時もありました．

作業所OT：病気を発症して以後，今まで家に帰ったことはあるのですか？

担当OT：回復期病院からの退院の時に一度家に帰ってはいますが，数時間の滞在ですぐに当センターに入院しています．外泊はまだ一度もしていません．

老健OT：退院前に試験外泊をしてもらうことで，体験的に退院後の生活をイメージしてもらうことが必要なのでは？

担当OT：そうですね．退院前に試験外泊をしてもらって，体験を通して退院後の生活をイメージしてもらうことが必要ですね．まずは料理や洗濯のほかにも家の中で生活するために必要なことが1人でできるのか，もう一度Dさんと話をして確認してみます．

症例4　今後の生活がどうなるのかとても不安で精神的落ち込みが激しい──Dさんの場合

大学教授OT：精神的な落ち込みがあるのなら，達成感を得られるような設定で作業あるいは活動をしてもらってみてはどうかな？　OTが困っているから助けてほしいとDさんに頼るという設定で導入してみては？

担当OT：今までは仕事復帰へ向けて仕事課題的なパソコン訓練や，一人暮らしに向けて料理など生活に焦点を向けた作業しかしていませんでした．Dさんなら，困っているから○○を手伝ってほしいという働きかけに対してやってくれると思います．うーん…．何がいいか…．

当センターOT：作業療法室で毎年開催しているクリスマス会が近々あるから，何か役割を頼んでみては？

担当OT：それはいいかもしれません．写真撮影や撮った写真の編集など，パソコンの作業やツリーの飾りつけを他の患者さんと一緒に手伝ってもらうなどがいいかもしれません．

当センターOT：作業療法室の花壇づくりをしてもらうのもどうですか？

担当OT：実家では畑仕事をした経験があったり，子どもさんと花壇で花を栽培していたようなので，嫌いな活動ではないと思います．今から植えられる花を調べたり，どのような花壇・畑にしていくか，最初の段階からDさんと計画していくとおもしろいかもですね．

ディスカッション❷

> 仕事をしていくうえではもう少し自分の障害についての気づきが必要だと思うが，大きな失敗体験はさらなる自信喪失につながる危険性がある．どのように気づきを深めていけばよいか？

C病院OT：ここまでDさんの障害はぐんと良くなっていますか？　Dさんが変わってきている時期という印象はありますか？

担当OT：机上のプリント課題の成績は良くなってきています．訓練のなかでの作業速度や見落としも減ってきている印象は受けます．しかし，それが検査の数値向上につながっているかというと，まだ退院前の検査をしていないため不明です．注意機能低下による課題の見落としについての気づきについても，入院したころよりは良くなっています．また，メモにとることや見直すことなど，代償手段への意識も高まっていると思います．

大学教授OT：気づきを深めていくところはとてもむずかしいですよね．ただ，入院期間中

にある程度守られている環境のなかで，小さい失敗がありながら振り返っていくことはとても大切なことだと思います．

担当OT：当センターでは模擬就労グループというグループ訓練があります．模擬就労グループが1つの会社であるという設定で，「OTが交代で仕事を発注⇒模擬就労グループが受注し，期限までに仕事を仕上げて納入する」という形式です．朝のミーティングで仕事内容の確認をしたり，納入の際にはOTにアポイントメントの電話をするなど，仕事で必要な細かいスキルの体験にもなると思うので導入を検討していますが，今のDさんの精神的な落ち込みや不安な状態をみると，周りのメンバーができていて自分ができないところばかりに目がいってしまい，失敗体験や喪失体験ばかりが積み重なっていく可能性があるのではないかと思い，なかなか導入に踏み切れません．

D病院OT：うーん．今のDさんの様子から考えて，グループ訓練を導入するのではなく，まずは個別訓練で役割を任せていき，小さな体験を積み重ねていくことがいいかもしれませんね．

担当OT：今行っているパソコン訓練を本人の役割としてはっきり示していき，できたときにはできたことをしっかり振り返ることが大切なのですね．

大学教授OT：それこそ，先ほど話が出ていたような花壇づくりなどの役割を担うなかで，振り返りができるかもしれませんよ．

担当OT：そうですね．花壇づくりやクリスマス会での役割で達成感を得てもらいながら，振り返る機会もつくってみようと思います．

その後のアプローチ

ディスカッション①

- **自信をもってもらうため，本人にとって達成感のある作業を提案する**

  残り1カ月の入院のなかで，仕事復帰や一人暮らしへ向けての作業と並行して，ストレス発散や達成感を得られる作業として，花壇づくり，スポーツ活動，クリスマス会へ向けてツリーの飾りつけに参加してもらいました．花壇づくりは今の時期では何を植えたらよいかをパソコンで調べてもらったり，他の車いすの患者さんも一緒に植えることができるようにどのようにすればいいか一緒に考えてもらったり，どちらかというとスタッフ側として動いてもらいました．車いすの患者さんができない活動をDさんが自分から動いたりなど，いろいろな人から頼られる体験をして，とても楽しそうな様子でした．「退院後に玄関に花を植えてみようかな…」という言葉がDさんから聞かれるようになり，不安ばかりだった退院後の生活のなかで楽しみが見つかったようでした．

- **退院前外泊を行い，退院後の生活のイメージをもってもらう**

  また，退院前に数日外泊を行ってもらいました．料理や掃除，銀行の手続きなど1人でできたと報告があり，退院してからの一人暮らしのイメージをもつことができたようでした．

ディスカッション②

- **個別訓練にて役割体験を積み重ねて自信をもってもらうと同時に，障害への気づきを促す**

  花壇づくりの後に，Dさんにみんなでつくった花壇の紹介ポスターをつくってもらいました．以前に他の人がつくったポスターを参考にしながら，アイディアを出したりする様子がみられました．ポスターの寸法など事前に立てていた計画が途中でどうだったかわからなくなる場面があり，「仕事でも寸法を計測したり，細かい数字がたくさん出てくる．メモをしっかりとって机に貼ったりしないといけないなぁ…」とDさんから具体的な仕事場での注意事項や記憶の代償方法のアイディアについての発言が聞かれるようになりました．そういう発言が聞かれたときはスタッフがメモリーノートの重要メモ欄に書くように声かけをし，いつでも見返すことができるようにしました．

退院後経過

Dさんの家は当センターから遠いため，外来での通院はしていません．月に1回，家の近くにある病院の外来リハに通院しています．また，月2回訪問看護を受け，血圧や体調管理のチェックをしてもらっています．仕事については，リハ出勤を開始していて現場での仕事は小さなミスはあるものの，周囲の人たちが指摘をしてくれているので大きなミスにはつながらず，やりがいをもって仕事をしているようです．しかし，職場の上司とはあまりうまくいっておらず，ストレスがたまっている様子が聞かれました．退院の約半年後に再度，自動車運転再教育を行いました．1回目のときよりは性急性や標識の見落としが減っており，主治医より自動車運転の許可が下りました．そのときはDさんの運転の特徴をスタッフと一緒に振り返り，今後の運転で気をつける点を一緒に確認しました．また，仕事のことについてSOSを出せる場所がないため，近所にある生活支援センターを紹介し，2週間に1回相談支援専門員が仕事や生活の聞き取りをするためにDさんの家を訪問しています．退院1カ月前くらいは「退院しても生きがいがない…」と不安が大きかったDさんですが，再び子どもと暮らせる日をめざして生活や仕事をがんばっています．

まとめ

- 退院後の生活に不安が大きい場合，生活の課題を本人と共有し，入院時から対応していくことが大事である
  ⇒退院後の生活や仕事復帰に不安をもつDさんに対し，退院後の生活・職場で考えられる具体的な課題を本人とスタッフで整理しながら共有し，リハでできることは入院生活中に評価・訓練を実施することが，本人の機能の向上と自信の回復につながると思いました．
- 障害の気づきが自信喪失につながる危険があるとき，同時にできることに目を向けてもらうアプローチが必要である
  ⇒個別での訓練の中でできたことを他の入院患者さんやスタッフに認めてもらうという体験を通して達成感を得ることができました．
- 支援者がいない場合はフォローする機関を探す必要がある
  ⇒家族など支援者のいない症例では，退院後のフォローをしてもらえる機関を本人に紹介するだけなど本人任せにするのではなく，連携会議を行うことで，確実に安全な単身生活を送れるフォロー体制を築くことが大事です．

（担当：OT 大知麻美）

テーマ：失語症の人の生活自立をどう考えるか

症例 5 コミュニケーションのむずかしさから家族や周りの人達とのトラブルが絶えません！
—— E さんの場合

20歳代前半に，仕事中の転落事故により失語症になり，言葉でのやりとりにむずかしさが生じてしまった方です．コミュニケーションのむずかしさから，家族とのトラブルが絶えませんでした．数年経過した現在，仕事をするのはまだむずかしいのですが，本人の日中の居場所が見つかり，生活は落ち着いてきています．今後，仕事に結びつけること，また，家族の見守りがなくとも一人で生活できるようにすることを，どのように考えていけばいいでしょうか？

E さんの背景

　E さんは真面目に仕事に取り組んでいた男性です．6年前，24歳のとき，愛知県の職場で作業中に高さ2.5 mの足場から転落し，横たわっているところを同僚に発見されました．病院へ救急搬送され，左外傷性脳内出血，右急性硬膜外血腫と診断されました．開頭血腫除去術，両側性硬膜外血腫減圧術が施行され，術後の経過は順調でした．広島の実家には，母親（精神障害あり）と兄が住んでいました．家族より今後のリハを広島の病院で行いたいとの希望があり，広島県内の回復期病院へ入院し，その後，リハ目的で当センターへ3カ月間の入院となりました．退院後は自宅に戻り，失語症に対するSTの外来訓練，就労支援を目的としたOTの外来訓練，STのグループ訓練などを徐々に開始し，現在に至っています．症状としては，失語症，記憶障害，社会的行動障害などが残存している状態です．身体的には回復し，日常の動作は問題なく行えています．失語症により，言葉でのやりとりのみではスムーズなコミュニケーションをとることがむずかしく，日常生活においても兄との間ですれ違いや誤解などが生じています．記憶障害により，家族が伝えたことを本人が忘れたり，間違ったまま覚えてしまったりすることがあります．また，言葉での表現がむずかしいことに加えて感情コントロールの低下がみられ，イライラしたときに家族に対して暴力を振るってしまうことが頻回に起こっています．

　E さんは現在，週1回，当センターへリハに通って来ています．それ以外には週に4回，作業所へ通っています．家庭や作業所での日常場面でも，言葉でのやりとりがむずかしいことや感情コントロー

症例5　コミュニケーションのむずかしさから家族や周りの人達とのトラブルが絶えません！── Eさんの場合

ルのむずかしさなどから生じる問題がみられており，関係スタッフ間で対応策を考えて共有するようにしています．

家族の希望としては，就労について，以前はステップアップしてほしい気持ちがありましたが，今は作業所に通うことを続けられればということを挙げています．また，本人に依存的な面があるため，将来のことも考えて，自分の身の回りのことを自分でできるようになってほしいという思いがあります．本人の希望としては，いずれは家族のためにも働かないといけないという思いがあり，そのためにも体力をつけて，自分のことを少しでも自分でできるようになりたいと言っています．

評価とカンファレンス

転落による外傷性脳損傷の後遺症として，失語症・記憶障害・感情コントロールの低下などを主症状として，注意障害・処理速度の低下などもみられ，高次脳機能障害と診断されました．また，主治医よりてんかん発作も頻回に起こっていたので，その点にも注意が必要だと言われました．抗てんかん薬による調整の途中であったため，全体的にぼーっとしている印象でした．歩行はほぼ問題なく，ADL面も自立していましたが，バランスが悪く動作時にふらつきがみられ，全体的に体力の低下がうかがえました．不定愁訴も多く，心理的な不安定さもありました．家族は母と兄がいますが，母は精神障害があり，兄がキーパーソンでした．

● Eさんの初期評価の結果

● **主治医のMRI画像による診断**
疾患名：**外傷性脳損傷**
画像所見：左側頭葉の脳挫傷（①）

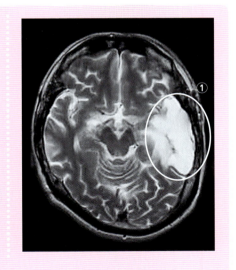

● **神経心理学検査**
WAIS-Ⅲ（日本版成人知能検査）

動作性下位検査	年齢群別評価点
絵画配列	4×
絵画完成	3×
積木模様	9○
行列推理	3×
符号	4×
記号	5▼

評価点のマークは症例2（40頁）参照
※一般成人の評価点の平均は10で標準偏差3である．

動作性IQ＝64（劣っている）
群指数：知覚統合 68，処理速度 69（劣っている）

⇒動作性下位検査のみ行う．全般的に指数は低く，知的機能の低下が疑われる．「積木模様」の評価点は高く平均範囲に入っていることから，見本どおりに模様を作成するような構成力は比較的良好に保たれていると考えられる．また，「符号」「記号」の項目では，速度は遅いもののミスなく遂行可能であったことから，時間をかければ確実に作業ができるものと思われる．

改訂版長谷川式簡易知能評価スケール（HDS-R）
26/30点（"正常域" 21点以上）⇒正常域

Mini-Mental State Examination（MMSE）
24/30点（"正常域" 24点以上）⇒正常域

コース立方体組み合わせテスト
IQ 113　⇒高い

Trail Making Test（TMT）-A（1～25まで数字を探して順番に線でつなぐテスト）
164秒（20代の平均66.9±15.4秒）⇒年代平均よりも時間がかかっていて，注意力低下の疑い．しかし，数字を使うテストであることから，失語症の影響を受けての低下の可能性もあり．

Trail Making Test（TMT）-B（1→あ→2→い→3…のように数字と50音を交互に探して順番につなぐテスト）
189秒（20代の平均83.9±23.7秒）⇒TMT-Aと同じく，年代平均よりも時間がかかっている．

● **言語面の評価**

標準失語症検査（SLTA）
聴く　28/40　70%
話す　59/91　65%
読む　39/40　97.5%
書く　34/41　83%
計算　20/20　100%

⇒中等度の失語症を認める．理解面では，「聴く」側面に比べて「読む」側面が良好．両側面とも3～4文節文の理解は可能であるが，文法的に複雑さが増すと，情報を落としてしまったり，かんちがいしてしまったりする様子がみられる．表出面では，「話す」側面に比べて「書く」側面が良好．喚語困難（言いたい言葉がなかなか出てこない）があるため，ターゲット語がなかなか出にくいが，時間をかけて聴取することで，迂回表現（他の言い方で表現する．例：「リンゴ」と言いたいときに，「赤くて甘い果物」）やジェスチャーを用いて表現することはできる．

症例5　コミュニケーションのむずかしさから家族や周りの人達とのトラブルが絶えません！── Eさんの場合

- 日常生活・日常生活応用動作
  〈兄記載〉　　FIM：107/126　　⇒介助レベル
  　　　　　　FAM：54/84　　⇒介助レベル

- 行動評価
  〈兄記載〉
  高次脳機能障害　12/54
  　　⇒「記憶障害」「注意障害」「病識欠落」「言語面」での認識がある．
  社会的行動障害　26/54
  　　⇒「固執性」「意欲・発動性の低下」「欲求コントロールの低下」「感情コントロールの低下」「対人技能拙劣」「抑うつ」での認識がある．感情面については，言葉でうまく伝えられないもどかしさから，大きな声を出す，パニックになるというようなことが起こっている．

リハビリテーションの介入目的と経過

〔長期介入目的〕
- 地域で家族と安定した生活を送る．

〔短期介入目的〕
- 基礎訓練による認知機能の向上
- コミュニケーションの機会の設定

個別訓練

● 理学療法

　右不全麻痺はありますが，日常動作上では問題はほぼみられていませんでした．バランスの悪さや体力・柔軟性の向上に向けての反復運動訓練によるアプローチを行いました．

● 作業療法

　スケジュール管理を目的に，日記や予定の記入をノートに行うこと，コミュニケーションの機会を得るために，ノートに記載された内容をもとに日常生活の振り返りを話すこと，時間を意識して作業を実施することなどを中心としたプログラムを行いました．「上手にできること」にこだわる様子がみられ，作業には時間を要しますが，とても丁寧に取り組めていました．毎日1時間，訓練室で自主活動も含め，作業をしました．

● 言語療法

　見当識課題として，時（日時など），場所（病院名や市の名前），人（担当スタッフの名前など）を毎日日誌に記入しました．作業療法と同様，ノートや日記を見ながらその日の出来事などを話す練習をしました．主に言語課題（ものの名前を言う訓練，文字を書く訓練，読解訓練など）でしたが，クイズをしたりカラオケをしたりと楽しみ要素も取り入れて行いました．

● 心理療法

　注意の机上課題を中心に行いました．課題や訓練に対する動機づけが高く，熱心に取り組むことができていました．会話量が多く，積極的にさまざまな話ができることはEさんの長所でもありますが，集中すべき場面で集中ができない様子などもみられていました．

グループ訓練

　Eさんには，失語症を主症状とする人々を対象とするグループ訓練に参加してもらいました．メンバーは40〜60代の男性が多く，Eさんが一番若い参加者でした．毎週1回1時間グループ訓練室で行い，STが毎週1人ずつ交代でリーダーを担当します．プログラムでは，まず1人ずつ1週間の出来事の振り返りを発表してもらい，その後課題として言語課題を中心に行っています．個々人で取り組む課題もありますが，グループならではの課題として，みんなで協力して取り組む内容のものや，ゲーム的な風船バレーやカラオケなども多く組み入れています．参加している全員が，程度の差はありますが「話したいのにうまく言葉が出てこない」というむずかしさを持っているので，他の人の話を待つ空気が自然に生まれます．そのなかで，安心して発言するという経験を積み，他者と交流する楽しさが得られる一つの機会になっているかと思います．

高次脳機能障害症例検討会における問題提起とディスカッション

問題提起

● 主訴：失語症・記憶障害・感情コントロールの低下があるEさんの生活自立に対して，どのようにアプローチをしていけばいいか．

● 抱えるジレンマ，検討していただきたいこと
①兄の本人への関わり方について
　失語症の人への接し方を知るためにもキーパーソンである兄に家族会への参加を促しているが，参加には消極的．「こういうふうに接してみては？」という提案をすると，「私の接し方が悪いんですか？」と攻撃的になることもしばしばみられる．本人との距離の取り方について，上手なアドバイス法はあるか．
②若年の失語症のある人への就労支援について
　一度，近隣の障害者支援施設への入所をすすめてみたが，お金がかかることを理由に難色を示された．若年の失語症の人への就労支援を，どのように考えてすすめていけばよいか．
③周りの状況を読めず，自分の話を進めてしまったり，他の人の話を聞けなかったりする．
　話すときのルールを決めているが，実際の場（グループ訓練の場，作業所など）では実行がむずかしい様子がみられている．どのように働きかけたらよいか．

症例5　コミュニケーションのむずかしさから家族や周りの人達とのトラブルが絶えません！── Eさんの場合

ディスカッション❶

失語症の人への接し方を知るためにもキーパーソンである兄に家族会への参加を促しているが，参加には消極的．「こういうふうに接してみては？」という提案をすると，「私の接し方が悪いんですか？」と攻撃的になることもしばしばみられる．本人との距離の取り方について，上手なアドバイス法はあるか．

 担当ST　　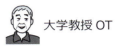 大学教授OT　　 A病院OT

 A病院ST　　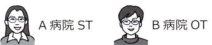 B病院OT　　 C病院ST

担当ST：Eさんの高次脳機能障害の症状としては，失語症による理解・表現のむずかしさ，記憶障害，感情コントロールの低下などが挙げられます．兄は本人のことをとても想っているのですが，対応がやや極端になる傾向があり，言葉で本人を制しようとし，障害のために起こっていることに対しても，「本人のわがままで起こっている」と解釈してしまうことがあります．また，兄の友人が通院なども手伝ってくれているのですが，その友人も一緒になって本人を責めることが多いです．友人の存在は兄の精神的支えになっています．兄や友人が「生活で守るべきルール」を決めて，紙に書いたものを本人に渡し，それを毎朝本人が音読して確認しています．本人の生活リズムは決まった流れで進められています．メモリーノートに毎日本人が記入し，書いてあるとおりにできたらチェックをつけるようにしています．

大学教授OT：決められたルールとは，具体的にどのようなものがあるのですか？　メモリーノートを見て動けるということは，時間の概念はわかっているのですか？

担当ST：起床時間・就寝時間などの「時間」についてや，自室での過ごし方，家族に話しかけるときに「今，話しかけてもいいか」を確認してから話しはじめるようにすること，などです．何か生活のなかで問題が起こったときは，新しくルールを増やす形になっています．時間の概念に関しては，わかってはいるのですが，なかなかその時間どおりに行動できないことが多いようです．

大学教授OT：兄は訓練場面を見学することはあるのですか？　そのときに，セラピストがどのように関わっているかを見てもらうことで，関わり方を一緒に考えていけるのではないかと思うのですが．

テーマ：失語症の人の生活自立をどう考えるか

担当 ST：個別訓練は，ときどき見学することがあります．グループ訓練の見学は勧めてはいるのですが，訓練室に入ったことはありません．個別訓練に来たときは，本人が言いたいことをなかなか言えないときに，後ろから「（説明をして）こういうことだろう？　どうしてこんなことが言えないんだ．（ST に対して）もっと強く聞き出してください，面倒がっているだけで，ちゃんと言えますから」などと言う場面がみられています．

A 病院 ST：今は兄と母と本人の 3 人暮らしなんですよね．その生活の形は今後も変わらない予定ですか？

担当 ST：実は兄の結婚の話が出ています．そうなると，兄の妻も一緒に暮らすことになります．

A 病院 ST：本人が家を出て暮らす…たとえば入所型の施設に入るなどは，考えていないのですか？

担当 ST：施設の利用などの，離れて暮らす話は提案したこともあるのですが，兄は「母と弟は私が面倒みます」と言っているのです．以前，心理療法で臨床心理士と話す機会を設けたときにも「困っていることは特にないので，このままの生活形式（母と弟との 3 人暮らし）でいきます」と言われました．兄自身の考えができあがっていて，その他の意見（セラピストからのアドバイスなど）の受け入れがむずかしい状態です．何かしらの問題が起こったときに SOS を出してくるのですが，そのときも本当の意味で「解決」しようとしているよりは，「差し当たって，目の前に生じているこの問題をなんとかしてほしい」という姿勢が感じられます．わたしは長い目で考えたときには，本人が家から出てグループホームなどの施設に入所して，そこから作業所に通うようになるということが，生活面での現実的なゴールではないかと思っています．

B 病院 OT：兄が家庭を持つようになったら，状況は変わるでしょう．今は自分が面倒をみると言っているかもしれませんが，問題が生じる可能性は大いに考えられると思います．そのときに，兄のフォローをすることや，本人の行き場所を確保することが必要になってくると思うので，スタッフと兄との関係性は良好に保っておかないといけませんね．

担当 ST：そうですね．今後も引き続き，本人とのリハの時間以外にも，定期的に兄との面談の時間をもったり，ノートでのやり取り（詳しくはディスカッション②）を通じて情報共有をしたりしていきたいと思います．作業所の所長さんと兄との間には信頼関係が築けているので，所長さんとも協力し合っていきたいです．

症例5　コミュニケーションのむずかしさから家族や周りの人達とのトラブルが絶えません！── Eさんの場合

ディスカッション❷

一度，近隣の障害者支援施設への入所をすすめてみたが，お金がかかることを理由に難色を示された．若年の失語症の人への就労支援を，どのように考えてすすめていけばよいか．

担当ST：Eさんは受傷前，技術職で板金の仕事をしていました．詳しい仕事内容は聞けていないのですが，受傷後に会社から「戻ってきてほしい」と言われていたので，受傷前は仕事はできていて，職場内の人間関係も問題はなかったのではないかと思われます．

C病院ST：前の職場とのつながりはまだありますか？　もしあるのでしたら復職の可能性はありますか？　また，前の職場の人から仕事をしていたときの様子を聞いて，次につなげていくという方法もあると思いますが．

担当ST：まったくつながりはありません．なので，就労となると新規就労という形になります．情報を聞くということも，距離的な問題と時間的な問題（受傷が6年前）があり，むずかしいと思われます．

大学教授OT：今，作業所に通っていますが，そこでのコミュニケーションで困ることはありますか？

担当ST：作業所でも，場の状況を読むことがむずかしいことから，相手の話を聞かずに自分の話したいことを話すことや，会話が成り立たないこと，また，自分がいいと思ったことを相手にしてあげたい思いが強いので，相手の様子をみずに突き進んでしまう様子などがみられています．所長さんがキーパーソン的な立場になっていて，所長さんや他のスタッフとはコミュニケーションがとれていますが，他の利用者さんからは苦手扱いされることもあるようです．

大学教授OT：作業所とリハセンターとの連携はどのようにとっているのですか？

担当ST：当センターの担当コーディネーターとリハスタッフで，作業所へは2回訪問して，直接スタッフと会って話もしているのですが，普段はEさんの日記帳を通じて連携をとっています．定期的にリハスタッフも所長さんも日記を読むことにしていて，そのときにEさんと話した内容などをノートに書き込んでいます．その日記帳は家族もみるので，全体で情報を共有する形になっています．それ以外で，特に大きな問題が生じたときは，直接手紙をいただくこともあります．

テーマ：失語症の人の生活自立をどう考えるか

C病院ST：本人や家族は就労についてどのように思っているのですか？　早く決めなきゃという焦りのようなものはあるのでしょうか？

担当ST：本人も兄も「いつかは働か（せ）なくては」という思いはあるようですが，あまり焦っている様子はないように思います．実際，生活のなかで問題（暴力など）がない期間も多く，その期間は「今のままがいい」と言います．

大学教授OT：就労に向けての次のステップとしては，施設入所型の就労支援施設に入ることや，ハローワークを通じて福祉的就労を探すこと，障害者合同面接会に参加することなどが考えられると思います．Eさんのレベルとして，現実的に考えられますか？

担当ST：（ディスカッション①で話したように）兄は入所型の施設利用は拒否されています．お金がかかることを理由に挙げられていましたが弟への思いが強いのだと思います．なので現実的に今の段階では「作業所への通所を安定して続けていくこと」が目標かと思います．将来的には入所型の施設という選択肢を考えていかなくてはいけないと思っています．合同面接会などへの参加は，少なくとも今の段階ではむずかしいですね．

B病院OT：就労と生活と，両方を同時に考えていくのはむずかしいのではないでしょうか．まずは，生活基盤を安定させることから始めていかないと，どちらも中途半端になってしまうかもしれません．

担当ST：そうですね．今通っている作業所からのステップアップということは，今の段階では考えられないので，まずは生活面からだとは思っています．

B病院OT：たとえば，ヘルパーなどの第三者を家庭に入れてみるのはどうでしょう？　兄と本人の距離をとっていくことも必要ではないかと思いますが．

担当ST：資源活用として介入は可能だとは思うのですが，現在は本人も兄も在宅サービスを拒否しています．今の生活スタイルを変えたくないという思いが強いようです．ですが，お互い（兄・本人）の自立のためにも徐々に兄との距離を離していくことも必要ですね．

大学教授OT：リハセンターに併設している施設を通所利用することはできるのでしょうか．就労支援をするコースもあったと思うのですが．

担当ST：1人で公共交通機関を利用して当センターに通所することは，距離も遠いのでむずかしいと思いますし，サポートできる人もいません．短い距離であれば，1人でバスや電車などの利用も可能ですが．あとは，家族・本人ともに，そのニーズがないというところから踏み出せないこともむずかしい理由の一つです．施設の利用となるとお金も発生しますし，そういう理由からも「今通っている作業所以外の施設の利用はしたくない」と言っています．

B病院OT：そうであれば訓練のなかで就労のためにできることを見つけていかなくてはいけないですね．たとえば，板金作業を訓練内でやってみるという手もありますよ．

担当ST：確かに，彼の作業的な能力の評価をすることで，今後の進路選択に役立てることができますね．言語療法のなかでは，つい言語やコミュニケーション面のみに目がいきがちなので，いろいろな視点からEさんをみられるようにしていきます．

ディスカッション❸

> 周りの状況を読めず，自分の話を進めてしまったり，他の人の話を聞けなかったりする．話すときのルールを決めているが，実際の場（グループ訓練の場，作業所など）では実行がむずかしい様子がみられている．どのように働きかけたらよいか．

担当ST：兄からの訴えとしてよく聞かれるのが，「忙しいときに限って話しかけてくる．こっちが『今は駄目．話せない』と言っても，話しかけてくる」ということがあります．訓練場面のなかでも，唐突に思いついたことを話しはじめたり，課題を途中で止めて急にまったく関連性のない内容を話しはじめたりする様子がよくみられています．グループ訓練の場面ではさらに顕著で，他の人が話していても気にせず自分が話したいことを話したり，他の人が嫌がるとわかっている話題をどんどん進めてしまったりすることがみられています．対策としては，「今，話してもいいですか？」と相手に尋ねてから話しはじめましょう，というルールをノートに書くことや，相手の意見を聴くことを目標に設定することなどを実践しているのですが，しばらくは意識して守れていても，またいつの間にか忘れてしまい，同じことを繰り返している状態です．

A病院OT：グループのメンバーはどのような集まりなのでしょう．彼はまだ若いですし，同年代の人も多いのですか？

担当ST：メンバーは全員「失語症」の人ですが，年齢や性別，重症度などはさまざまです．彼は年齢的には，グループのなかで一番若いですね．他は40〜60代の人が多いです．

A病院OT：だとすると，他の人から可愛がってもらえる存在なのでしょうか．若い人だと，たとえば少し失礼なことを言ってしまったとしても，「しょうがないな」と見てもらえる部分もあるのではないかと思うのですが．

担当ST：いえ，それがそうではないのです．確かにグループ参加当初はそういう面もあったのかもしれませんが，グループ歴も長くなり，メンバーとの付き合いも長くなっており，

テーマ：失語症の人の生活自立をどう考えるか

場面によっては少し（他のメンバーが）嫌がっているのでは，と思われる場面もみられています．そのことにその場にいる彼以外の人は気づいているのですが，彼だけが気づけず，そのまま話し続けるということがあります．

大学教授OT：気を許せてそれだけ話せているということは，グループの場自体は彼にとって必要な場なのかと思います．失語症の人は特に，会話の機会が減ってしまう傾向にあるので，コミュニケーションの場の設定はリハスタッフとして必要なことだと思います．

担当ST：はい，彼にとってグループは必要な場だとは思います．グループという守られた環境下で，相手の意図を汲み取れるようにコミュニケーション能力を高めていって，日常的な他者との関わりを増やしていければと思っています．そのためには，訓練中は話しすぎることに対してメンバーから注意を受けてしまうなどの失敗体験をすることも必要かとは思っているのですが．

大学教授OT：そうですね，たとえばグループ訓練中はスタッフがリーダーとして入っている形ですよね．そのなかでは本人が話を長く延ばしすぎずに止まれるようになるための働きかけというよりは，リーダーが話題を操作して流れをつくっていって，本人には個別訓練のときにフィードバックを行うようにしていくほうがいいと思います．他のメンバーにとっても訓練の場なので，あまり本人のためだけを考えることができないですよね．

担当ST：はい，他のメンバーが不快な思いをしないように努めることも必要なので，あまりグループの場での直接的なフィードバックはできないと思っています．ただ，Eさんは記憶障害もある方なので，翌週の個別訓練のときに伝えても，もう忘れてしまっているのです．

大学教授OT：そういうむずかしさもあるのでしたね．話し方に対するルールを決めているということでしたが，そのルールは常に確認できる場所に書いてあるのですか？

担当ST：兄が作成した約束一覧のプリントに書いてあり，Eさんはその紙を毎日持ち歩いているので，必要なときには一緒に見て確認することができます．あとは，家のなかでのルールとして，毎朝その約束一覧を音読するという決まり事があるようで，そのルールもしっかり守っています．

大学教授OT：そんなルールもあるのですか！　かなり細かく決まっているのですね．

担当ST：スタッフとしては「そこまで細かく決めなくても」と思われる内容もあるのですが，毎日同じ家で生活していると気になる部分が多いようです．ただ，本人も「ルール」として一度決めた（決められた）ことに関しては守ろうとする意識が強いです．おそらく元々の性格が，とても真面目な努力家なのだと思います．なので，記憶障害の影響で忘れてしまうこともあるのですが，そういうときの落ち込みも大きくて，「僕はもういなくなってしまったほうがいい」という考えになってしまい，家を出るなど実際に行動に移してしまうこ

ともあるのです．

A病院ST：ちなみに，ルールを守れたときのご褒美はあるのですか？

担当ST：Eさんは「誰かに褒めてもらえること」をとても求める傾向があります．兄やスタッフ，作業所の所長さんから褒めてもらえると，とても嬉しそうにします．なので，そういうことが正の強化因子〔行動形成に必要な報酬（スキンシップ，褒め言葉，快刺激など）〕になればいいとは思います．

大学教授OT：彼の話し方を成長させていくうえでは，そういう強化因子をうまく使っていくことも必要になるでしょうね．

担当ST：Eさんは誰かから注意されたことをすべて「怒られた」ととらえてしまい落ち込んでしまう傾向があるので，心理的なフォローもしながら，少しずつフィードバックしていければと思います．他者と関わることは好きな人ですし，彼の良い点もたくさんあるので，その部分をうまく活かしていきたいです．

その後のアプローチ

ディスカッション①
● キーパーソンである兄の思いに寄り添う

兄は結婚し，娘ができ妻と娘も一緒に暮らしています．本人との関係は大きな変化はない状態です．友人も変わらず兄のサポートをしてくれていますし，妻や娘の存在も兄にとっては精神的安定につながっているのではないかと思います．Eさんは現在も自分の思いが通らないと暴力行為が出ることはありますが，そのつど，作業所の所長さんとも相談してノートの表紙にその時の行動を振り返り，望ましい行動を書いたメモを貼るなどの対策を考えています．

ディスカッション②
● 家族のあり方を尊重する

状況としては変わらず，当センターに通院する日以外は，火～土まで作業所に通っています．作業内容や作業所の雰囲気にはすっかり慣れているので，大きな問題が起こる頻度は減ってきているように思います．本人にとって安心できる場所になったのではないかと思います．ディスカッションを通して家族が，専門職として思う自立（家族と離れ，一人で生活すること）ではなく「家族は一緒に住むべき」という思いを選択するのであれば，そのあり方を支援することも大事だとわかりました．就労のための働きかけは結局何もできていませんが，家族との生活の支援はできているのではないかと思います．今後のことについては，家族や作業所の所長さんとも相談しながら考えていきたいと思っています．

ディスカッション③
● グループのメンバー同士のフィードバックを促す

グループのなかでも「今，僕が話してもいいでしょうか」と言ってから発言するなど，少しずつ変化はみられています．日によってのムラはありますが，その場の会話の流れに応じた発言ができることが増えてきているように感じます．しかし依然として，相手の気持ちを考えることのむずかしさはみられ

ていて，明らかに相手がむっとした表情をしていても，気づかずにその話題を続けてしまうことはあります．グループ参加も長くなってきたところで，メンバー同士でのフィードバックも促していきました．指摘されるとその場ではすぐ「すみません」とあやまり話し続けることを止めることができます．メンバーから言われたほうがすっと入る感じです．また同じことをくり返してしまうのは行動の抑制がきかないためだと思います．

まとめ

- 家族の思いや価値観を尊重する
  ⇒専門職であるセラピスト自身の価値観のおしつけになっていないか考える機会になりました．
- 本人の周囲と総合的に関わることの大切さ
  ⇒本人だけではなく，家族や作業所など総合的に関わってサポートしていくことが大切だと思います．
- 「その人個人」へのアプローチを考えることの必要性
  ⇒「失語症だから」というくくりではなく「その人個人」に焦点をあててアプローチを考えることの必要性を学びました．

（担当：ST 林　加容）

テーマ：記憶障害とメモリーノート

症例 6　代償手段の獲得をめざして
―― Ｆさんの場合

脳血管障害や交通事故その他の脳損傷によって，記憶障害が現れることがよくみられます．特に，新しい情報を取り込むことができません．発症前の記憶は鮮明なことが多いので，家族は戸惑います．本人は「忘れることを忘れる」ので，家族や友人に「さっきも言ったよ」と言われても，何のことかわからず，周りが嘘をついていると怒ってしまいます．記憶障害のリハビリテーションは，ここから始まります．本人は自分の記憶に問題があるとは思っていません．そのなかで，どのようにして，日常生活が困らないよう代償手段を身につけることができるでしょう？　私たちはメモリーノートというものを使ってもらっています．このノートを持ち歩き，「自分の頭の中身がここにある」ごとく，日常のことを自主的に書き込み，タイムリーに引き出すことができるようになることを目指しています．メモリーノートの使用が身につくようにさまざまに工夫しながら取り組んでいますが，家族に負担をかけ，周囲を巻き込んでのトラブルにも発展したことがあり，セラピストの独りよがりになっているのではないかと思い悩んでいます．

Ｆさんの背景

　Ｆさんは64歳の家族思いでドライブが好きな仕事一筋の男性です．2年前の定年退職後，延長して働いていた愛媛の職場で，くも膜下出血で倒れました．Ｆさんの地元は広島で，半年前に妻は心臓病で亡くなっていました．広島の実家は，同じ敷地内に一人息子のＴさんが一軒家を建て，妻のＭ子さんと7歳の女の子と5歳の男の子の4人家族で住んでいました．Ｆさんは愛媛の病院で命をとりとめ，広島の病院に転院して回復期のリハを受けた後，発症半年後には自宅に退院しましたが，退院後すぐには，1人で生活するのはむずかしいだろうと，息子さん家族と一緒に暮らすことになりました．身体的にはすっかり回復し，日常の動作はほぼ1人でできるようになっていましたが，物忘れがはげしく，さっき言ったことも，したこともすぐ忘れてしまい，何度も同じことを聞いたり，したりしていました．要介護3の判定を受け，平日はデイサービス，週末はショートステイと，高齢者中心のサービス

を毎日利用していました．息子さんは出張がちで，日常の介護は妻のM子さん1人が受け負っていました．息子さんの家にはFさんが過ごす部屋はなく，孫と同じ部屋で布団を敷いて寝ていましたが，M子さんはお義父さんに，早く母屋のほうで暮らせるようになってほしいと思っていました．また，Fさんは職場を今回の病気を機会に退職していましたが，何度そのことを伝えても，「早く働きに行きたい」と繰り返し訴えました．家族は，働くのはむずかしいとしても，その思いをかなえるため，また病気後も身体は元気でしたので福祉的就労の場（作業所など）を利用して，もっと年齢相応の活動ができないかと思っていました．そういう思いから，当センターの扉をたたかれました．まず，外来で40分×3部門（作業療法，言語療法，心理療法）を週1回×4回（約1カ月）で初期評価は終了しました．この間，当センターまで同行しているM子さんは，お義父さんが孫はどこに行ったかなど同じことを何度も聞く，今食べたばかりなのに食べていないと言う，物がないと騒ぐ，自ら着替え・歯磨き・お風呂の支度をしようとしないので，一つひとつに声かけがいる，部屋でボーッと立っていて声かけしないと座ろうとしない，朝仕事に行こうとする，妻はまだ生きていると言うなどのFさんの日常の言動に振り回され，疲れきっている様子でした．また，嫁の立場で義父の行動を指示するようなことはなかなか言えないという訴えがあり，かなり精神的に参っている様子でした．

評価とカンファレンス

　各部門の評価の詳細を「初期評価の結果」に示しました．まとめると，くも膜下出血による右前頭葉損傷の後遺症により，知的な能力は比較的保たれていますが，記憶障害・注意障害・処理スピードの低下を主症状として，感情や欲求のコントロールがむずかしく，意欲や発動性が低いという高次脳機能障害だと思われました．言語面では，失語症はありませんが，聴くための注意力や脳の処理速度に低下があり，先の見通しがないまま思い込みで行動してしまう状況でした．生活の満足度は，記憶障害のため自分がしたこと言ったことがすぐ否定されてしまうので自信がなく，低いものとなっていました．

　主治医を中心にカンファレンスが開かれ，外来訓練だけでは代償手段の獲得はむずかしいという結論から，お嫁さんがかなり疲弊していたので，介護負担軽減のためにも期間を3カ月と限定したうえで入院を勧めることになりました．また本人・家族の希望が叶うように，この評価結果をもとに，自立支援医療の申請を行って医療費の負担を軽減し，高次脳機能障害を認定する精神保健福祉手帳の申請を行うよう勧めることになりました．これで，福祉的就労の利用も可能な状況となります．

● Fさんの初期評価の結果

● 主治医のMRI画像による診断
疾患名：**右前大脳動脈末梢部動脈瘤の破裂によるクモ膜下出血**
画像所見：右前頭葉の損傷（①）

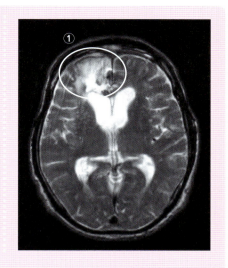

● 神経心理学検査
WAIS-Ⅲ（日本版成人知能検査）

言語性 下位検査	年齢群別 評価点	動作性 下位検査	年齢群別 評価点
単語	9 ○	絵画配列	10 ○
類似	4 ×	絵画完成	8 ○
知識	8 ○	積木模様	7 △
理解	5 ▼	行列推理	7 △
算数	10 ○	符号	5 ▼
数唱	5 ▼	記号	1 ×
語音整列	2 ×		

評価点のマークは症例2（40頁）参照
※一般成人の評価点の平均は10で標準偏差3である．

言語性IQ＝80（平均の下）
動作性IQ＝82（平均の下）
全IQ＝78（平均の下）
群指数：言語理解84（平均の下），知覚統合83（平均の下），作動記憶72（劣っている），
　　　処理速度60（かなり劣っている）

リバーミード行動記憶検査（RBMT）
　標準プロフィール点　5/24（60歳以上15点以下は障害域）⇒重度障害
　スクリーニング点　0/12（60歳以上5点以下は障害域）⇒重度障害

改訂版長谷川式簡易知能評価スケール（HDS-R）
　13/30点（"正常域"21点以上）⇒中等度障害

Mini-Mental State Examination（MMSE）
　21/30点（"正常域"24点以上）⇒中等度障害

Reyの複雑図形
　模写 36/36（平均35.03±1.24）⇒平均の上
　遅延再生（3分後）5/36（平均23.71±5.64）⇒重度障害

テーマ：記憶障害とメモリーノート

ベントン視覚記銘力検査　施行A　形式I
　正確数6（平均8.2±1.02）　⇒中等度障害
　誤数5（ゆがみ4．置き違い1）（平均2.6±2.09）　⇒中等度障害

Trail Making Test（TMT）-A（1～25まで数字を探して順番に線でつなぐテスト）
　291秒（60代の平均157.6±65.8秒）　⇒重度障害

Trail Making Test（TMT）-B（1→あ→2→い→3…のように数字と50音を交互に探して線で結ぶテスト）
　326秒（60代の平均216.2±84.7秒）　⇒重度障害

標準注意検査法（CAT）
　D-CAT　偏差値：作業量50±10　見落とし率50±10　作業変化率50±10
　　1つの文字を探す…作業量22　見落とし率57以上　⇒重度障害
　　2つの文字を探す…作業量33　見落とし率57以上　作業変化率80以上　⇒重度障害
　　3つの文字を探す…作業量38　見落とし率41　作業変化率80以上　⇒重度障害

遂行機能障害症候群の行動評価日本版（BADS）
　標準化された得点67　年齢補正した標準化得点63　（区分：障害あり）
　検査1：規則変換カード検査3/4　　検査2：行為計画検査4/4
　検査3：鍵探し検査0/4　　　　　　検査4：時間判断検査1/4
　検査5：動物園地図検査2/4　　　　検査6：修正6要素検査1/4
　　⇒総プロフィール点11/24　⇒重度障害

● 言語面評価
　WAB失語症検査
　　継時的命令（聴覚的理解力・注意力をみる）：58/80（平均76.8）　⇒重度障害
　　復唱（聴覚的把持力・失語症の有無をみる）：100/100（平均98.7）　⇒平均
　　語想起（1分間）（思考の持続・柔軟性・記憶力をみる）：11/20（健常者年代別平均15.1）
　　　重複数6　⇒重度障害

　標準失語症検査補助テスト（SLTM-ST）
　　長文の理解（聴覚的な注意力・記憶力をみる）：
　　　ニュース文（内容説明課題）　4.5/6（平均5.13）　⇒中等度障害
　　まんがの説明（論理的思考力・状況判断・注意力をみる）
　　　【口頭】段階5/6　主題の説明2/2　⇒平均
　　　【書字】段階4/6　主題の説明1/2　⇒平均の下

読書力テスト（小学校高学年用を用いているため，上限が中学校3年3学期レベルまで）（処理速度・読書力・国語力をみる）
　　速度 63/90（小学校6年1学期レベル）　⇒平均より下
　　読解 78/100（中学校2年1学期レベル）　⇒平均
　　読字 65/96（中学校2年2学期レベル）　⇒平均より下
　　単語 82/104（中学校3年3学期レベル）　⇒平均
　　　⇒全体の読書年齢（中学校3年1学期レベル）　⇒平均

比喩皮肉文テスト（言外の意味を理解する力）：16/20　⇒平均より下

● **日常生活・日常生活応用動作**
　FIM：104/126　⇒介助レベル
　FAM：63/84　⇒介助レベル

● **行動評価**
　高次脳機能障害 30/54　⇒重度障害
　社会的行動障害 17/54　⇒中等度障害
　　⇒記憶障害が核の症状と思われ，それに付随して病識低下や欲求・感情のコントロール低下，
　　　対人技能拙劣，固執性がみられる

● **WHO-QOL26**：生活の質の満足度を探る
　Ⅰ 身体的領域 3.14
　Ⅱ 心理的領域 2.83
　Ⅲ 社会的関係 3.00
　Ⅳ 環境　　　 2.25
　Ⅴ 全体　　　 2.00
　　⇒QOL平均値 2.69（健常者平均値 3.75）　⇒かなり低い

リハビリテーションの介入目的と経過

　Fさんは5カ月の入院待機の後，入院して，「記憶の代償手段の獲得」を目指して，以下のようなリハを受けました．

〔長期介入目的〕
　● 作業所への通所
〔短期介入目的〕
　● 代償手段の教示

テーマ：記憶障害とメモリーノート

個別訓練

●理学療法

Fさんには身体的な問題は特にありませんが，基礎体力の向上，集中力の維持，時間管理力の獲得の目的で，固定自転車やエルゴメーターを決まった時間に利用しました．また，時にはキャッチボールやバトミントンなどスポーツを楽しみました．

●作業療法

メモリーノートとホワイトボード（図1）によるスケジュール管理を，このとき実習に来ていた作業療法の学生と一緒に行ってもらうことにしました．日中は，学生がほぼ付きっきりで見守りながら，メモリーノートに記入されている時間と行動の確認・実行を本人が行いました．作業としては，和紙工芸キットを用いた「和紙工芸の小さな三段タンスづくり」を導入し，記憶訓練とメモによる代償手段を組み合わせて道具の保管場所や作業の続きの確認など，一人で続きがはじめられるための練習をしていきました．日常生活動作では，入浴時間を指定して声かけによる誘導を行い，清潔動作として入れ歯の手入れ・爪きり・髭剃りの掃除・耳掃除に介入し，週末の余暇時間の過ごし方として新聞の記事を原稿用紙に書くことを提案しました．また応用動作として，洗濯動作や公共交通機関の利用やお金の管理の練習をしました．

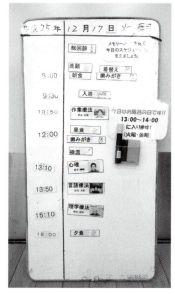

図1　ホワイトボード

●言語療法

見当識課題として，今日は何年何月何日何曜日か？　ここはどこか？　いま何歳か？　リハ担当者の名前は？　などを日誌に書き込むことを毎日繰り返しました．メモリーノートのなかにそのヒントのページがあり，まず自分でそのページを開くことができるようになることを目指しました．

しっかり聞く注意力を高めるための課題として，読んだ物語の内容をメモした後，それに関する質問に答えることを実施しました．またFさんは絵が上手いことがわかり，単語を思い出す練習として，絵を使ったしりとりを行いました．

●心理療法

訓練の始まる前にFさんの持ち物を預かり，Fさんが病室に帰るときに返してもらうことを覚えておくための手段（メモや合図など）を使って一緒に考えました．またタイマーが鳴ったら次の日の予定を心理士に聞くといった展望記憶の課題を決め，タイマーのセットの時間を少しずつ延ばしていきました．また，抹消課題や間違い探しや迷路などのドリル的注意課題を行ったり，パソコンゲームで新しく覚えたルールを次の日も覚えているかみていくなどしました．覚えたルールは少しずつ複雑にしたり，複数の人数でゲームを行い，相手が行うのを順番で待つなどの要素を少しずつ増やしていきました．

グループ訓練

Fさんが参加したグループは，記憶障害を主症状とする50〜60歳代の男性6人のメンバーで構成され，週1回，1時間行われていました．このグループは1人のグループ担当のOTのもと，2人ずつのOTがローテーションで運営しています．3カ月を1クールとし計12回の予定で，1カ月の振り返りの期間を挟んで，必要と判断すれば継続できます．グループのプログラムはスタッフでつくります．自己紹介から始まって，まずこの期間に達成したい目標をそれぞれ決めます．また，高次脳機能障害について学習した

り，自分の症状と照らし合わせたり，それぞれの困りごとの解決方法を検討したり，行事としてお茶会やスポーツ大会などを入れ，みんなで楽しめるような工夫をしています．毎回，前回から今日まで何があったかという1週間の振り返りをメモリーノートを見ながら行い，自分の目標の達成状況を発表します．司会やスピーチなどグループ内で役割を担ってもらい，それを次回忘れないようメモする練習をします．意図的に「メモリーノートに書いといて助かった」という体験をたくさんしてもらいます．

入院経過

　Fさんは食事やトイレの場所はすぐ覚えることができました．ただ，ベッドで少し横になって起きると，それがたった1時間でも，Fさんのなかではもう1日が過ぎたことになっていました．そのため，ナースステーションに行って朝ごはんを食べると訴えました．「もう食べたよ，ノートに書いてあるよ」と言っても，「看護師さんが嘘を言っている，ノートに書いてあることが違う」と怒っていました．また1日に何回も朝が来るため，何度も衣服を着替え，着る服がなくなることもありました．

　メモリーノートは，見開き（図2，93頁）にすると左右のページのどちらを見てよいかわからなくなるので，右片面のみにスケジュールを書き，左側には食事メニューを絵で描くようにしました（図3，93頁）．次の日の予定を書いてあると今日のページがわからなくなるため，今日のページにボールペンを挟んでおくようにしました．ホワイトボードはほとんど見ないため，メモリーノートのみにしました．そして2カ月後，ムラはあるものの，何とか1人でそれぞれの訓練室に行くことができるようになりました．ちょうど担当してもらった学生の臨床実習が終わる頃でした．

　洗濯では，まだ濡れていても取り込んだり，汚れものと新しいものを一緒にしてしまうといった混乱があったため，カゴを2つ用意して，わかりやすくラベルを貼り，毎回確認するようにしました．

　事実と違うことが書いてあると疑っていたメモも，書いてあることは事実なのだろうと思えるようになっていきました．見当識課題でも必要なときはメモリーノートを参照したりパソコンゲームのルールや，作品や道具の場所を覚えることもできるようになりました．宿題も忘れることはなく，やるべきことの設定が示してあれば，1人でできることも多くなってきました．ただ，したこと・あったことを声かけなしですぐにノートに書きとめることはむずかしく，唯一自主的に書くことができるのは食事メニューでした．グループメンバーとは回数を重ねることで顔を覚え，親しく会話ができるようになっていて，自分から話しかける様子もみられるようになりました．

退院後約1年間の経過

　Fさんの退院後の週間スケジュールは，月・火・金は就労継続Bの作業所，水・土はデイサービス，木は当センターの外来リハというものでした．作業所へは歩いて行き，当センターにはお嫁さんが車で一緒に来られないときは1時間半かけてバスで通いました．退院後半年が過ぎた頃，Fさんは母屋に戻り，家族と同じ敷地内ではありますが，一人暮らしを始めることになりました．まだ一人暮らしはむずかしいと思いましたが，孫も成長したため，一緒に住むことの限界がきていました．ただ，母屋はガスを止めているので，食事と入浴は息子さん家族の家に行きます．ヘルパー制度を利用し，自宅での掃除・洗濯を支援してもらうことになりました．このような環境調整をしましたが，実はいろいろなトラブルが起きていました．朝，食事を

テーマ：記憶障害とメモリーノート

用意しているのにコンビニで買う，1人でファミリーレストランに入り食事をとり，お金がなくて警察を呼ばれ，親戚に自ら連絡をし，息子が親戚から怒られる，当センターへの行き帰りはバスを使うはずなのに勝手に電車に乗る，バスが待てずにタクシーで帰り，お金がなくて警察に連れて行かれ，リハスタッフが迎えに行く，お嫁さんと一緒に出かける予定だったのに1人で病院に行ってしまう等々……．もちろんメモリーノートにスケジュールは書いてありますが，見落としてしまうようです．作業所が休みの日にも行ってしまったり，朝まだ暗いうちから作業所に向かうなど，曜日や時間の感覚がずれている様子が見られました．一方，「作業所が休みで閉まっているときはすぐ家に帰る」，「早く着き過ぎたときは待つ」ということはできていたようです．外来の時間のなかで，お嫁さんから相談があるたび，一緒に解決方法を考えました．洗濯したものと汚れものとの区別がつかないことについては，ヘルパーさんと一緒に洗濯するときに，着ているものをいったん全部着替えて洗濯することにしました．日曜日は自分で朝食を調達するということになっていたようなので，変則的なスケジュール管理はむずかしいことを伝え，日曜日には息子さんに朝食の用意をしてもらうことにしました．いろいろな提案をしてみて，次の外来までにその結果を聞く，という繰り返しでした．その提案はカルテを通じて各部門で共有していて，それにはお嫁さんも安心していたようでした．

高次脳機能障害症例検討会における問題提起とディスカッション

問題提起

- 主訴：メモリーノートを持ち歩き，開くことはできるが，それを見て行動することができない．

- 抱えるジレンマ，検討していただきたいこと
  ① メモリーノートに書いてあるスケジュールどおりに行動することができない．
  ② 作業療法の時間が，次の1週間分のスケジュールをメモリーノートに書く時間になっている．家族の負担軽減のためには必要かと思うが，ほかにもすべきことがあるのでは？
  ③ 金銭の持ち合わせがなくても勝手に1人でレストランに入ったり，タクシーに乗ったりを，思いつきでしてしまう．
  ④ どうすれば，記憶を補いながら，母屋での一人暮らしをトラブルなく過ごすことができるようになるのか？

ディスカッション❶

メモリーノートに書いてあるスケジュールどおりに行動することができない

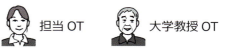 担当OT　大学教授OT　A病院ST

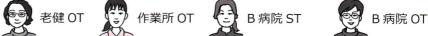 老健OT　作業所OT　B病院ST　B病院OT

症例6　代償手段の獲得をめざして──Fさんの場合

担当OT：Fさんの記憶障害は，たった今あったことをすぐに忘れてしまうほどなのですが，身体を動かして行ったことは比較的覚えているという特徴があります．RBMTの評価の結果は，スクリーニング点0点という重度のものでした．記憶障害の代償手段として，メモリーノートを使用して代償手段を獲得する練習を始めました．使用したメモリーノートは図3です．メモリーノートはスケジュール欄，to-do-list，メモ欄があります．スケジュール欄はその日のスケジュールをあらかじめ記入しておいて，行ったことを□にチェックしていきます．それを見れば，その日のスケジュールを忘れず時間どおりに実行できるようになっていて，チェックを見てその項目が終わったかどうか確認できるようになっています．to-do-listは時間はわからないけれど今日中にやるべきリスト，メモ欄は何でも自由に書き込んでよいという構成でできています．

大学教授OT：Fさんのメモリーノートにはスケジュール・to-do-list・食事メニュー記載欄以外にスタッフの写真（図4）と訓練室までの地図（図5）が載っていますね．

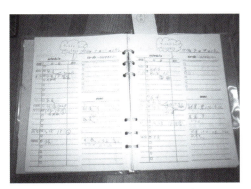

図2　見開きになっている通常のメモリーノート

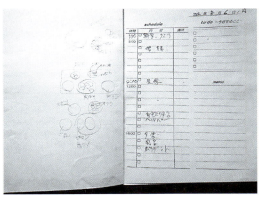

図3　Fさんに使用したメモリーノート

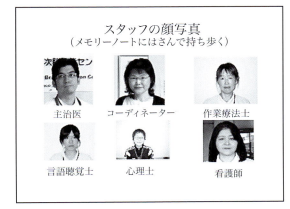

図4　メモリーノートにはさんだスタッフの写真

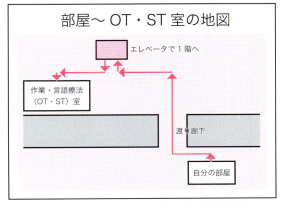

図5　メモリーノートにはさんだ訓練室までの地図

テーマ：記憶障害とメモリーノート

担当OT：はい．スタッフの写真や地図を使って，場所の視覚的情報が入るようにしました．自発的にそのページを開くのは，はじめはむずかしかったのですが，毎日繰り返す日誌記入やナースステーションでの問いかけ（今日は何月何日？　ここはどこ？　リハの担当者の名前は？　など）に応じて少しずつ参照できるようになっていきました．訓練室への地図については，道順を覚えると参照しなくなっていきました．

大学教授OT：メモリーノートについて，図を見ると，左側を白紙にして，右側のページにスケジュールを書き込む形になっていますね．このような形にされたのはなぜでしょうか？普通のメモリーノート（図2）だったら，見開きページで2日分だと思うのですが？

担当OT：見開きで2日分，表裏がある一般的なメモリーノートを試したこともありました．将来の予定を書いているとどの日が今日かわからなくなるので，今日のページにボールペンをはさんでおくようにしていました．しかし，ペンがはさんであるところを開いたとき，見開きページでは，どちらのページが今日かわからなくなったため，スケジュールを書き込むのは右片面のみにし，左側の白紙のページには，食事メニューを絵と文字で描くことにしました．本人に合わせて，少しずつ調整を行い，いろいろ試しながら今の形になりました．食事メニューの絵はいつのまにか自主的にされていました．絵を描くためにはスペースが必要なので，白紙のある今の形がちょうどよかったようです．

A病院ST：自分が覚えるのがむずかしいとなかなかわかってもらえない人に，どうやってメモリーノートを持ってもらうようもっていくことができたのですか？

担当OT：入院中，Fさんには，理学療法・作業療法・言語療法・心理療法のリハが処方され，1つの療法は原則40分でした．毎日時間が一定のものもあれば，しょっちゅう変わるものもあります．それをすべて覚えて行動するのは記憶障害がなくても不可能で，メモを使うのはごく当然です．そのとき，「いいものがあるよ」とメモリーノートを差し出しました．そして，それぞれ毎回の訓練の終了時に次の日の時間を伝え，メモリーノートに本人が

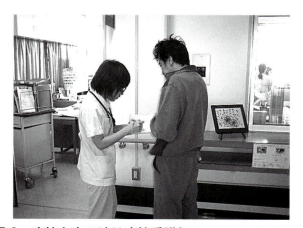

図6　病棟を出る時は病棟看護師からサインをもらう

注意転動や見当識の低下の問題があります．to-do-list に書いてある項目のどこを見ていいのかわからず，違うところを見て，違うことをしてしまうこともあります．ペンをその日のページに挟むようにしたところ，日にちのかんちがいは減りましたが，ベッドで休んで起きたときに次の日だと思ってしまうことがよくありました．そのたびにメモリーノート内を指さし，いまはこの時間だというように修正しました．このようにメモリーノートは，周りにいる人が言葉だけでなく，目で見て伝える手がかりとして使えますが，こうした修正を1人で確認して行うのは無理だと思います．

老健 OT：メモリーノート以外の代償方法は試したことがありますか？

担当 OT：はじめのころホワイトボード（**図1**，90頁）を病室で使っていましたが，毎日朝一緒に書き換えても，あまり活用できず，ノートを常に持ち歩いて開くことが定着したので，1カ月くらいしてから使わなくなりました．操作が覚えられないし，すぐなくしてしまうのでボイスレコーダーなど代償方法は試していません．

B 病院 ST：退院後はメモリーノートの定着はどうでしょうか？

担当 OT：退院後も，メモリーノートを持ち歩くことと食べた食事メニューを絵で描くことはなんとか定着していましたが，メモリーノートの予定時間を見て行動することなどはむずかしくなっていました．それでもメモリーノートは自分にとってなくてはならないものであり，食べたものを書くという習慣により家族が見えない生活の把握ができるということは，入院して身につけた大きな成果でした．あまり多くを望んでもいけないのかもしれませんね．

ディスカッション❷

> 作業療法の時間が，次の1週間分のスケジュールをメモリーノートに書く時間になっている．家族の負担軽減のためには必要かと思うが，ほかにもすべきことがあるのでは？

担当 OT：少し前からメモリーノートが食事メニューの記入以外にあまり活用されなくなってきているため，お嫁さんの負担にならないよう，作業療法の時間に行ってもらっています．当センター来訪時に，次の週に来たときのリハスケジュールとともに，作業所やデイサービスなど予定している行き先の1週間分のスケジュールを本人に記入してもらっています．作業療法の時間をこのように過ごしてよいのかどうかについてのコメントと，また将来的には，このメモリーノートの管理は家族や地域に任せるようになると思うので，負担の少ない方法について提案をいただければと思います．

作業所 OT：作業療法の時間が次回のリハまでの予定を書く時間になっていて，予定だけを

書いて帰るのはもったいないと思います．コピーを使って，あらかじめスケジュールが記入してあるようにしてはどうでしょうか？

担当OT：Fさんは書くことは苦でないようで，前週のスケジュールを見ながら，黙々と1週間分を20分くらいかけて書いています．これはこれでよい注意集中の練習になっていると思います．ただ，そばについていないと日にちやスケジュールを間違えてしまうので，誰かの見守りは必ず必要です．確かにあらかじめスケジュールが書いてあるコピーを使ってみてもよいかもしれないですね．

老健OT：メモリーノートを家や利用事業所などで一緒に書いてもらう第三者というと，どういった職種があるのでしょう？

作業所OT：事業所では，Fさんが来ている日以外の予定や自宅の生活はよくわからないと思うので，訪問リハでOTに来てもらい，お嫁さんに聞きながらノートを記入するということができればよいのでしょうけど……．

担当OT：訪問リハでそういったことができるOTがいるかどうか，ケアマネジャーさんに聞いてみます．

大学教授OT：メモリーノートに書かなくても，本人のなかで定着化している行動があるのではないでしょうか？　その行動を見てみるのもよいのでは？

担当OT：メモリーノートを見なくても行動できることは確かにあります．ただ，いろいろなサービスを利用しており，統一した対応がむずかしいところもあります．利用する機関によってメモリーノートを利用できているところと利用できていないところがあります．たとえば，作業所では連絡ノートとしてメモ欄を使用して家族のやりとりができていますが，デイサービスではできていません．しかし，食事メニューを書く（描く）ことは抜けていることもあるのですが，かなりできていて，そのときにそのページを開くので，今日どこに行くというのは大まかに把握できているのかもしれないですね．

ディスカッション❸

> 金銭の持ち合わせがなくてもレストランに入ったり，タクシーに乗ったりを，思いつきでしてしまうことについて

A病院ST：お金を持ち合わせておらず，何度か警察に連れて行かれているようですが，その時，本人はどういう様子なのでしょうか？

症例6　代償手段の獲得をめざして──Ｆさんの場合

担当OT：あっけらかんとしています．その反応は記憶障害だけではないような気がしますが，どういう症状なのかよくわかりません．何が起きているのか状況は，そのときはわかっているようなのですが，次にどうしようという行動に結びついていないようです．そしてそのこともすぐ忘れてしまうので，同じことを繰り返してしまいます．食欲や金銭面の欲求のコントロールができなくなっているのかなとも思われます．自分で制限できないのでしょう．ただ，使ってよい金額を決めてあげるとお金の無駄遣いが減るので，こだわりは強くないと思われます．どうやって決めた金額の枠を見えるようにするかということが課題です．

A病院ST：いつもバスで帰っているのに，なぜタクシーに乗ろうとするのでしょう？　なぜこうした問題行動をとってしまうのでしょう？

担当OT：「いつもバスで来る」という記憶はあまりないようです．「当センターに入院していた」ことも覚えていません．いつも初めての体験をしているという印象なのではないかと思います．「広島県立リハセンターにいる」ということはわかっていて，早く家に帰りたくて，病院の前にいるタクシーに乗っているだけで，財布にお金がないこともそのときは忘れているのだと思います．本人にとっては問題行動でもなんでもないのでしょうね．残念ながらそのとき，メモリーノートを持ってはいましたし，バスの時間も書いてはありましたが，自分で確認することはできませんでした．

老健OT：お金がなくても1人でレストランに入ってしまうのも同じですか？

担当OT：そう思います．そのころは，日曜日は自分で朝食を調達するというルールだったので，よけい混乱していたと思われます．財布にお金がないことを忘れてレストランに入り，警察を呼ばれて困ったとき親戚に連絡したのは，比較的新しい息子の家の電話番号より昔の親戚の電話番号が思い浮かんだからだけです．朝食を用意しているのにコンビニで買ってしまうのは，メモリーノートによる曜日とto-do-listの参照が1人ではできないからですよね．こうして振り返ると，かなり負荷のかかることを課していたのだと反省させられます．

ディスカッション❹

> どうすれば，記憶を補いながら，母屋での一人暮らしをトラブルなく過ごすことができるようになるのか？

担当OT：これまでのディスカッションのなかから，Ｆさんがメモリーノートを記憶の代償として使うには限界があるように思います．メモリーノートを持ち歩いて，食事のたびにボールペンが挟んである今日のページを開いて食事メニューを記入することはでき，そこに

書いてあるスケジュールを大まかに把握することはできますが，時間とスケジュールを照らし合わせたり，to-do-listをチェックすることはできません．でも，一人暮らしは始まっていますし，それによる負荷も大きくなっています．声かけなく時間どおりに食事をしに息子の家に行くことも，実は無理なのですよね．

作業所OT：現在利用しているヘルパーさんに，朝の支度や就寝の準備とかをしてもらえないのですか？

担当OT：一度依頼したようなのですが，そのときは朝早くや夕方遅くの対応はむずかしいという話だったと聞いています．

作業所OT：最近では変則的な時間帯でもサービスしてくれるヘルパー事業所も増えていると聞いているので，サービスしてくれる事業所を探してみたらどうでしょう？ 食事をしに息子の家に行くより，自分の家で食べたほうがゆっくりできるのではないですか？ ただ，お孫さんと一緒に食事ができなくなるのは寂しいかしら？

担当OT：そうですね．お孫さんも大きくなるといろいろ忙しいようですから，かえってよい距離が保てるかもしれません．よいアイデアをありがとうございます．

その後のアプローチ

ディスカッション①
- メモリーノートを持ち歩き，食事メニューを書く設定を継続する
  - ディスカッションを通じてメモリーノートを見て行動するのは要求水準が高いことに気づかせていただき，それをお嫁さんに伝え今はその継続を支援するという方針を立てました．
  - メモリーノートは今でも持ち歩くことができ，お嫁さんの声かけにより左ページへの食事メニューの記入はなんとか続いています．メモリーノートに挟んでいる名刺やお知らせをよく落として拾得物として連絡があるそうです．なんでもかんでももらったものをメモリーノートに挟んでいるので，一緒に定期的に整理することが必要です．これまで，2回ほどメモリーノートを失くしていますが，すぐ新しいノートで再開できています．ノートの色や形が入院時と同じものでないと，自分のものとわからないため，新しいものにするときもまったく同じものにしています．一度，当センター卒業を視野に，購入しやすい一般的なノートに変えようとしたことがありましたが，すぐにどこかに失くしていました．卒業後も同じ方法を継続していく必要性を感じています．

ディスカッション②
- リハで定着している行動を，そのまま自宅で継続できる地域のサービスを探す
  - 訪問リハでメモリーノートの記入ができないか聞いてみました．そして，毎日の予定をメモリーノートに記入するのは，やはり毎日関わる人がよいだろうということで，ヘルパーさんと一緒に行ってもらっています．実はヘルパーさんによって，上手にスケジュールが書けているときと書けていないときがあるのですが，外来のときにそれを確認して，お嫁さんからヘルパーさんに繰り返しお願いしてもらっています．スケジュールの記入は声かけがないとなかなかできません．

- パソコンにあらかじめ予定を入れて，印刷したノートをつくることも試みたのですが，1カ月くらいで挫折しました．お嫁さんの負担が大きかったのと，印刷されたメモリーノートを，Fさん自身，自分のノートと思えなかったためです．
- 現在，当センターの外来リハに来るのは1カ月に1回になっており，作業療法の時間は1カ月間の生活状況を聞いたり，困ったことの対策を立てる時間になっています．

ディスカッション③
- 本人の負担が大きくならない設定をすることで，問題行動を少なくする
  - 今は，毎週あったグループ訓練も卒業し，当センターへの外来はお嫁さんと一緒に来ることができる1カ月に1回となっていますので，通院のための交通利用で問題は生じていません．
  - 1人での外出は，作業所と近くの銭湯への行き帰りだけという，歩いて行くことのできる決まった場所のみになっています．タクシーを利用しなければいけないような遠いところに1人で行くこともありません．
  - いつのまにか息子の家の風呂でなく，近くの銭湯で入浴するようになっていました．近くのなじみの場所で，小さい銭湯なので問題なく利用できていて，昔からの知り合いもいて，楽しみになっているということでした．
  - ヘルパーさんを入れて朝食と夕食を毎日自宅で食べるようになってからは，1人で買いものをしたり，レストランに入るようなことはなくなりました．
  - Fさんにとって1人で公共交通機関を使って外出したり，曜日によってスケジュールを変えるのは大きな負荷で，その無理が問題行動に結びついていたのだなあと思います．食欲や金銭の欲求コントロールも今は落ち着いているので，本人の状況に合った環境を整えることが重要なのだと思われました．

ディスカッション④
- 生活機能の水準を見きわめて，介護や支援の種類や内容を決める
  - お嫁さんにこのアイデアを伝え，ケアマネジャーさんに変則的な時間帯のサービスができる事業所を探してもらったところ，ちょうどよいことに，これまで利用していた事業所から独立した人がいて，そうした時間帯でのサービスも提供してくれることがわかりました．
  - それにより，朝食を出し，作業所やデイサービスに送り出す準備をしてもらう朝のヘルパーさんと，夕食を出して就寝準備をしてもらう夕方のヘルパーさんを依頼することができました．食事はお嫁さんがあらかじめ用意して，母屋の冷蔵庫に入れてあります．
  - ヘルパーさんが入るとき，一緒にメモリーノートを記入したりチェックしてもらうことで，今日のスケジュールを確認することができ，トラブルがほとんどなくなりました．そろそろガスを止めている状況を解消して，家で入浴できるようにすることも思案中だということです．

まとめ

- 本人の生活水準を見きわめることが大切
  ⇒行動観察や介入経過から評価した生活機能の水準の見きわめをもとに，介護や支援の種類とその内容を決めてアプローチすることが大切と思います．

- ●「メモリーノートが必要」と感じてもらう設定を考える
  ⇒記憶障害の人にとって，メモリーノートによる代償手段は有効ですが，身につけるためには一定の期間と役に立つと思わせる環境設定が必要だと思います．
- ●本人と家族とのニーズの調整の重要性
  ⇒本人にとって負荷のかかることを強いてしまうことが周りにとっての問題行動になってしまうようなので，本人にとって容易にできるような生活の組み立てが大切です．家族はつい多くを望んでしまうので調整が大事です．
- ●社会資源の活用の大切さ
  ⇒家族だけでかかえこまず社会資源を有効に活用することが本人も家族もハッピーになれることと思います．

（担当：OT 川原　薫）

テーマ：脳外傷受傷後長期経過したニーズがないという人へどのように関われば？

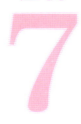

症例 7 困ったことがないという人のニーズとは？
―― G さんの場合

60 代の G さんは，脳外傷受傷後リハを受けたのち，実家に帰り母親と 2 人で暮らしていました．地域での生活は 8 年が経過していました．問題行動のためデイケアへの通所を断られ，困ったケアマネジャーさんに当センターを紹介されました．お母さんが高齢で，G さんの身の回りの世話をすることも限界になっていたため，入院して本人を評価するとともに生活の立て直しをはかることになりました．入院リハ後は当センターに隣接する障害者支援施設に入所しました．入院の前後で記憶の評価点が大きく改善し，8 年経過しても，関わりや環境設定により認知機能の改善がみられることに驚きました．ただ，本人の病識はあまりなく，初回面接当初から「何か困ったことは？」と聞いても「特にない」と答え，家に戻れないことにも無頓着で，施設入所もすんなり受け入れていました．リハは淡々とこなし，指示には素直に応じるのですが，本人にとって本当は何がよいのか，担当 OT はいつもジレンマに陥っていました．障害者支援施設へ入所して当センターでの作業療法は終了になりましたが，このような関わりでよかったのか？ 記憶の検査結果が大きく改善したのは何が原因だったのか？ ぜひ検討してみたいと思います．

G さんの背景

　60 代の G さんは，8 年前に車を運転中くも膜下出血になり事故を起こし，外傷性脳損傷を受傷しました．当時は妻と子どもがいましたが，事故後家財一切を持って家を出てしまい，それ以降音信不通となり，その後 G さんは実家に戻って，母親との 2 人暮らしとなりました．

　8 年前の受傷時は，徘徊や物色等の問題行動が著明だったようです．在宅生活になってからは，主に通院で個別リハに通っており，2 年前からは家から近い精神科のデイケアに徒歩で通っていました．

　精神科デイケアでの昼休憩中に勝手に敷地外を散歩していて転倒し，骨折．復帰しても再び散歩に出かけ，再転倒して骨折を繰り返してしまいました．

　通っていたデイケアでは受け入れ困難と判断され，当センターには 1 年前に，高次脳機能障害治療

目的で紹介を受け，外来での評価を開始しました．入院待機中は月1回の外来訓練を実施しました．その後，自己管理能力や集団生活の適応を見きわめるために，3カ月の入院リハを行いました．現在は当センターの障害者支援施設に入所し，生活介護事業を受け，落ち着いた生活をしています．

関わりはじめのときは，受傷から8年近く経過していたため，それほど認知機能面の改善は期待しておらず，前述の見きわめが中心と思っていたのですが，退院時評価では記憶や注意の評価結果が大きく改善していて驚きました．ただ，Gさんは，関わりはじめのころから特にニーズもなく，リハも淡々とこなし，指示にも素直に応じてくれている状況でした．

評価とカンファレンス

初期評価時，Gさん本人からは特に困りごとやニーズは聞かれませんでしたが，母親からは自身が高齢であり，また心臓疾患があるため，本人の将来的な生活について心配であるという不安が聞かれました．

Gさんの生活歴ですが，高等学校卒業後，運送業・営業・ペンキ塗装業などに従事していたようです．現在好きな活動は，釣り（月1回程度義兄の誘いで出かける），カラオケ，音楽鑑賞，麻雀とのことでした．経済状況は生活保護を受給中．7年前に精神保健福祉手帳2級の交付を受けています．

初期評価は別に示しました．まとめると，記憶障害，注意障害，自発性低下や欲求コントロールの低下等の社会的行動障害，処理速度の遅さ，言語性知能低下などが認められました．

記憶障害の特徴としては「直後再生」と「遅延再生」での差はありませんでした．視覚的・聴覚的な記憶の優位さもあまりみられていません．

家事全般は母親が行っていますが，買い物などを頼まれると実施することがあったようです．

家での様子は1日中テレビを観て過ごしていることが多いようです．ときどきぶらりと散歩にも出かけるのですが，ものの数分で帰宅するとのことで，1つの活動が長続きしない印象でした．母が数品の買い物を頼むと，近所の店でメモどおり購入してくることができるようで，家事など多少は家庭内の役割を行っていく今後の可能性を感じました．しかし金銭管理面では，お金を渡すと，あるだけ使ってしまうとのことでした．

入院前の評価で本人は特にリハについてのニーズもなかったのですが，母親と一緒に電車・バスで当センターへ出かけることは気晴らしにはなっていたように思います．自宅では母親が関与しないと気ままに過ごしてしまうらしく，常に母が本人の尻を叩いているイメージでした．母親は自分が元気なうちに自活させたいとの思いが強かったように思います．反面，過剰に介入し過ぎて本人自身が気づくきっかけを奪っているようにも感じました．OTの入院リハの関わりの目標は，本人の潜在的な能力を見きわめることと，最終的にはどのようなことは自立できて，どのようなことは援助が必要かを明確にすることとしました．

リハビリテーションの介入目的と経過

〔長期介入目的〕
- 本人の能力を見きわめる
- できることと援助が必要なことを明確にする

〔短期介入目的〕
- 脳機能の賦活
- エラーレスでの学習
- 記憶の代償手段確立

● Gさんの初期評価の結果

● 主治医のMRI画像による診断

疾患名：くも膜下出血，外傷性脳損傷による高次脳機能障害・器質性精神障害

画像所見：両側前頭葉に低吸収域（①）

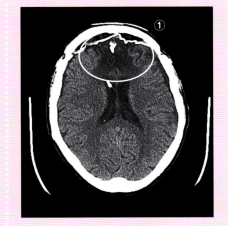

● 身体面の評価

麻痺や感覚障害：上下肢ともに特になし
利き手：右
筋力：両上肢とも4+〜5レベル
握力：右27.2 kg，左28.0 kg
ピンチ力：右7.2 kg，左7.3 kg
STEF：右87点，左87点（同年代最低88点）⇒軽度動作速度の低下傾向がみられる

● 神経心理学検査
WAIS-Ⅲ（日本版成人知能検査）

言語性 下位検査	年齢群別 評価点	動作性 下位検査	年齢群別 評価点
単語	4×	絵画配列	2×
類似	7△	絵画完成	14◎
知識	4×	積木模様	4×
理解	4×	行列推理	9○
算数	6▼	符号	3×
数唱	7△	記号	4×
語音整列	5▼		

評価点のマークは症例2（40頁）参照
※一般成人の評価点の平均は10で標準偏差は3である．

言語性IQ＝69（低い）
動作性IQ＝75（やや低い）
全IQ＝69（低い）
群指数：言語理解71（やや低い），知覚統合93（平均），作動記憶74（やや低い），処理速度63（低い）

リバーミード行動記憶検査（RBMT）
　標準プロフィール点　5/24点（60歳以上15点以下は障害域）　⇒重度記憶障害
　スクリーニング点　2/12点（60歳以上5点以下は障害域）　⇒重度記憶障害
　　⇒ヒント（プライミング）効果は高い印象
　　⇒視覚的・聴覚的な記憶の優位さはあまり特徴がみられず

改訂版長谷川式簡易知能評価スケール（HDS-R）
　22/30点（"正常域"21点以上）　⇒正常域下限

Mini-Mental State Examination（MMSE）
　25/30点（"正常域"24点以上）　⇒正常域下限

Trail Making Test（TMT）-A（1～25まで数字を探して順番に線でつなぐテスト）
　176秒（60代の平均：157.6±65.8秒）　⇒年齢平均範囲

Trail Making Test（TMT）-B（1→あ→2→い→3…のように数字と50音を交互に探して順番につなぐテスト）
　291秒（60代の平均216.2±84.7秒）　⇒年齢平均範囲だが，やや下限

● 言語面の評価
WAB失語症検査
　継時的命令（聴覚的理解力・注意力をみる）：76/80（平均76.8）　⇒平均
　復唱（聴覚的把持力・失語症の有無をみる）：98/100（平均98.7）　⇒平均
　語想起（1分間）（思考の持続・柔軟性・記憶力をみる）：15/20（健常者年代別平均15.1）
　　⇒平均

標準失語症検査補助テスト（SLTA-ST）
　長文の理解（聴覚的な注意力・記憶力をみる）：
　　ニュース文（内容説明課題）　2.5/6（平均5.13）　⇒聴覚的な注意力や把持力，記憶力の低下
　まんがの説明（論理的思考力・状況判断・注意力をみる）：
　　【口頭】段階4/6　　主題の説明　1/2
　　【書字】段階2/6　　主題の説明　0/2
　　⇒論理的思考力・状況理解力・視覚的情報に対する注意力低下・表現語彙の少なさ・拙さ

読書力テスト（小学校高学年用を用いているため，上限が中学校3年3学期レベルまで）（処理速度・読書力・国語力をみる）：
　速読　30/90点（小学校1年3学期レベル）　正答率83.3%
　　⇒ある程度の読解力は保たれている．言語的な情報の処理速度低下あり

比喩皮肉文テスト（言外の意味を理解する力）：13/20　⇒言外の意味の理解の困難さあり
● 日常生活・日常生活応用動作
　〈本人評価〉　　　FIM：125/126
　　　　　　　　　　FAM：81/84
　　　　　　　　　　【修正自立 6/7：問題解決・読解・注意・安全確認】
　〈家族（母・姉）評価〉　FIM：114/126
　　　　　　　　　　FAM：72/84
　　　　　　　　　　【修正自立 6/7：安全確認】
　　　　　　　　　　【監視 5/7：排尿コントロール・排便コントロール・記憶・注意】
　　　　　　　　　　【最小介助 4/7：問題解決・雇用家事】
　　　　　　　　　　【全介助 1/7：障害適応】

● 行動評価
　〈本人評価〉：高次脳機能障害　　17/54　⇒記憶・注意・遂行機能面・計画性・言語面などの
　　　　　　　　　　　　　　　　　　　　　問題を自覚
　　　　　　　社会的行動障害　　　5/54　⇒依存的・欲求コントロール・対人技能・意欲の問題
　　　　　　　　　　　　　　　　　　　　　への気づき
　〈家族（母・姉）評価〉：高次脳機能障害　　21/54　⇒記憶・注意・遂行機能・言語的問題な
　　　　　　　　　　　　　　　　　　　　　　　　　　ど全般的
　　　　　　　　　　　　社会的行動障害　　13/54　⇒欲求コントロール・対人技能・発動性
　　　　　　　　　　　　　　　　　　　　　　　　　などが問題

個別作業療法・言語療法

　入院訓練では，まずは脳処理のスピードを上げていくことを狙い，比較的単純処理（継時処理）的に行える課題を優先的に行いました．前頭葉障害に配慮して，試行錯誤を少なくしエラーレスでの学習のほうが安定したリズムがつくれるのではと考えたため，訓練内容をほとんど変更せずにパターン化し，できるだけ枠組みがはっきりしていると思われる内容を継続実施しました．また課題の正誤などは口頭でのフィードバックはあまり行わず，自分で調べて解決することとし，そのかわり確実に洩れなく遂行していくことを重視しました．生活面では，メモリーノートの予定に沿った行動を安定して行うことを当初の目的としました．

　基礎訓練として，①見当識・語想起・記憶のルーチンワークプリント，②漢字書き取り（小学校 3 年・4 年レベル），③計算課題（単純な四則計算―速度重視）などを実施しました．

　ルーチンワークでは，見当識情報の確認をまず最初に行うのですが，自分自身の記憶やメモリーノートに記載している日付・曜日を手がかりにすることなく，作業療法室にある日めくりカレンダーからいつもプリントに転記していました．日々の出来事や夕食メニューについては何も見ないで書くことが多く，食事内容について「魚，タクアン…」といった大雑把な記載であり，比較的毎日出ている副菜と，肉や魚といった記入パターンでした．出来事の想起は当初むずかしいことが多かったのですが，終盤は思い出せるエピソードがやや増えていた印象です．

語想起・記憶課題については，毎回頭文字を変えて，たとえば「"あ"で始まる言葉を 10 個」書き出してもらい，数分後にそれを想起してもらっていました．毎回「なんだったかね〜」と頭文字が思い出せないのですが，ヒント（頭文字）を伝えると 6 〜 7 語の想起が可能な場合が多かったと思います．徐々に自分で思い出せる確率も上がっていたように思います．

漢字書き取りは小学校 3 年レベルが 7 割，小学校 4 年レベルが 3 割程度は書けていました．わからない漢字は国語辞書で調べるようにお願いしました．国語辞書の検索は大変時間がかかっていましたが，集中が途切れることなく実施していました．後日，何度かまったく同じ漢字課題を実施したのですが，書けない漢字はおおむね同じである傾向があり，新しい知識を身につけていく学習面のむずかしさがより鮮明になりました．計算課題は単純な四則計算を速度重視で実施してもらいましたが，正確に実施可能でした．

記憶のむずかしさを補う手段として障害者職業センターのメモリーノート（幕張式）を導入し，入院中の基本的な予定管理（たとえば訓練や入浴時間を記入して行動指標とすることなど）や，タバコ量のチェックなどに使用してもらいました．

指定した夕食の内容をその日のメモ欄に書くことはなんとか可能になりました．結局退院時まで自発的にノートに記載を行ったり（メモをとるなど），活用をすることはありませんでしたが，忘れやすさを補う物であるという認識は定着したように思います．

訓練終了時に翌日の訓練時間を記入してもらったのですが，訓練担当者が声かけしないと，基本的に自分から時間を尋ねることはありませんでした．しかしあるとき，ノートがない（後に病室で発見）ことに本人が気づき，訓練室まで（探しに？）きました．このときのコメントとして，「あれに全部書いとるけぇ，わからんようになった．なんの訓練かわからんけど来た」「あれがないと困るけーね」と，とても驚きの発言が聞かれました．この後にも訓練予定が書いてない（書き忘れていた）日に，昨日と同じ時間に来るなど，それなりにメモリーノートの存在を頼りに行動している印象を受けました．

入院経過

入院リハでの関わりでみえてきたこととして，まず記憶面のうち意味記憶は定着しにくく，手続き記憶については定着しやすいようでした．展望記憶は苦手で，エピソード記憶はヒントがあれば想起可能なことが多いようでした．訓練の担当者名について，何かを参照しなくても実際は想起可能でしたが，記入課題では迷いながら思い出してもらうよりも，メモリーノートの情報を転記してもらうことを優先しました．代償能力として「メモリーノートの参照」が行えることは，G さんにとっては利点になりうると思ったからです．

おやつやタバコなどの嗜好品を，適当量におさえるなどの自己管理はむずかしい印象を受けました．しかし周囲の者が数量の制限などを設けると，自分なりにタバコを 1 日 5 本で制限するなどができ，ある程度安定していたように思います．メモリーノートにタバコを吸う時間をあらかじめ記入し，ノートをもってナースステーションに来てもらいました．タバコを吸うと看護師さんがチェックするという方法で本数を決めていました．

病棟生活では，一人でテレビを観たり気ままに散歩したりすることが多く，見かけるかぎりでは他人とのコミュニケーションを自分から図ることはほとんどなかったように思います．訓練場面などで話しかけられたときはそれなりに会話していました．私が G さんにもつ普段の印象は，「気ままに漂ってい

る方」というものでした．基本的には他人に迷惑をかけることなく，また他人にも興味がなく経過していましたが，一度だけイヤホンでTVの音を聞きながら，同時に演歌のCDを大きな音でかけていたため，同室者からクレームがありました．注意されて止めたようです．後に本人に確認したところ，ほとんど事実としては認識していませんでした．

退院に向けて…

　入院が約3カ月経過したところで，自宅には戻らず，今後の生活像を模索していく目的で，当センターに隣接する障害者支援施設への入所が決定しました．
　退院前に再評価を実施したところ，意外な結果となっていました．
　神経心理学検査では，TMTにて実施スピードが大幅に改善されていました．特に注意の切り替えを必要とするBパターンで著明な改善がみられました．記憶評価ではRBMTの結果がプロフィール点は5点から14点へ，スクリーニング点は2点から5点へと大幅に改善していました．言語能力側面では情報処理速度，語彙力，状況判断などに改善傾向がみられました．
　行動の変化については，指定した時間に合わせた行動がとれるなど，ある程度「見通しを立てる」ことが可能になっていたように思います．予定や約束を明確化することで，生活リズムや欲求行動については安定したと思われます．ただ生活全般を自分で組み立てていくまでには至っていない状況です．
　母親からは「人間らしくなりました」とのコメントをもらいました．自宅に外泊した際には，コーラを飲み過ぎないとかタバコを吸い過ぎないなど，本人なりに自制できている様子でした．施設に来所した母親を見送りに玄関まで荷物を持っていく姿が今でも印象に残っています．離れた生活を送ることで，この家族としてはお互いを気遣う良い関係ができたのかもしれません．
　注意力の改善は基礎訓練による脳機能の賦活がうまくいったことが理由かと思います．
　それなりに改善は得られましたが，依然として本人のニーズがよくわからなかったのです．今後どうしたいのかについては特に希望はない（現状で満足？）と言われるので，関わるうえでのジレンマとして悩まされました．

高次脳機能障害症例検討会における問題提起とディスカッション

問題提起

- 主訴：「困ったことはない」という人のニーズをどう引き出していくか？

....

- 抱えるジレンマ，検討していただきたいこと
　①再評価結果からは注意・記憶力が大幅に改善している．その要因をどうとらえればよいか？
　②今後の生活基盤をどこに置くか？　また，本人のニーズをどう引き出したらよいか？
　③実施したプログラムは適切だったか？

テーマ：脳外傷受傷後長期経過したニーズがないという人へどのように関われば？

ディスカッション❶

> 再評価結果からは注意・記憶力が大幅に改善している．その要因をどうとらえればよいか？

 担当OT　　 大学教授OT

 B病院OT　　 障害者支援施設OT　　 老健OT

B病院OT：RBMTの結果改善は，注意力の向上が要因でしょうか？

担当OT：インプットの段階で注意力の改善はみられていますので，要因としては大きいと思います．しかし思った以上の改善が図られたため，ほかにも要因があるかもしれません．入院リハである程度脳機能の賦活をすることができたようには思います．依然生活上は支障があるレベルにあると思いますが，「霧が晴れた（ボーッとしていたところが少ししっかりしてきた）」ため，状況理解がしやすくなっていったと考えます．

大学教授OT：初回評価時の情緒的安定感はどうでしたか？　うつであったり緊張していたら能力も十分発揮していなかった可能性があります．情報処理スピードは特に影響されるのでは？

担当OT：検査の実施状況は初期と再評価で変わらず，淡々とこなされていたように思います．うつや緊張状態である印象は受けませんでした．

大学教授OT：身体機能の動作スピードは上がっていましたか？

担当OT：評価できていません．課題全体を通してはこなす速度は上がっていたため，身体機能的な変化も要因としてあったかもしれません．

B病院OT：初回評価と最終評価はどのくらいの期間があきましたか？

担当OT：9カ月です．発症から8年経過していたので正直機能的な改善は期待していなかったので，この期間での変化はとても驚きでした．Gさんの場合は3カ月の入院での集中的な関わりで，それなりに効果があった例といえます．シンプルな課題での脳機能賦活と自分で判断して行動する場面が増えたことなどが影響を与えたのではないかと考えています．

ディスカッション❷

> 今後の生活基盤をどこに置くか？ また，本人のニーズをどう引き出したらよいか？

担当 OT：単身生活については考えにくいのですが，環境援助がうまくいけば可能でしょうか．どうでしょうか？

老健 OT：入院から障害者支援施設への移行に際して，身に付けた行動は汎化できていましたか？

担当 OT：メモリーノートなどはそのままの状況で継続使用されているようです．良くもなく悪くもなくといった状況ですが，今回の入院により患者さんに対する適切な対応の仕方などはよく見えてきた段階かと思います．まちがっていても自分から気づくことはむずかしいのですが，視覚的手がかりをメモリーノートに書くことや，制限を設けたうえでの自己管理が生活を安定させていたように思われます．メモリーノートが紛失したとき，「あれに全部書いとるけぇ，わからんようになった．なんの訓練かわからんけど来た」といったエピソードがありました．書いてあることに関しては時間意識が高く，遅刻も少なかったです．

B 病院 OT：現病歴では歩行中に何度も転倒していますが，安全への配慮はできますか？

担当 OT：施設入所後の散歩コースは本人が決めた場所を回遊していますが，おおむね周囲状況への安全配慮はできているように思います．入院前は一見無目的に徘徊しているようにも見えましたが，本人なりに歩き回る目的があったように思います．訓練室への経路も最短ルートは通らず，自分の中で定着したルートがあったようで，意図的だったように思います．

B 病院 OT：自炊はできそうですか？

担当 OT：インスタントラーメンの調理などごく簡単なものは可能です．

老健 OT：介護保険サービスの利用を考えていますか？ たとえば，グループホームなどですが．

担当 OT：入院前は退院後の生活場所として精神障害者の援護寮などをイメージしていましたが，入院時の状況からは環境を整えれば介護保険を利用して在宅生活も可能なのではないかと考えています．メモリーノートで生活の枠組みを設定して，ルーチン化していくことで安定が図れるように思います．今の状態で自宅に戻るとしたら，家での役割をもちヘルパーやデイケアを利用すれば安定できそうですね．家事は母親が担う必要がありますが……．ま

た，今後入所を見据えた施設にショートステイするなどの対応も考えられるように思います．本人はニーズを言語化することはむずかしいですが，決められた枠のある，安定した生活を過ごすことを希望しているように感じました．介護保険サービスの利用も考慮に入れて今後の支援を考えていきたいと思います．

B病院OT：今後の生活について本人からどのような生活がしたいかと聞き出すのはやはりむずかしいようですか？

担当OT：障害者支援施設へなぜ入所するのか？　という問いには「お母ちゃんが，入っとったほうが安心するけぇー」と答えています．今後の自分にとってなぜ必要なのかということへはやや無関心のように感じました．

障害者支援施設OT：それはそれで，自分の立場をよくわかっているような発言ですね．

大学教授OT：考えすぎかもしれませんが，家族背景のなかで，信じていた家族に裏切られたという思いはないのでしょうか？

担当OT：受傷されたときに妻が子どもと一緒に家財道具一式を持って出て行って，そのまま音信不通になっていることですよね．その点について，実は一度も話で触れたことがありません．

大学教授OT：知的レベルからすると，状況理解はできてますよね．人生投げやりになっても仕方ないくらいのできごとですよ．自分の要求がわからなくなったり，言えなくなるのも当たり前なのではないでしょうか？

老健OT：お母さんやお姉さんが支えてくださったから，8年間なんとかやってこれたのですね．それでも，そのなかで，限界がきていたときに，こういう道筋がついて，できることとそうでないことがわかって，よかったのでしょうね．ただ，Gさん本人にとっては，どこにいても何をしても同じなのかもしれません…．

担当OT：Gさんの心の深いところが見えたような気がします．ありがとうございました．

ディスカッション❸

> 実施したプログラムは適切だったか？

大学教授 OT：試行錯誤しないようにパターン化した課題をセッティングしたのは，生活の枠組みを設定するとそのとおり行動することができるという長所を生かしたかったからですか？

担当 OT：そうです．エラーレス学習で対応したほうが，Gさんには合っているように思いました．試行錯誤するような課題を入れていったほうがよかったのかもしれませんが．

障害者支援施設 OT：課題をこなすなかでの変化はありましたか？

担当 OT：パターンを決めたことに対しては順応性がありました．たとえば，記憶のルーチンワークではときどき生活エピソードを想起できることがありました．クリスマス会でカラオケを歌ってもらったのですが，自分が歌う予定の歌をかんちがいしていましたが，クリスマス会終了後1カ月たっても自分が歌った歌は，はっきり思い出すことができました．話が盛り上がると笑顔が見られることが増えました．基本は無表情でしたが．

B病院 OT：成功体験などはありましたか？　やり遂げたときはどんな様子でしたか？

担当 OT：課題がよくできたことは積極的に伝えるようにしました．しかし成功体験としてインプットされていたかはよくわかりません．

大学教授 OT：作業療法室が本人にとって居心地が良い場所になっており，自身を受け入れてくれるところになっていたように思いますか？

担当 OT：可能性は考えられます．接するなかで極力ダメ出しをしないよう，肯定的なフィードバックを多く与えるように心がけていました．

老健 OT：欲求コントロールの面，たとえばタバコやお菓子はどのように管理していましたか？

担当 OT：コーラは1日1本，ナースステーションでもらっていました．タバコは10本から5本に減らして渡していましたが，それ以上を要求することなく制限した範囲でなんとかやっていたようです．

テーマ：脳外傷受傷後長期経過したニーズがないという人へどのように関われば？

障害者支援施設 OT：脳機能の基礎的訓練を実施しながらエラーレスで学習し，メモリーノートを使って，代償手段を確立していくというプログラムが適切だったからこそ大きな成果をあらわしたということですよね．わたしたちの施設でも，今後はそれを活かして生活を組み立てていく必要がありますね．

担当 OT：ありがとうございます．ぜひ，よろしくお願いします．

その後のアプローチ

ディスカッション①
- ニーズがなくても発症から長期間経過していても機能改善する可能性があり，それを活かした環境設定で生活を安定させる

入院での集中的なリハの関わり（課題提供）がGさんにとって脳機能改善に効果があったと考えますが，集中リハ時に身につけたメモリーノート参照行動は現在も継続されているようです．そのことが時間を見て行動する安定した生活につながっていて集中的なリハの重要性をあらためて感じました．

ディスカッション②
- 本人の生活歴を知ることで，行動を理解し，ニーズをつかむ

同居の母親が高齢のため今後の生活基盤をどこに置くかが重要と考えました．本人の母親は8年間という期間，自宅にて母親なりにGさんの状況を理解しながら対応されてきましたが，入院リハを通してGさんの新たな一面を発見することができたようです．高齢の母親だけでは本人の生活の枠組みを支えることはむずかしいため，施設入所でサポートを受けながら生活することが，Gさんには合っていたように思います．

ディスカッション③
- エラーレス学習と生活の枠組みをつくるプログラムで，行動を定着させる

行動する指標としてのメモリーノート参照は現在も続いており，反復的な学習を通して行動を定着することの効果を強く感じました．

まとめ

- 発症から長期経過していても機能改善する可能性がある．
  ⇒発症から長期経過していても，集中的な脳の基礎訓練をすることで注意や記憶の機能改善をすることがあることがわかりました．
- 困ったことがないと言う人へのアプローチは生活歴を知ることから始める
  ⇒ニーズを言わない人のニーズのとらえ方は，生活歴を知り，家族のニーズを聴き，本人のできることとむずかしいことをみきわめ，今後の生活に必要なサポートを組み立てていくなかで，本人ができることを続けていくことが大切なのだと思いました．
- 生活の枠組みをつくるためにメモリーノートを利用することが有効
  ⇒現在もタバコやお菓子の管理をメモリーノートで行っています．Gさんの欲求をコントロールし，生活を安定させるツールとして，とても役立っていると感じています．

（担当：OT 冨田　昭）

テーマ：欲求をコントロールするにはどうしたらよい？

症例 8 欲求を我慢できない
―― H さんの場合

Hさんは，脳腫瘍手術後，家事がうまくできなくなり，また電話をかける行為が止められなくなりました．電話をかけるくらいいいじゃないかと思われるかもしれませんが，ストーカーと思われてしまうほどです．「こんなことなら，手術をするんじゃなかった」と本人が言うほど，自身でもわかっていて苦しんでいるのに，行動はエスカレートするばかりです．問題行動に家族は困り，このままでは，家族が崩壊してしまいます．せっかく助かった命です．何とか対策はないでしょうか？

Hさんの背景

　Hさんは30代前半の女性で夫と幼稚園の息子の3人家族です．小さな会社の事務のパートの仕事と主婦業を両立していました．仕事と家事，日々多忙でしたが，もともと要領がよく人当たりも良かったので，周囲の人たちのHさんへの信頼度は高く，いつも集まりの中心にいて活躍していました．そんなある日，頭痛やめまいが日常的に起こるようになりました．夫に相談し，病院で検査を受けてみた結果，脳腫瘍と診断されました．Hさんの脳腫瘍は右前頭葉の広範な範囲に広がっており，早期の手術が必要と医師から説明を受けました．

　術後経過は良好で，自宅退院ができましたが，夫は手術をする前と後でHさんの様子が変わっていることに気がつきました．それまで要領よくこなしていた家事ができません．洗濯物はたまり，居間は散らかり，食器は流し台に置いたまま．「手術して退院したばかりだから…」としばらくは夫も大目に見ていましたが，退院して1カ月たち，2カ月たっても，やる気配はありません．

　たまりかねて「ちゃんと家のことをしてくれよ」と夫が言うと，「ごめんね．今日はちゃんとやっとくから」とHさんは素直に謝ります．しかし，夫が仕事から帰ると，家の様子は出勤したときのまま．家事に取りかかった気配すらありませんでした．「家にずっといて一体何をしてるんだ？」と尋ねても，Hさんは「んー，いろいろとねぇ」と曖昧なことしか答えません．どこか上の空で，夫が怒っていてもあまり響いていないようでした．それから間もなく，携帯電話と固定電話の請求書が届き，その

テーマ：欲求をコントロールするにはどうしたらよい？

額に夫は仰天してしまいました．1カ月に10万円を超える請求がきたのです．慌ててHさんに問いただすと，「いろいろなことが不安になって，友だちに電話して相談していたの」と答えました．夫が勤務中のときもHさんから度々着信が入ることがありましたが，これほどまで電話をかけていることを知り，「もう電話をするのはやめてくれ」と訴えました．しかし電話をする行為はエスカレートするばかりでした．

最初は親身になって相談に付き合ってくれた友人も度重なる着信に困惑し，Hさんから離れていくようになりました．離れていってしまう友人たちの真意がわからず，Hさんの不安は増すばかり．子どもの世話もそっちのけで誰彼かまわず電話をかけてしまいます．不安傾向も強まったため，夫の勧めで心療内科にかかり医師に相談すると，脳腫瘍の手術後という経緯から「高次脳機能障害ではないか」と言われました．初めて聞く言葉に戸惑いつつも，専門の病院にかかったほうがいいだろうということで，当センターを紹介されました．

初診で作業療法，言語療法，心理療法の評価の指示が出され，週1回の通院を3カ月行いました．夫は仕事があり毎回同行はできませんでした．Hさんは自分で電車とバスの乗り継ぎ，スケジュールをうまく組み立てることができず，リハスタッフが手伝いながら毎回のスケジュールを組みました．忘れないようにとメモをとることはできますが，メモ用紙として付箋やメモ帳などいろいろなものを多用していたため，自分に必要な事項をどこに書き留めたのか忘れてしまう様子がよくみられました．

評価とカンファレンス

各部門の評価の詳細は「初期評価の結果」に記しました．まとめると，脳腫瘍手術後，右前頭葉の広範囲（眼窩面，腹内側部・外側部，尾状核を含む）の損傷により，記憶障害，注意障害，遂行機能障害を主症状として，欲求コントロールがむずかしい高次脳機能障害だと思われました．日常生活でみられる記憶障害としては，指示されたこと，助言されたことについて，かんちがいして覚えていることがありました．かんちがいして覚えたことを事実だと思い，なかなか修正できない様子です．注意の持続は日によって浮動性がありました．注意の選択，転換，配分についても同様で，本人が思い（不安や気になっていること）にとらわれると，評価中であるにもかかわらず他の話をする，気になって目の前の検査に集中できない，同時進行の作業で一方がおろそかになる，といった様子がみられました．環境刺激により注意が散漫なのではなく，思考に意識が向くことにより注意機能が不安定になる印象を受けました．

評価結果をもとに，Hさんの欲求をコントロールするには，環境調整を行うことと家族教育が必要であるという判断がなされました．入院という枠組みのある生活のなかで，電話の回数をコントロールし自制することができるかどうかが焦点となりました．

Hさんの初期評価の結果

主治医のMRI画像による診断
疾患名：脳腫瘍摘出後損傷
画像所見：右前頭葉の広範囲の損傷（①）

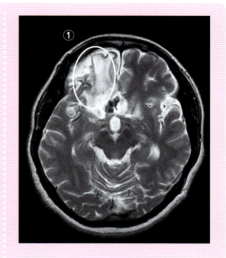

神経心理学検査
WAIS-Ⅲ（日本版成人知能検査）

言語性 下位検査	年齢群別 評価点	動作性 下位検査	年齢群別 評価点
単語	8 ○	絵画配列	6 ▼
類似	9 ○	絵画完成	7 △
知識	9 ○	積木模様	5 ▼
理解	8 ○	行列推理	4 ×
算数	7 △	符号	3 ×
数唱	8 ○	記号	2 ×
語音整列	4 ×		

評価点のマークは症例2（40頁）参照
※ 一般成人の評価点の平均は10で標準偏差は3である.

言語性IQ＝89（平均）
動作性IQ＝67（低い）
全IQ＝76（やや低い）
群指数：言語理解93（平均），知覚統合68（低い），作動記憶76（やや低い），処理速度60（低い）

リバーミード行動記憶検査（RBMT）
標準プロフィール点　14/24点（得点19点以下は障害域）⇒記憶力の低下あり
スクリーニング点　6/12点（39歳以下7点以下は障害域）⇒記憶力の低下あり

改訂版長谷川式簡易知能評価スケール（HDS-R）
30/30点（"正常域" 21点以上）⇒正常域

Mini-Mental State Examination（MMSE）
30/30点（"正常域" 24点以上）⇒正常域

Trail Making Test（TMT）-A（1～25まで数字を探して順番に線でつなぐテスト）
168秒（30代平均70.9±18.5秒）⇒選択性注意障害がうかがわれる

Trail Making Test（TMT）-B（1→あ→2→い→3…のように数字と50音を交互に探して順番につなぐテスト）
233秒（30代平均90.1±25.3秒）⇒転換性の注意障害がうかがわれる

テーマ；欲求をコントロールするにはどうしたらよい？

遂行機能障害症候群の行動評価日本版（BADS）
標準化された得点 80　年齢補正した標準化得点 75　（全般的区分：境界域）
検査1：規則変換カード検査　2/4　　　検査2：行為計画検査　3/4
検査3：鍵探し検査　2/4　　　　　　　検査4：時間判断検査　3/4
検査5：動物園地図検査　2/4　　　　　検査6：修正6要素検査　2/4
　　総プロフィール点：14/24　⇒低い

● **言語面の評価**
　WAB 失語症検査
　　継時的命令（聴覚的理解力・注意力をみる）：72/80（健常者平均 76.8）　⇒やや低い
　　復唱（聴覚的把持力・失語症の有無をみる）：100/100（健常者平均 98.7）　⇒平均
　　語想起（1分間）（思考の持続・柔軟性・記憶力をみる）：20/20（健常者年代別平均 15.1〜20）　⇒平均

　標準失語症検査補助テスト（SLTA-ST）
　　長文の聴理解（聴覚的な注意力・記憶力をみる）：
　　　ニュース文（内容説明課題）　4/6（健常者平均 5.13）　⇒やや低い
　　まんがの説明（論理的思考力・状況判断・注意力をみる）：
　　【口頭】段階 6/6　主題の説明　2/2　⇒問題なし
　　【書字】段階 6/6　主題の説明　2/2　⇒問題なし
　　⇒論理的思考力・状況理解力・視覚的情報に対する注意力低下，表現語彙の少なさや拙さがみられる．

　読書力テスト（小学校高学年用を用いているため，上限が中学校3年3学期レベルまで）（処理速度・読書力・国語力をみる）：
　　速読 48/90（小学校4年1学期レベル）　⇒平均より下

　比喩・皮肉文テスト（言外の意味を理解する力）：19/20　⇒紙面上では比喩，皮肉がほぼわかる

● **日常生活動作**
　FIM：〈本人評価〉117/126
　　　　　　コミュニケーション表出について介助レベル
　　　　　　コミュニケーション理解，社会的交流，問題解決について監視レベル
　　　　　　セルフケア，記憶については自立レベル
　　　〈OT評価〉110/126
　　　　　　コミュニケーション理解・表出について監視レベル
　　　　　　社会的交流，問題解決，記憶について介助レベル
　　　　　　セルフケアについては自立レベル

- **行動評価**

    東北式高次脳機能障害チェックリスト

    〈本人評価〉

    高次脳機能障害　12/54

    社会的行動障害　11/54

    ⇒記憶・注意・遂行機能障害，言語面，その他について「時々あり」と回答．欲求のコントロール，感情のコントロール，対人技能拙劣，固執性，意欲・発動性の低下，抑うつ，感情失禁について「時々あり」と回答．

    〈OT評価〉

    高次脳機能障害　16/54

    社会的行動障害　22/54

    ⇒遂行機能障害，言語面，その他について「時々あり」と回答．記憶，注意，欲求のコントロール，感情のコントロール，対人技能拙劣，固執性，意欲・発動性の低下，抑うつ，感情失禁について「あり」と回答．

- **WHO-QOL26**（生活の質の満足度を探る）

    Ⅰ 身体的領域　2.71

    Ⅱ 心理的領域　2.50

    Ⅲ 社会的関係　2.33

    Ⅳ 環境　2.50

    Ⅴ 全体　1.50

    ⇒QOL平均　2.46（健常者平均3.75）　⇒かなり低い

リハビリテーションの介入目的と経過

Hさんのリハ介入目的として2つのことが挙がりました．

①不安を解消する手段として「電話をする」という行為の位置づけが高いのであれば，電話以外で本人の不安を解消する代替手段を考えていく．⇒代替手段の提案・実践

②しかし「電話を我慢してください」と言っても本人はその欲求を我慢できないのが本症状なので，「(何とか) 我慢できる方法」を試してみる．⇒行動療法の実践

初期評価終了後カンファレンスを行い，入院リハを行うことになりました．入院し枠組みのある生活を送るなかで，電話をかけたいという衝動への代償手段・行動療法の実践，家庭復帰後も有効な環境調整を考えることをリハ介入の目的とし，理学療法，作業療法，言語療法，心理療法を行いました．

〔長期介入目的〕
- 不安を解消する代償手段の獲得
- 欲求をコントロールするための環境調整を考える

テーマ：欲求をコントロールするにはどうしたらよい？

〔短期介入目的〕
- 行動療法の実践

個別訓練

● 理学療法

　脳腫瘍手術後，家にこもりがちとなり体重増加がみられたため，エルゴメーターや筋力トレーニングを主とした自主トレーニングを行いました．時間を意識してもらう目的で，決められた時間に訓練室に行き，担当のPTにその日のメニューを確認し，実施後は取り組んだ内容について報告を行ってもらうようにしました．

● 作業療法・言語療法・心理療法

　3部門で共通して，問題行動となっている「電話をする」行為をどのようにすれば家庭に戻ったときに軽減できるかを検討し，環境調整を実践していきました．心理療法では電話を適度な回数に抑えるために以下のような行動療法の提案を行いました．

　①電話の回数を1日5回までに制限．5回分の電話チケットを本人が持ち，電話を使用するときは看護師に渡し，電話代と交換する．電話を我慢できたら報酬がもらえる（報酬：5枚残り…子どもから電話がかかる，4枚残り…夫から電話がかかる，3枚残り…子どもへの便箋をもらえる，2枚残り…夫への便箋をもらえる）．

　⇒電話をかけないという行動の強化を行う．

　②たくさん出現する不安や悩み，確認したいことは，一度メモリーノートに書き出して整理する習慣をつける．入院中は相談できる相手を限定化（リハスタッフ，主治医，看護師，コーディネーター）し，それぞれ決まった時間に質問して解決すること．助言された内容もメモリーノートに記録する．

　⇒電話でいつでも相談するという流れではなく，不安や確認事項をためておき，特定の時間に聞くという行動の習慣化を図る．また，同じことを何度も聞いてしまうことがみられたため，書くことで重複を防ぎ，不安事項を本人に客観視してもらえるようにする．また，他人に言われたことを違って解釈するため，「何と助言されたか」を書いてもらうことで，本人がどう解釈したか知り，誤解を防ぐ．

　③作業活動（調理，裁縫，運動）を実施する．

　⇒退院して家族のためにしてあげられることにチャレンジする．作業への没頭により不安から心がまぎれるようにするとともに，充実感を持ち，本来の役割を意識してもらう．

入院経過

電話の回数の制限について

　入院当初は，小額の金銭管理を自分でしていたため，公衆電話で頻繁に電話をかける様子がみられました．売店で両替に応じてくれないため，100円をそのまま公衆電話に投入していたので，小遣いの減りも早く，必要な洗濯代もなくなってしまうほどでした．主治医からの説明後，家族・本人了承のうえで行動療法を実施（入院から約1ヵ月後）しましたが大きな動揺もなく開始できました．「なんとかしなければ」「入院生活を早く終わらせたい」という本人の思いも強く，がんばることができました．

不安や悩み，確認事項をメモリーノートに記入することについて

書くことは好きで，入院中に感じた不安や悩み，確認事項をメモリーノートに記入し，リハの時間にスタッフに確認してもらうことができました．そこでもらった助言や回答は色ペンで記入してもらい，同じような不安が生じたときはノートで確認してもらうようにしました．

作業活動の実施について

家事動作の練習として，「子どものために新しい料理を覚えて帰ろう」というモチベーションで調理を実施しました．調理中に上の空になったり，一緒にいるOTに不安を打ちあけたりなど注意散漫な様子がみられたものの，同時に2品をつくることができました．料理はもともと好きで取り組みやすかったようです．さらに裁縫は子どもの入学準備のためのうわばき袋やランチョンマットをつくることにしましたが，手元を見なければいけない作業であるにもかかわらず上の空で，気をつけなければいけないところを何度もOTが注意喚起しなければいけませんでした．しかし，最後まで仕上げることができ，「入学式に持たせることができた」と満足感を得た様子です．「今度は自分のもつくりたい」と言いました．

自宅退院にあたり，環境調整を行う

金銭管理については食費などの必要なお金は夫からもらい，家計簿をつけて収支を合わせていく，という方法にしました．

1週間に1回訪問看護を利用して看護師に家庭訪問をしてもらい，本人の様子を見てもらうとともに，不安や悩みごとは，看護師に聞いてもらえるように設定をしました．

外来通院経過

電話に関して

入院中に行動療法により抑制できていた電話を頻繁にかける行為については，退院後はしだいに抑制ができなくなりました．「電話をする→怒られる」という認識があるので，食費として渡されていたお金をこっそりと使っていました．しかしながら，電話を夫にかける，親戚にかける，病院にかけるといった様子なので，行動がすぐにばれてしまいます．再度，家族と会議を持ち，緊急用以外のお金を持たないこと，緊急時に使うテレホンカードだけは持つ，という環境設定を行いました．しかしながら，緊急用であるはずのお金やテレホンカードを使って電話をしてしまうようでした．

金銭管理に関して

家計簿の記入は毎週の外来でチェックを行っていました．しばらく続けていましたが，持っているお金を電話代に回してしまうということで，お金は持たないという形に変えました．買い物は週末に家族と一緒に行い，緊急用として封筒に入れたお金だけ家に置くことになりました．

テーマ：欲求をコントロールするにはどうしたらよい？

生活リズムに関して

　不安なことはメモリーノートに書くという習慣ができたため，メモリーノートを書くことに多くの時間を費やすことになりました．「ノートを書くのに時間がかかって」という理由で寝る時間が深夜になり，翌朝起きられないといった様子がみられました．しかし本人は書くことで満たされる部分があるためか，ノートに書くという行為が止められないようです．

　外来に来たときに1週間の行動予定を明確に立て，また不安等への解決法を決めておくと，実行してくれる可能性は高く，事前の行動指標になっていました．

高次脳機能障害症例検討会における問題提起とディスカッション

問題提起

- 主訴：病院の入院生活という枠のあるなかではできていた行動抑制が，退院し自由度が高くなるなかで再びコントロールができなくなった．

- 抱えるジレンマ，検討していただきたいこと
  ① 不安から欲求コントロールができない人への対応はどのように考えたらよいか？
  ② 行動療法と代償方法を退院後に継続できなかった原因は何か？

ディスカッション❶

不安から欲求コントロールができない人への対応はどのように考えたらよいか？

 担当 OT　　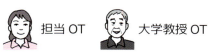 大学教授 OT

 病院 ST　　 老健 OT　　 地域サポートネット OT

 担当 OT：今回のHさんに対するリハのなかでむずかしかったのは，不安という形のないものを解消するために電話をかけるという行為に至ったという背景の理解と，不安を解決するために電話をかける行為の代わりになる方法を提案するということでした．

 病院 ST：Hさんが持つ不安というのは具体的にどういうものなんでしょうか？

症例8　欲求を我慢できない──Hさんの場合

担当OT：そんな深刻なものではないんです．同じ幼稚園の子どものお母さんとうまく話せないとか，昨日話した友人に冷たい態度をとられた，夫が話を聞いてくれないなどです．

病院ST：その悩みの相談を電話で友人たちにしていたということですか？

担当OT：そのようです．友人たちも最初は親身になって聞いていたんだと思います．でも深刻さがないことを何度も聞かされると，いくら親しいといっても迷惑になりますよね．「え…，なんでそんなことをわざわざ電話してくるの？」って．そのため，だんだんと電話に出なくなったり，さっさと電話を切るようになったりしたのではないかと想像します．本人は相手の気持ちをはかりにくいようで，友人たちが疎遠になった理由がわからないようです．

病院ST：相手の気持ちをはかりにくい，というのはやはり高次脳機能障害の影響で？

担当OT：そう思います．脳腫瘍の手術前のHさんの人がらを，初回インタビューのときに夫から詳しく聴取したんです．手術前と後で本人の様子が違うということが明白だったので，病前の状態を把握しておくことがヒントになるかなと思って．手術をする前のHさんは他人に気を遣うのが上手で，誰ともトラブルなく役割をこなしていたみたいなんです．家事の先読みも上手で，夫や子どもの世話をしながら毎日きちんと家の環境を整えていたと聞いています．聴取したエピソードから，他人の気持ちを顧みられなくなったのは，高次脳機能障害のためだと思います．

病院ST：客観的な評価ではその部分は数量化できないのでしょうか？

担当OT：比喩・皮肉文テスト（「初期評価の結果」参照）を行っています．文章から真意の読み取りがむずかしい高次脳機能障害の方は失点する傾向にありますよね．ところがこの検査では，紙面上では皮肉や比喩はほぼわかるという結果でした．わかるけれど行動を抑制できないということでしょうか？　実際，行動評価やFIM評価を本人とOTそれぞれがつけて，その差を比較するという検査でもHさんの場合，かなり差は大きいものでした．

地域サポートネットOT：不安などを聞いてくれる人がいなくなったHさんは，その後どういうかたちで不安を解消していたのでしょうか？

担当OT：付き合いが浅く，お互いのこともあまり知らない間柄の人にも悩みを話していたようです．自分の内面を話すことって少なからず抵抗があるはずなのですが，Hさんにはないのです．その日初めて会って話した人であっても，不安を話してしまいます．適切な相談相手をうまく選定できないのです（不安の流れと本人の行動を次頁に図式化しています）．
小さな子どもの面倒をみながら主婦の役割をこなすということは健常者でも大変です．注意・記憶・遂行機能障害があるHさんは，家事をうまく処理できないことや，やらないですますことがしだいに多くなっていったのではと推測します．処理しなければいけない事項

123

テーマ：欲求をコントロールするにはどうしたらよい？

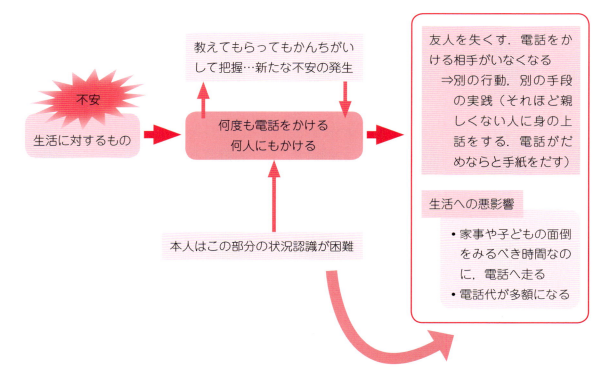

の取捨選択・優先順位づけ，判断がうまくいかないため，解決できないことが増え，それを友達や親戚に電話で相談していたのだと思います．

 大学教授OT：家族は本人にどのように対処していたんですか？

 担当OT：仕事が忙しいご主人で，家にいる時間が少なく，本人の様子に気づくのに時間がかかったようです．それでも高額な電話代がかかるので，本人を厳しく叱ったと聞いています．

 病院ST：厳しく叱ったことで行動が抑制されたのでしょうか？

 担当OT：いいえ．叱られたことが新たな不安となって，「夫とうまくいかない」という相談事項になっています．

地域サポートネット OT：高額な電話代という具体的なものを見ても，H さんはなんとも思わなかったんでしょうか？

担当 OT：電話代が 10 万円以上かかっている事実と，不安を解消したいという衝動がリンクしないのです．少し考えたらダメだってわかるでしょ，ってことがわからない．H さんは電話代がかかって大変だ，という気持ちはちゃんとあるんです．だって本人も困りごととしてちゃんと言っているのです．「電話代が私のせいで高いんです」って．お金がかかって大変という気持ちもあるのだけど，不安を誰かに聞いてもらわないといけない気持ちが優先されて，それで頭がいっぱいになってしまうというか…．これはあくまで私の主観ですが，欲求コントロールができない人というのは本人なりの理屈があるんです．それが他人からみたら穴だらけだとしても，自分なりに優先順位があって，それを解決するためにはこの手段しかないって理由づけが，頭のなかでちゃんとできている気がするんです．ある意味，信念があるので崩すのがむずかしいんです．

大学教授 OT：なるほど，そうすると，不安を電話以外の形で解消できるかが関わりの中心になってきますね．

担当 OT：はい，そのためメモリーノートを利用した不安解消をリハ中ですすめていました．

ディスカッション❷

> 行動療法と代償方法を退院後に継続できなかった原因は何か？

大学教授 OT：入院期間中の環境設定についてもう少し詳しく聞きたいのですが，病院ではリハと生活する場所（病棟）とに分かれますが，環境調整は主に生活場面でなされますよね．リハ場面と病棟生活場面とでどのような連携がされていたのでしょうか．

担当 OT：カンファレンスを通して，H さんの病態については関係者（Dr，PT，OT，ST，心理士，コーディネーター）の理解がある程度深まったのですが，生活する場ではこちらの予想していた以上にいろんなことが起きます．問題が起こるとリハ時間外であっても担当者が病棟に走ります．H さんの場合，不安を訴える相手を同室患者のなかに見つけて，その人が逆に不安定になってしまうことがありました．起こった問題は列挙して，関係する職員全員に周知し，そのつど対応策を出していくミニカンファレンスのようなものがしょっちゅう必要でした．同室者が不安定になった例では部屋変えをしました．

老健 OT：スタッフ間で支援方法を統一化していくということですね．

> テーマ：欲求をコントロールするにはどうしたらよい？

担当OT：はい．患者さんって不思議と人を見分けてしまうんです．何か相談事があったときに，この人はいつもダメだと言うから話さないとか，この人はいいよと言うから相談するとか．特に欲求コントロールがむずかしい人は自分に役立つことを言ってくれる人を自然と探してしまうところがある気がします．

老健OT：関係するスタッフが同じ対処法をとるってなかなかむずかしいですよね．

担当OT：そうなんです．関係するスタッフがHさんのことをちゃんと理解しておく必要があります．だから何かいつもと様子が違うな，というときは，気づいた人がちゃんと関係者に連絡するミニカンファレンスのようなシステムが必要でした．

病院ST：同室者に不安を訴えるとさっき話に出ていましたが，入院期間中の不安事項はどのように対処されていたんですか？

担当OT：メモリーノートに不安や気になることを書き，リハの時間に各担当者が相談にのる，という形をとっていました．Hさんにとって書くという行為により，頭のなかのごちゃごちゃを一度整理できるみたいです．

病院ST：訓練と並行してということですか？　40分の個別訓練とは別の時間をとってということですか？

担当OT：自分の抱える不安を整理して相手に話し解決法を得るということも，1つの代償手段の訓練という位置づけで個別訓練で行っていました．ただ不安は際限なく生まれるものなので，何分までという時間制限を設けて，課題や作業のときはちゃんと切り替える必要があることを本人に伝えていました．

病院ST：不安なことをメモリーノートにどのように記載していたんでしょうか．メモリーノートはどのような形ですか？

担当OT：入院中はタイムスケジュールの記載とは別に，色分けした別ページに自由記載で書いてもらっていました．いいなと思う解決法が聞けたときは，それもメモリーノートに書き留めてもらいます．同じような不安を話すことがあるので，そのときは「メモリーノートで確認してみましょう」と声かけをしました．その反復で，以前は言いっ放し感が強かったのですが，読み返すという行為ができるようになったと思います．

地域サポートネットOT：それを各部門それぞれでやっていたんですか？

担当OT：やっていました．しかし，入院中はリハスタッフ4名とコーディネーター，主治医，看護師と聞いてくれる相手が多く，時間を制限していたとしても，何か不安に思ったら

誰かは必ず聞いてあげられました．彼女にとっては不安を聞いてもらえる点では良い環境だったんです．退院後，再び電話をする行為を抑制できなくなってしまったのは，相談を受け取る相手がいなくなったということも原因だったと思います．

大学教授 OT：入院中の電話を制限するための環境調整についてなんですが，電話をかけるのを我慢できたら報酬がもらえるというものだと言われていましたが，どのようなシステムで取り組んだのか，もう少し詳しく教えてください．

担当 OT：これは心理士が設定したものなのですが，主に病棟での取り組みになるので，看護師に協力を依頼しました．お金を本人管理にしているとすぐ公衆電話に使ってしまうので，本人は電話チケットを1日5枚分持ち，どうしても電話をかけたいときはナースステーションに行ってチケットと電話代10円を交換する仕組みです．また，ただ我慢するのではなくて，1日5枚のチケットを使わずにすんだら，報酬として本人が望むことができます．お母さんなので，子どもさんとやりとりすることを希望されましたね．

大学教授 OT：家族にはどのように説明したんですか？

担当 OT：カンファレンスや入院経過を通して，電話をするという行為に明確な枠組みが必要であるということを主治医から夫に伝えてもらいました．詳細な中身については心理士のほうから伝えています．うまくいったら，1日の電話回数の上限や，生活時間のなかで電話をかけてもいい時間帯を設定して，うまくそれらを守れたら報酬を得る，といった方式を家庭でも行うことになるので，リハの要所要所で家族とコミュニケーションをとることは必要でした．

病院 ST：夫の反応はどうだったんですか？

担当 OT：電話をかけることは金銭的に負担があることだったので，それで電話をかける回数が少しでも減るならば，と理解を示してくれました．また本人にがんばるように励ましてくれ，Hさん自身も自分が取り組まなければいけないこととして認識が高まったようです．

病院 ST：周りが期待していることには応えようという気持ちになったんですかね．

担当 OT：やはり自分の大切な人が自分を心配してくれているという気持ちは伝わりやすかったのかな，と思います．関係する医療スタッフも励まして，チケットが残ったときは一緒に喜びました．みんなが同じ目標を持っている環境が良かったんだと思います．

老健 OT：でも，すんなり電話が我慢できたわけではないですよね？

担当 OT：もちろんです．1枚も電話チケットが残らないときもありましたし，2～3枚残るときもありました．やりはじめて最初の1カ月は安定しなかったです．退院が近くなっ

テーマ：欲求をコントロールするにはどうしたらよい？

たころは，電話を我慢することはほぼ達成できました．そしてスタッフ側も行動療法がHさんにとって有効だったと評価しました．

大学教授OT：さきほど行動療法を試す時点での夫の反応，という話が出ましたが，実際の経過にどのくらい関与していたんですか？ 家に帰ったときは彼がキーパーソンになるので，代償手段の試用期間での家族参加は重要と思うのですが．

担当OT：それが‥‥．仕事が忙しく平日はほとんど病院に来ることがむずかしかったんです．仕事が多忙だった時期と重なっていたらしく．

大学教授OT：夫はHさんが課題をどのように対応・行動していたのか見る機会が少なかったんですね．高次脳機能障害を持つ人の場合，当事者が起こした結果ではなくて，どのように対応・行動をしたかの過程を見ておかないと障害理解が深まらないので，家族の訓練参加ができていなかったのは痛いですね．

担当OT：はい．結局，在宅に戻ったときに環境調整が崩れていった原因に，キーパーソンとなる家族の関わりが薄かったことがあると思います．

病院ST：病院でのリハって，代償手段を試験的に実施する場であるので，うまくいったことを家庭に反映させていくには，家族のリハへの関与が必須なんですね．

担当OT：一緒にリハに来て訓練見学をすることだけでも本人への関わり方がわかると思います．忙しくてなかなか平日に来れないにしても家族訓練を促すことが必要でした．

地域サポートネットOT：入院中に作業活動をいくつか行っていて，それが精神面の安定においてもHさんにとって良かったように感じるのですが，外来通院に移行してからはどうでしたか？

担当OT：もともと誰かのために何かをしてあげることが好きな人だったので，子どものために衣類を作製するといった作業活動は行って良かったですね．本来のHさんを引き出すことは精神的な安定につながるようでした．外来に移行しても，自分から何かつくりたいときは相談してくれるようになりました．たぶん，自分ひとりだと遂行機能障害のせいで準備とか段取りとか立てづらかったからだと思います．

老健OT：自宅退院後の環境調整について聞きたいのですが，具体的にどのような方法で情報伝達をしたんでしょうか？

担当OT：退院前に病院でケア会議を行いました．病状の説明，入院経過と訪問看護，地域の相談支援事業所，当センター，家族での役割分担の確認が主です．もちろんHさん本人も出席して，家族や関係する機関が勢ぞろいしました．むずかしかったのはHさんには主

婦という役割があるので,金銭管理をしなくてはいけないということでした.夫によって携帯電話は解約され,家の電話も使えないようにしてあったので,金銭を持つということは電話をかける手段を得ることと同じでした.電話をかけることはみんなが嫌がることとして認知はしていたので,不安を聞いてもらえる機会と時間として訪問看護を導入しました.

金銭管理については,1週間単位でやりくりする金額を設定すること,それ以上のお金は渡さないこと,家計簿をつけることを設定し,お金の流れが第三者にわかるようにしました.夫には家計簿の記述のチェックを行っていただくようお願いしています.

老健 OT:関係機関の障害理解はスムーズだったんですか?

担当 OT:それが,「見えない障害」と言われるだけあって,外見やちょっと接したときの態度だけではわからないんです.退院して在宅生活を再開した当初は,人当たりがよくてやさしい H さんが欲求を我慢している姿に「ここまで制限しなくちゃいけないんですか?」と訪問看護の看護師さんから電話があったくらいです.「いやいや,ここまでしなくちゃ欲求を我慢できないんです」って訴えましたけど.

老健 OT:H さんの在宅生活を支えるキーパーソンの不在が,在宅復帰してからの環境調整が継続しなかった原因ですが,そもそも H さんは欲求コントロールができないことにどの程度深刻性があるんですか? 環境調整で周りを固めていっても H さんの自己認知が追いついていない気がして.

担当 OT:はい.電話を我慢できないのは高次脳機能障害になってしまったから,というフレーズは H さんの頭のなかにちゃんとあると思います.しかし,電話を我慢するための環境調整は,H さんにとっては,欲求コントロールをなんとか抑えたいという気持ちもあったとは思うのですが,家族がダメだと言うし,これをがんばらないと退院できないから,という動機のほうが強かったのかな,と.H さんの問題意識としては低かったように感じます.

病院 ST:「ここまでしなくちゃいけないのか」と言っていた看護師さんは,その後,H さんの状態を理解されたんですか?

担当 OT:継続的な連携をとるために,H さんのメモリーノートを仲立ちにしました.日々の予定を含め,不安なこと,考えられる解決法など,H さんの脳のなかがメモリーノートに全部現れますし,メモリーノートに当センターとの連絡ページをつくって,看護師さんには訪問時の様子などを書いてもらい,やりとりができるようにしました.そうするなかで,共通の問題意識を持つことができたと思います.

大学教授 OT:今後の課題は外来訓練を通しての環境設定の立て直しということだと思いますが,さきほども話にあったように,家族とコンタクトをとり,環境設定を支えるキーパーソンの役割を担ってもらえるようにしていくことが急務ですね.H さんは外来訓練に通ってくることは続けられているんですか?

テーマ：欲求をコントロールするにはどうしたらよい？

担当OT：実は，目に見えて回復する成果が高次脳機能のリハは見えにくいぶん，病院に通ってもちっともよくならないと看護師さんに愚痴をこぼしているそうです．けれど，電話のこと以外に，子どもたちへのプレゼントを一緒に悩んだり，不安なことを親身に聞いたりするなかで信頼関係は深くなっている気がします．病院に来ていただかないと支援を継続はできないし，関係ができてしまったぶん，こちらも簡単には手を離したくないです．
病院と地域は離れているため，週1回外来訓練にきてもらい状況確認するには限界があります．やはり生活を近くで見守る援助が必要です．キーパーソンになる家族は何より必要ですが，家族だけでは抱えきれない部分を，日中活動の場としてデイサービスや就労継続B型の施設などを利用することで，1日単位の生活の組み立てを考えることが必要と感じました．

病院ST：自己認知に対してもアプローチするんですか？

担当OT：そうですね．実は自己認知へのアプローチとしてグループ訓練の導入を考えたのですが，新しい知り合いができることで，不安を話す相手を新たに増やしてしまうのではないかと心配で導入できなかったのです．しかし，今回の話を伺ううちに，自己認知の部分へも目を向けていきたいと思います．

その後のアプローチ

ディスカッション①
- 不安から電話をかける行為が止められないHさんの背景にあるのは，相手の気持ちを考えられないのではなく行動を止められないことなので，電話以外の形で不安を解消する

メモリーノートに不安を書きだすことで本人も思考の整理をすることができ，視覚的に確認できることで，同じ不安を重複して伝えることは少なくなりました．また，不安に対し，どのような助言を受けたかも書き留めるようになり，同じ不安を抱いた時に記述を確認できました．

ディスカッション②
- 入院中の問題解決法を退院後も継続するために，キーパーソンである夫の参加を促し，本人にも障害の自覚をもつよう働きかける
  - 夫に対しリハへの参加を促しましたが，最後まで夫の協力が得られなかった為，生活が崩れていき，週1回の外来リハでの修正がむずかしくなりました．障害の自覚が低いため外来リハに通ってくるメリットが，本人も見い出せず，通院終了となってしまいました．

まとめ

- 欲求の背景を分析し，本人の気持ちに寄り添うことの大切さ
  ⇒欲求を我慢できない相手にどう我慢してもらうのか，ヒントはその欲求がどういう背景で起こっているのか丁寧に分析することでした．また欲求が我慢できず困っている本人の気持ちに寄り添うことも大事だと感じました．リハやスタッフや家族が「何で我慢できないの？」という気持ちだと，

責めるばかりになり当事者も苦しいです．代償行動がうまくいった時に一緒に喜ぶことができたら，達成感を得て，周囲に期待されている自分，その期待に応えることができた自分を認識し，継続してがんばろうという気持ちが生まれるかもしれません．

- 入院中うまくいった代償方法を家で活かすために必要なこと
 ⇒病院でうまくいった代償行動をそのまま家庭へと移行するには，家族の協力と，地域でのサポート体制を退院までにしっかりと整えておくことが必要です．そのためには当事者がどういう生活を送ってきたのか，またどういう環境に戻るのかを深く知ることが大切だと感じます．家族の協力と，地域資源の活用，医療機関の支援のどれが欠けても在宅生活が成り立っていかないでしょう．

（担当：OT 福田奈津子）

テーマ：日常生活では困らなかったけれど，仕事とのギャップに困った！

症例 9 復職してわかったこと
―― I さんの場合

大学を出て，志望の会社に就職し，前途洋々だったIさんは交通事故に遭いました．しかし，病院での治療やリハをがんばり，すっかり良くなったと誰もが思っていました．事実，自宅療養中も特に困ることはありませんでした．しかし，会社に復帰したとたん，いきなり現実がのしかかってきました．事故の前まで簡単にできていたこと一つひとつが大変な作業となり一人では何もできない状況だったのです．しかし，彼女は「大きな事故をして，長い間休んでブランクがあったから，慣れれば大丈夫」と思っていました．一方，会社側は彼女に何かいままでとは違うものを感じていました．Iさんは上司のアドバイスを受け，当センターの検査を受けることになりました．そのときも彼女は特に問題はないと言われるだろうと軽く考えていました．一般に日常生活と職業生活では必要とされる機能が大きく違います．彼女のように事故後も特に問題を指摘されることなく社会復帰して，そこで初めていろいろなむずかしさに直面する人がいます．何が起きているのかなかなかわからず，失敗を繰り返してしまうようです．彼女がどうやったら自分の状態に気づいて，そのための対策を自分からとれるようになれるか，よいアドバイスをお願いします．

Iさんの背景

　Iさんはおしゃれが好きで，仕事熱心な真面目な24歳の女性です．両親と3人で暮らしていました．Iさんは大阪の大学を卒業後，地元に戻り企業の受付として働きはじめていました．仕事熱心なIさんは，人より早く仕事を覚えました．また，自主的に勉強して資格を取ろうと，入社後も仕事の合間を縫って少しずつ勉強を続けていました．1年前，買い物からの帰り道，横断歩道で車にはねられる事故に遭いました．すぐに救急病院に運ばれましたが，意識がなく，その後もなかなか意識が戻りませんでした．入社して2年目の，1年かけて職場にもだいぶ慣れてきたころの事故でした．
　事故後，2週間が経過し，徐々に意識が戻りはじめました．その後，リハを続けた結果歩けるようになり，日常生活の動作もすべて1人でできるようになりました．そして事故から半年後，復職するこ

とができました．

しかし，復職後，新たな問題がIさんを待っていました．会社側はIさんのために仕事の内容を考慮してくれていましたが，新しいことが覚えられない，時間内に仕事を終わらせられない等の問題が出てきました．事故に遭う前，1年かけて一生懸命覚えてきた仕事の内容も忘れてしまっていて，仕事ができません．会社側もどのようにしたらよいかわからず，事故から1年が経過したころ，当センターに相談することをIさんにすすめました．

評価とカンファレンス

まず外来で，作業療法，言語療法，心理療法の3部門で初期評価を実施しました．

各部門の詳細は「初期評価の結果」に示しました．外傷性脳損傷により，両側前頭極，左前頭葉の損傷がみられました．その後遺症として，記憶障害・注意障害・遂行機能障害を主症状とする高次脳機能障害があると思われました．また，病識が低く，自分の能力を過大評価してしまったり，遂行機能障害の影響から，優先順位がつけられず，どの仕事から始めたらよいのかわからない様子がみられました．この状態では会社でもできない仕事を引き受けてしまったりすることで締切期限に間に合わないといった事態が生じる可能性があり，仕事をするうえで問題となりそうでした．カンファレンスの結果，外来で通院するには距離が遠く負担が大きいだろうと判断し，Iさんは集中的にリハを受けるため，3カ月間，当センターに入院することになりました．

● Iさんの初期評価の結果

● 主治医のMRI画像による診断
疾患名：**外傷性脳損傷**
画像所見：両側前頭極（①），左前頭葉腹側の脳挫傷（②）

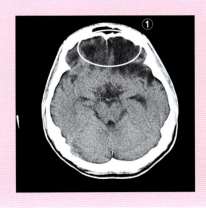 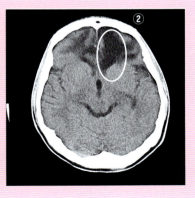

テーマ：日常生活では困らなかったけれど，仕事とのギャップに困った！

● 神経心理学検査
WAIS-Ⅲ（日本版成人知能検査）

言語性 下位検査	年齢群別 評価点	動作性 下位検査	年齢群別 評価点
単語	11 ○	絵画配列	5 ▼
類似	11 ○	絵画完成	11 ○
知識	10 ○	積木模様	15 ◎
理解	5 ▼	行列推理	16 ◎
算数	12 ○	符号	11 ○
数唱	16 ◎	記号	7 △
語音整列	8 ○		

評価点のマークは症例2（40頁）参照
※ 一般成人の評価点の平均は10で標準偏差は3である．

  言語性 IQ ＝ 113（やや高い）
  動作性 IQ ＝ 110（やや高い）
  全 IQ ＝ 113（やや高い）
  群指数：言語理解104（平均），知覚統合125（高い），作動記憶111（やや高い），処理速度94（平均）

リバーミード行動記憶検査（RBMT）
  標準プロフィール点　14/24点（年代別カットオフ得点：19点以下は障害域）　⇒中等度障害
  スクリーニング点　6/12点（年代別カットオフ得点：7点以下は障害域）　⇒中等度障害

Mini-Mental State Examination（MMSE）
  29/30点（"正常域" 21点以上）　⇒正常域

改訂版長谷川式簡易知能評価スケール（HDS-R）
  29/30点（"正常域" 24点以上）　⇒正常域

Trail Making Test（TMT）-A（1〜25まで数字を探して順番に線でつなぐテスト）
  113秒（20代平均：66.9±15.4秒）　⇒中等度障害

Trail Making Test（TMT）-B（1→あ→2→い→3…のように数字と50音を交互に探して順番につなぐテスト）
  117秒（20代平均：83.9±23.7秒）　⇒軽度障害

遂行機能障害症候群の行動評価日本版（BADS）：
  標準化された得点95　年齢補正した標準化得点91　（区分：平均）

検査1：規則変換カード検査 4/4 　　検査2：行為計画検査 4/4
　　検査3：鍵探し検査 3/4 　　　　　検査4：時間判断検査 2/4
　　検査5：動物園地図検査 2/4 　　　検査6：修正6要素検査 2/4
　　　総プロフィール点 17/24　⇒平均

Wisconsin Card Sorting Test（KFS-WCST）
　第1段階（3つの分類カテゴリーについて説明）
　　カテゴリー達成数　6（平均5.3）
　　ネルソン型保続　1（平均1.6）
　　セット維持困難　0（平均0.8）
　　　⇒平均範囲内

● **言語面の評価**
　WAB失語症検査
　　継時的命令（聴覚的理解力・注意力をみる）：75/80（健常者平均76.8）　⇒平均より下
　　復唱（聴覚的把持力・失語症の有無をみる）：100/100（健常者平均98.7）　⇒平均より上
　　語想起（1分間）（思考の持続・柔軟性・記憶力をみる）：11/20（健常者年代別平均20.1）
　　　⇒平均より下

　標準失語症検査補助テスト（SLTA-ST）
　　長文の聴理解（聴覚的な注意力・記憶力をみる）：
　　　ニュース文（内容説明課題）　4.5/6（健常者平均5.13）　⇒平均より下
　　まんがの説明（論理的思考力・状況理解・注意力をみる）：
　　【口頭】段階 6/6　　主題の説明 2/2
　　【書字】段階 6/6　　主題の説明 2/2

　読書力テスト（小学校高学年用を用いているため，上限が中学校3年3学期レベルまで）（処理速度・読解力・国語力をみる）：
　　速読 66/90点（小学校6年2学期レベル）　⇒平均より下
　　読解 94/100点（中学校3年3学期レベル）　⇒平均
　　読字 88/96点（中学校3年3学期レベル）　⇒平均
　　単語 80/104点（中学校3年3学期レベル）　⇒平均

　比喩・皮肉文テスト（言外の意味理解）：17/20　⇒平均より下

● **日常生活・日常生活応用動作**
　〈本人評価〉FIM　125/126　⇒自立レベル
　　　　　　　FAM　82/84
　〈OT評価〉FIM　119/126　⇒修正自立レベル

FAM　74/84
⇒OTは，記憶，コミュニケーション（表出），問題解決，障害適応，雇用などを減点しているが，本人は，問題解決・障害適応のみ減点している．
⇒病識の低下が窺われる．

● **行動評価**
　〈本人評価〉　高次脳機能障害　3/54
　　　　　　　社会的行動障害　2/54
　〈OT評価〉　高次脳機能障害　12/54
　　　　　　　社会的行動障害　8/54
　⇒担当OTは，遂行機能障害・記憶障害・注意障害・病識欠落・対人技能拙劣・固執性の項目にチェックをつけている．本人は，病識欠落・注意障害のみにチェックをつけている．
　⇒病識の低下が窺われる．

● **厚生労働省編一般職業適性検査（GATB）**
　知的能力54【E】　言語能力47【E】　数理能力62【E】　書記的知覚85【D】　空間判断力50【E】　形態知覚70【E】
　共応76【D】　指先の器用さ75【D】　手腕51【E】
　（D：平均よりやや劣る，E：平均より劣る）
　適性職業　⇒簡易事務，身体作業

リハビリテーションの介入目的と経過

〔長期介入目的〕
● Iさんの能力に合わせた仕事内容で復職し，仕事を継続していく．
● メモリーノートを使用し，必要な時に必要な情報を取り出せるようになる．

〔短期介入目的〕
● 依頼された仕事（宿題）を期限までに提出できるようになる．
● 自分がこなせる仕事量を判断し，仕事量の調整ができるようになる．
● 作業療法士と一緒に，活動のふり返りができるようになる．

理学療法

　Iさんには身体的な問題は特にありませんが，基礎体力の向上やストレス発散を目的に，理学療法を行っています．訓練時間はメモリーノートに記入し，自分で管理をしてもらっています．訓練に慣れてきたら，自主トレーニングの時間を設定し，エアロバイクなどの機器の操作も覚えてもらいながら，決められたメニューをしてもらう予定です．

作業療法

　作業療法では,「メモリーノートを使って仕事の管理ができるようになること」「自己認識を高めること」を目的に,活動を利用してリハを行っています.内容は,説明書を読んで作るペーパークラフトや,パソコンを使った簡単な文書作成,調理実習などです.たとえば,ペーパークラフトでは,今日はどこまで作業ができるか予想をしてから作業を開始し,終了後すぐに振り返りを行います.「良かった所」「むずかしかった所」などを質問し,それを作業シートに書きとめてもらいます.それを見ながら,次回に活かすことができるようIさんと話し合います.

　また,仕事(宿題)提出課題として,パソコンでの文書作成をお願いし,期日までに仕上げる練習を行っています.その際,メモリーノートを使用して,まずは1日単位から仕事量の管理をしてもらいます.慣れてきたら,他部門のスタッフとも連携しながら仕事量を増やす,管理する仕事量の期間を3日,1週間と延ばしていくなど,段階付けを実施していく予定です.

言語療法

　言語療法ではリハの初めに日誌にて1日の予定の確認したり,気になるニュースや出来事,自分の思いを振り返って日誌に書きだしてもらいます.また,宿題提出課題として,計画を立てて実行する練習を行っています.そのときにメモリーノートの使用を促し,活用法の練習をします.また,コミュニケーション面の練習・振り返りを行うために,グループ訓練を導入しました.グループ訓練では,複数人で会話をしてもらいます.そのなかで会話の流れを正確に理解し,自分の意見を伝える練習をします.また,グループ訓練を通して対人コミュニケーションについて,セラピストと一緒に考えて,誤解を招きやすい表現や態度について振り返ることもしています.

心理療法

　心理療法では,処理速度・注意機能の改善を目的に,認知課題プリントを実施しています.また,計画力を必要とするような課題を提示し,そのときのIさんの反応を確認しながら,どのように環境を整えたら作業がしやすいのかを模索しています.そして,他のリハ部門と同様に,課題を通してメモリーノートの使用を促しています.

リハビリテーション経過中の問題点

〈問題点①〉自分が時間内にどのくらい作業を進められるか,予測を立てるのがむずかしい

　説明書を読んで作るペーパークラフトでは,まず作業開始前にIさんに説明書を見せて「今日はどこまでできそうですか?」と話しかけました.すると,Iさんは「最後までできますよ」と言いました.OTから見ると,時間もあまりなかったため,全工程の半分もできれば十分という判断でしたが,Iさんは全部できると即答したのです.その場では,OTがどのように思ったかはIさんには伝えず,すぐに作業にとりかかっていただき,Iさんがどのように進めていくか見守りました.Iさんは,実際に作業を始めてから工程の多さに気づき,「全然できません」と焦っていました.結局その日は全工程の3分の1も進めることができませんでした.

テーマ：日常生活では困らなかったけれど，仕事とのギャップに困った！

　また，仕事（宿題）提出課題では，期日を守るということに重点を置き，内容はⅠさんにとって簡単にこなせるものから始めました．この課題でも，依頼されたことは，二つ返事で「いけますよ」と引き受けていました．Ⅰさんは，仕事は期日が迫ってから手をつけるという行動パターンをとっていました．はじめは仕事も少なかったため，順調に期限内に提出することができていましたが，他のリハ部門からも仕事提出課題が出るようになったり，課題の難易度が少しずつ上がってくると，だんだん仕事管理のむずかしさが見られるようになってきました．Ⅰさんは，いつものように期日が迫ってから作業を開始するのですが，自分が思ったよりも課題が難しかったり，量が多く処理しきれないといったことが起こるようになってきました．なんとか期日に間に合うよう提出することはできていましたが，今度はミスが目立つようになってきました．いつものⅠさんであれば，見直す時間があれば気づくようなミスでも，その余裕もなくなっていることがありました．時に，期日そのものを忘れてしまっていることもありました．

〈問題点②〉1人では活動を振り返ることがむずかしく，失敗体験を次に活かせないため，失敗体験を積み重ねてしまっている

　活動を行った後には，すぐに振り返りを行うようにしていました．振り返りシートに記入をお願いすると，たとえば，「良かった所：ちょっと早かったです」と記入されます．それだけではよくわからないため，掘り下げて質問をしていくと「（今日の作業は）わりとスムーズにできた」という意味だったとわかりました．このように，語彙・表現が乏しく，活動の過程を思い出し言語化する作業を1人で行うことがむずかしい様子でした．このため，Ⅰさんのなかでは「できた」「できなかった」という結果だけが残ってしまい，そこに至るまでの過程が学びとして残りません．そのため，できなかったときには「失敗してしまった」というネガティブな体験だけが残ってしまいます．

〈問題点③〉少しずつメモリーノートを参照できるようになってきたが，1人ではメモをとれない

　リハの経過のなかで，Ⅰさんはメモリーノートを少しずつ自分から使い始めるようになりました．仕事を依頼すると，自分からメモリーノートを見て，他のリハ時間を確認したり，「今日は無理です」と言うことができるようになってきました．また，頼まれた仕事と期日をメモリーノートに記入しようとする姿勢が見られ始めました．ただし，いざノートに書こうとすると，どう書いてよいのかがわからない様子でした．始めは，そんな時でもOTに援助を求めることができませんでしたが，しだいに「どう書いていいかわかりません」と言えるようになってきたので，その時は一緒に書き方を考えるという姿勢で関わりました．

〈問題点④〉高次脳機能障害についての知識が少なく，なぜ仕事がうまくできなくなったのかわからない

　以前のように仕事がスムーズにできないのは，高次脳機能障害によるものだということを口で説明しただけでは，なかなか実感がわきづらい様子でした．そのため，セラピストは活動後の振り返りのときに，Ⅰさんが実際に体験したことと結び付けて記憶障害や遂行機能障害の話をすることもありました．

高次脳機能障害症例検討会における問題提起とディスカッション

問題提起

- 主訴：遂行機能障害のため，与えられた仕事のうち，何から始めればいいかわからない．また，病識が低いため，以前と同じように頼まれた仕事は引き受け，期日に提出することができない．記憶障害の影響も加わり，そもそも期日を忘れていることがある．以上の結果，失敗体験を積み重ねている．

- 抱えるジレンマ，検討していただきたいこと
  ① 病識を高めるために症例と関わっていくなかで，気をつけるべきことや有効なフィードバックの方法はあるか？
  ② 1カ月後，職場との情報交換を行う予定．それまでにしておくべき評価や伝えるべき情報は何か？

ディスカッション❶

> 病識を高めるために症例と関わっていくなかで，気をつけるべきことや有効なフィードバックの方法はあるか？

 担当OT　　 担当ST　　 担当Cd　　 大学教授OT

 A病院OT　　 B病院ST　　 B病院OT　　作業所OT

 担当OT：リハのなかで，失敗体験を積み重ねてしまっているのは良くないことだと思いつつ，失敗体験を通して症例の障害への気づきを引き出すことを目的にプログラムを実施している現状があります．セラピストとして関わっていくうえで，気をつけるべきことや有効なフィードバックの方法はありますか？

 大学教授OT：失敗を重ねると，対応策を考えるより先にその場を取り繕ったり，言いわけをしたり人や物のせいにしたり，といった自分の失敗を補う別の方法を習得してしまいます．ところで，"気づき（awareness）"の評価はしていますか？
　Crossonらによる脳外傷者の「気づき」の深まりのモデル（図1）がありますが，今までの経過を聞くと，体験的には自分のむずかしさに気づくことはできていると思われます（「体験的気づき」の段階）．ただ，具体的にどの段階で失敗するのかはわかっていません

テーマ：日常生活では困らなかったけれど，仕事とのギャップに困った！

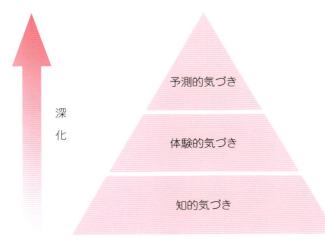

図1　Crossonらによる脳外傷者の「気づき」の深まりのモデル（佐野恭子：脳外傷者の認識に対する多面的理解の重要性．OTジャーナル44：226-233，2010より引用）

「予測的気づき」：障害の結果として問題が起こることを予測できる能力．
「体験的気づき」：問題が実際に起こっているときに認識できる能力．
「知的気づき」：特定の機能が障害されていることをある程度理解できる能力．

（「予測的気づき」には未到達）．そのため，対応策を自分で立てられません．そこで，「失敗するかもしれない」という可能性を予測して，失敗を回避する練習や経験が必要だと思います．そして，予測したほうへいったときや，計画したことができたときに，正のフィードバックをすることができると思います．

　担当OT：なるほど．失敗を回避することができれば，成功体験として積み重ねていくことができますね．失敗体験で体験的気づきを得た時点で同時にどのようにすれば失敗を回避できたか話し合うなど予測的気づきへの支援を行うとよさそうですね．ですが，今，具体的な案が思いつきません…
　リハの経過のなかでは，何か課題や活動をしても，「できた」「できなかった」という結果だけに注目しがち，という印象があります．課題の過程に注目することがむずかしく，「どこがむずかしかったのか」「うまくできたのはどこか」など，具体的に振り返るのが苦手です．

　A病院OT：現在している活動を使って，実際に活動をする前に，どこがむずかしいと思うか患者さんと一緒に話し合いをして，ある程度予測を立ててから開始するとか．

　担当OT：なるほど，そうですね．今している活動を使ってもできそうですね．

　B病院ST：具体的な振り返りがむずかしいとのことですが，コミュニケーションの評価では，どのようなことが言えますか？

担当ST：語想起や漫画の説明の評価や，観察からは，極端な表現が特徴的と言えます．たとえば，病棟の食事の感想が「最低の食事」「全部ダメ」，スタッフが近くを通りかかると「またおかしな人がきた」，病院のスタッフに対して「もう最低，みんな最低」等です．このような表現を多用すると，本人の意図が誤解されて相手に伝わってしまい，職場や友人同士でも誤解が生じる可能性が考えられます．また，返答が抽象的な内容であることも多く，具体的に聞いていかないと，答えられないことが多いです．「どのようにしていいかわからない」「どうだったか覚えていない」場面で，これらの傾向は顕著である印象を受けました．

大学教授OT：「みんな最低」や「全部ダメ」といった表現は，どう解釈したらいいですか？

担当OT：こちらが具体的に聞いていくと答えることができることもあるので，言いたいことがなんとなくは頭にはあるけれど，それを表現するのがむずかしいときに言うのかなという印象です．そのほか，詳細を忘れてしまっていて，表現できないときに出てしまうこともあるようです．

大学教授OT：その辺りは，活動の計画を立てるときや，振り返りのときにセラピストが援助してあげないといけない部分かもしれませんね．

担当OT：そうですね．思っていることを文字にしたり文章で書き留めておく援助も必要だと思います．書き留めたものを，後で振り返りに使ったり，次の活動の計画に使うことで，「忘れてしまう」ことを代償していく経験もできればいいと思います．

ディスカッション❷

> 1カ月後，職場との情報交換を行う予定．それまでにしておくべき評価や伝えるべき情報は何か？

担当OT：来月，Iさんと職場の方を交えて復職に向けての情報交換を行う予定になっています．職場が検討して下さった仕事内容の確認や，当センターからリハの状況や配慮してほしいことを伝える予定です．その会議までにしておくべき評価や，伝えなければならないことについてアドバイスをお願いします．

作業所OT：受傷前にしていた受付の仕事は，どのような内容ですか？

担当OT：来客の受付（担当者への連絡），お茶出し・応対・後片付け，会議室の管理，代表電話の取り次ぎなどです．1年目ということで，先輩と組んで3人で仕事をしていたよう

テーマ：日常生活では困らなかったけれど，仕事とのギャップに困った！

です．受付は，各部署の内線番号・業務内容等について精通していなければならないそうです．また，お客様相手の仕事のため，臨機応変な対応が求められたようです．事故後初めて復職した際は，お客様と関わることはせず，会議室の予約や来客データなどの管理，データ入力や書類作成など社内での電話応対も含む事務的な仕事から再開したようですが，聞いたことを忘れてしまう，メモをとろうとしない，怠けているように見える等の問題があったようです．

大学教授OT：受付として復職するとすれば，遂行機能（計画・予測等の機能）をフルに使わなければならず，今の能力ではむずかしいレベルでしょう．そういう意味では，GATB（厚生労働省編一般職業適性検査）からみる適性職業としての簡易事務や身体作業が，現在の能力から考えると妥当なものであると思います．お客様と接しない事務的な仕事であっても変更があるなど，そのつどの対応が求められることはむずかしいといえますね．

A病院OT：自分で作業手順を組み立てるのは苦手との話がありましたが，指示が明確であれば作業はできるのでしょうか？

担当OT：明確な指示があると，作業は可能です．ミスも少なく，丁寧に行うことができます．かなり簡易化して，マニュアル化したものが手元にあれば，1人で作業することは可能であると思います．

大学教授OT：Iさんは，「自分にはこの仕事量はむずかしい，できない」というようなことは，上司には言えないタイプですよね？

担当OT：そうですね．リハ場面では，量の多い課題をお願いしても「大丈夫」と，すべて引き受けています．もともとのがんばり屋な性格も影響しているかもしれません．一度だけ両親とお話をしたことがあるのですが，「もともと要領がよく，テストなどは一夜漬けでもなんとかなっていた」という話を聞いたことがあります．

大学教授OT：それは，職場の人に伝えるべきだと思います．受傷前の自分をイメージしてできる量だ，と判断してしまっているかもしれません．加えて，awarenessについて，失敗したことの認識はできるが，予測は立てられず失敗を回避できないレベルだということ，つまり失敗をくり返すであろうこと，そしてこれらのことは改善していくが，時間がかかることだということは，セラピストとして伝えるべきでしょう．

担当OT：そうですね．それに変更がなく，簡易化され，マニュアル化できる仕事を検討していただくとよさそうですね．

A病院OT：作業中，ケアレスミスをすることはありますか？

担当OT：ありますね．

症例9 復職してわかったこと──Iさんの場合

A病院OT：ミスをすると,「失敗してしまった」との気づきがあるんですよね？ 以前行っていた仕事でできないことを認識できるぶん,かなりストレスがかかるのではないかと思うんです.別の症例を通して,復職支援を経験したことがあるのですが,その方は仕事を続けていく自信がなくなって,自分から仕事を辞めてしまいました.今後,元の職場に復職することがIさんにとって一番いいことなのか…….

大学教授OT：受付での業務は自分にはむずかしいかもしれない,と思っているような言動はありますか？

担当OT：「受付の業務が自分にはむずかしいと思う」と,口に出すことはありません.ただ,以前と比べて仕事ができなくなっているという自覚はあるので,今のままではいけないと思う気持ちはあるようです.事故後,入院をしたことで仕事に出られなかった期間もIさんにとっては長かったようですし,また以前に比べて仕事が覚えられずスムーズに仕事ができなくなって,同期入社の社員や,1つ下の後輩に対して,悔しさを感じていると言うこともあります.

A病院OT：受付でなくとも何か自信をもって取り組める仕事があれば,やりがいをもって働けるんだろうなあと思います.

担当OT：ありがとうございます.復職をしても続かなければ意味がないと,私も思います.Iさんが自信をもって取り組める仕事ですね.たとえば,できるだけ臨機応変さを求められないもの,毎日行うようなデータ入力などがあればよいと思います.手順を覚えるまでに少し時間がかかるかもしれませんが,決まったことであれば,繰り返し行うことで学習できる能力はあります.あとは,できないことやわからないことがあっても質問できない可能性が高いことも伝えようと思います.始めのうちは,仕事の進み具合を見てもらい,むずかしそうであれば周りの人から声をかけていただければよいでしょうか.質問や相談の窓口になってくれる人を決めておくのもよいかもしれません.

作業所OT：両親はIさんのことをどのように認識しているのですか？ また復職についてはどう思っているようですか？

担当OT：「少し記憶が悪くなった」程度の認識です.両親はIさんに対して高い期待を持っているような印象でした.Iさん本人も両親からの期待を感じているようです.ですから復職に関してもあまり心配していないようです.

作業所OT：もし,一番身近な家族の協力や理解が得られにくいのであれば,少ししんどいかもしれませんね.

担当OT：家族に対しての情報の提供や共有をしていきたいと思います.

143

テーマ：日常生活では困らなかったけれど，仕事とのギャップに困った！

B病院OT：復職の時期は決まっているのですか？

担当OT：具体的にはまだ決まっていません．退院後すぐかもしれませんし，退院後に職業センターでの復職プログラムを経てから復職，という話も出ています．職場との情報交換後に決定するかと思います．

大学教授OT：きちんと訓練をして，復職後もフォローできる機関が関わることは必要でしょう．

担当Cd：職業センターによっては，職場の仕事に合わせてプログラムを組んでくれたり，復職後も職場と連携しフォローしてくれる所もあります．

その後のアプローチ

ディスカッション①
● 仕事で何がむずかしくなっていてどうしたらよいか，自分自身で対策がとれるよう促す

作業療法でIさんと調理実習を行うことにしました．調理実習は全部で2回実施しました．1回目では，調理を行う前にむずかしいと思われるところを考えてもらいましたが，「わかりません」と言っていました．受傷後は料理をする機会はほとんどなく，経験が少なかったからイメージができなかったのかもしれません．もしくはIさんの思う自分像では，難なく料理もできると思っていたのかもしれません．レシピを見ながらつくってもらいましたが，時間がかかり，予定時間内に終えることができませんでした．レシピを読んで理解はしているようですが，実際行動を開始しようとしても，何から始めたらよいかわからないようで，あたふたする様子がみられました．調理実習後に振り返りを行うと，「頭が真っ白になった．何をどうしていいかわからなかった．時間がかかってしまった」と言っていました．1回目は失敗体験になってしまったところもありましたが，料理の味は美味しく仕上がり，そこは満足していました．

2回目は，以前の経験を踏まえ，「何から始めたらよいかわからない」ことを回避するため，元のレシピをさらに細分化し，詳しいレシピをIさんと一緒につくり直しました．そのレシピを持って，2回目の実習に臨んだところ，次にするべき行動が詳しく書かれているため，スムーズに行うことができました．少し援助は必要でしたが，時間内に終えることができました．調理実習後の振り返りでは，「詳しい手順書があったおかげでスムーズにできた」と認識しており，1回目失敗したことを2回目は実行できたことでIさんにとって成功体験となったようでした．まずは1つ，成功体験を積み上げることができたのではないかと思います．

ディスカッション②
● 職場との情報交換のなかで確実にできることを伝える

1カ月後の職場との情報交換では当センターからは，まず前回復帰した際，職場で問題となっていることが，高次脳機能障害によるものであると説明しました．むずかしくなっていることを伝えたうえで，Iさんの良いところや，Iさんが能力を発揮できるような環境設定について，いくつか提案をさせてもらったところ，職場では，会議で話し合ったことを参考にIさんに職業適性に合った業務内容を検討し

てくれることになりました．後日，職場から連絡があり，退院後は，部署異動も視野に入れて，環境を整えたうえで復職をしよう，ということになりました．

その結果，Iさんは受付ではなく，人事部の一員として会社に復職することになりました．人事部では，社員の勤務時間の集計や社内の郵便物の整理など，基本的には臨機応変な対応を求められることはない，事務の仕事を担当しています．やりとりも社員間のみという環境を設定してもらうことができました．社員の勤務時間集計業務は，毎日行わなければならない仕事であり，Iさんの仕事として任せてくれているようです．受付の仕事に戻ることはできませんでしたが，本人なりにそれを受け入れつつあるようです．以前に復職した時と違って復職後，職場からは特に困りごとは聞かれていません．

助言でいただいたように，復職後も，地元の支援拠点機関や当センターでフォローを行っています．復職はしましたが，順風満帆というわけではなく，やはりうまくいかないこともあるようです．わからないことを質問したいときに，上司が忙しそうでタイミングよく質問できない，寝る時間が遅くなってしまい仕事中居眠りをしてしまうことがあるなど，復職してから出てきた新たな問題への対応方法について，当センターに来られた時に一緒に考えています．必要に応じて職場と連絡を取り合いながら支援をしていくことも大切であると感じます．

Iさんは，入院中のころと比べると，仕事でのむずかしいところについて，具体的に話ができるようになってきています．以前は，どこがむずかしいのかわからないと言われていましたが，最近では図を描いたりしながら，一生懸命伝えようとしてくれます．現在も，職場でいろいろな経験を積み重ねていっているのだなあと思うと同時に，自分のことを"知る"には，時間や経験が必要なのだと改めて感じています．

まとめ

- 高次脳機能障害のある人の認識へのアプローチでは気づきのどの段階ができていないのか明確化する
  ⇒高次脳機能障害をもつ方のなかには，自分の障害への気づきが得られにくい方も多く，以前と変わったところはないと言われることもあります．今回のディスカッションを通し，患者さんの病識を高めるためのアプローチではCrossonらによる脳外傷者の障害の気づきの評価を行い，「体験的気づき」「予測的気づき」「知的気づき」のどの段階がむずかしくなっているのか，どの段階を援助すればよいかを明確にすることが大切であると感じました．

- 復職支援では，支援者が具体的な提案をする
  ⇒復職支援については，リハのなかで対象者の得意なこと・不得意なことを見つけ，会社との復職調整の際に，その方に合った仕事内容を具体的に提案することが大切であると思いました．復職には，やはり会社側の協力が不可欠です．会社の状況や受け入れ態勢なども，事前に情報収集しておくことも必要です．そして，復職後も定期的に対象者や職場と情報交換を行い，困ったことがあればすぐに連絡を取り合えるように環境を整えておくことも大切です．

（担当：OT 福島真実）

テーマ：社会的行動障害による暴言をどうしよう？

症例 10 あたりかまわず暴言をはいてしまう！どのように対応すれば？
―Jさんの場合

脳の前頭葉の損傷を負ったため，場の空気が読めず，状況判断ができなくなる人がいます．Jさんは感情の抑制ができず，頭に浮かんだことを場によらずすぐ口に出してしまいます．その，頭に浮かぶことがかなり過激なのですが，おかまいなしです．日常の何気ない場面で「馬鹿は即死刑」「死ね」「川に飛び込んでしまえ」などと大きな声で言います．その結果，周囲から「変な人」「恐い人」と思われてしまいます．しかし，本人はそういう状況そのものを理解できません．友人がいないのは，まわりに生物はいるが人間はいないからという結論に至ったりしています．この発言を聞いた人は心中穏やかではいられません．また，この暴言は両親に対してはどんどんエスカレートしてます．何か対策はないでしょうか．

Jさんの背景

　Jさんは35歳の男性です．関西に出て結婚し，2人のお子さんをもうけていましたが，3年前に離婚し，広島の実家に帰ってきました．再就職し，人生のやり直しをしていたところで，勤務中にトラックに轢かれるというたいへんな事故に合い，開頭術や気管切開が施行されました．意識障害が1カ月以上も続きましたが，低体温療法を行い，なんとか急性期を乗り切ることができました．その後も水頭症が悪化し何度か危機はありましたが，脳室–腹腔シャントにより改善することができました．そうした急性期治療のおかげで，事故から約2カ月後には歩けるようになり，半年後には，両肩や手指の関節に拘縮が残りましたが日常生活に支障はなくなり，退院することができました．ただ，記憶や注意に問題が残り，行動は反抗的で投げやりな態度をあらわにしていました．

　父親は仕事を早期退職し，両親ともにJさんの生活を支えていますが，さまざまな生活の困りごとがあるようです．例えば，入浴には非常に時間がかかります．お湯を出しっぱなしにしながら，石鹸やシャンプーを何度も使うため，3日間でなくなるほどです．一緒に買い物に行くと，かごにお菓子をいっぱい入れます．季節の変わり目に服装の着替えができなくて，厚着をして汗をかいています．注意をすると「何を言う，バカ死ね」と言います．食事のときには「うまいものを食べさせろ，まずいから

症例10　あたりかまわず暴言をはいてしまう！　どのように対応すれば？——Jさんの場合

太る！（意味不明でつっ込みどころ満載です）」，妹に対し「何しに来た！　帰れ！」，生後7カ月の甥に「泣くかしゃべるかせい！　しゃべらんかったら叩くぞ！」，両親には「じじい，ばばあ」と毎日暴言が絶えません．MRIの結果では，両側の前頭葉損傷が認められました．そして事故から1年後，仕事復帰の可能性を求めて当センターに紹介されました．主治医は外来で作業療法・言語療法・心理療法の評価を指示しました．

評価とカンファレンス

　各部門の評価の詳細は「初期評価の結果」に示しました．
　認知機能のうち，注意力については，1つずつ探したり，行ったりすることは正確にできるのですが，2つ以上のことに同時に注意を払わなければならないときは困難になるようでした．記憶に関しては，日常生活の細かい情報の覚え違いやかんちがいがありました．頭のなかだけでいろいろ考えようとすると，途端にわからなくなるようでした．知的機能面では全般的に低下がみられ，言語面では特に抽象的思考力や表現力に苦手さがあり，応用が利きにくく，自分の意見や考えを言葉で十分に説明することができませんでした．また，見てすぐわかることもある一方で，特に状況判断が必要な課題では弱さがみられ，周囲の状況を読むことがむずかしく，柔軟な対応ができませんでした．社会行動面では他者の表情や文字で書いてあるものの意味は読み取れましたが，自分の言葉遣いや表情が相手にどのような印象を与えているかという推測はできませんでした．
　外来カンファレンスの結果，注意・記憶の認知リハを基礎に，スタッフと信頼関係が築けた後，社会的行動障害に対してグループ訓練を行うこととなりました．復職に関しては，経過をみて考えることになりました．休職期間はあと1年です．

● Jさんの初期評価の結果

● 主治医のCT画像による診断
疾患名：**外傷性脳損傷**
画像所見：**両側前頭葉の損傷（①）**

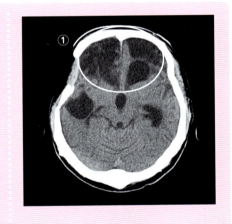

● 神経心理学検査
WAIS-Ⅲ（日本版成人知能検査）

言語性 下位検査	年齢群別 評価点	動作性 下位検査	年齢群別 評価点
単語	5▼	絵画配列	2×
類似	4×	絵画完成	9○
知識	3×	積木模様	4×
理解	3×	行列推理	6▼
算数	8○	符号	5▼
数唱	6▼	記号	7△
語音整列	3×		

評価点のマークは症例2（40頁）参照
※一般成人の評価点の平均は10で標準偏差は3である．

147

言語性 IQ = 66（低い）
動作性 IQ = 68（低い）
全 IQ = 64（低い）
群指数：言語理解 64（低い），知覚統合 77（やや低い），作動記憶 72（やや低い），処理速度 78（やや低い）

リバーミード行動記憶検査（RBMT）

標準プロフィール点　16/24（39歳以下は19点以下障害域）
スクリーニング点　5/12（39歳以下は7点以下障害域）
　　}記憶力の低下あり

改訂版長谷川式簡易知能評価スケール（HDS-R）

26/30点（"正常域" 21点以上）　⇒正常域

Mini-Mental State Examination（MMSE）

27/30点（"正常域" 24点以上）　⇒正常域

Trail Making Test（TMT）-A（1～25まで数字を探して順番に線でつなぐテスト）

96秒（30代平均 70.9±18.5秒）　⇒障害域

Trail Making Test（TMT）-B（1→あ→2→い→3…のように数字と50音を交互に探して順番につなぐテスト）

85秒（30代平均 107±25.3秒）　⇒平均

※ TMT-BのほうがTMT-Aよりも速いのは，たくさんの刺激の中から1つのものを見つける注意の選択性が数字と50音を切り換えながら探す注意の転換より苦手だからと思われる．

● **言語面の評価**

WAB失語症検査

継時的命令（聴覚的理解力・注意力をみる）：80/80（平均76.8）　⇒平均
復唱（聴覚的把持力・失語症の有無をみる）：100/100（平均98.7）　⇒平均
語想起（1分間）（思考の持続・柔軟性・記憶力をみる）：15/20（健常者年代別平均15.1/20）　⇒平均

標準失語症検査補助テスト（SLTA-ST）

長文の聴理解（聴覚的な注意力・記憶力をみる）：
　ニュース文（内容説明課題）　0.5/6（平均5.13）　⇒重度障害（自分なりの解釈が入ってしまい，減点）
　まんがの説明（論理的思考力・状況判断・注意力をみる）：
　　【口頭】段階 6/6　　主題の説明 2/2　　⇒平均
　　【書字】段階 6/6　　主題の説明 2/2　　⇒平均

読書力テスト（小学校高学年用を用いているため，上限が中学校3年3学期レベルまで）（処理速度・読書力・国語力をみる）：
　速読 63/90（小学校6年2学期レベル）　⇒平均より下

比喩・皮肉文テスト（言外の意味を理解する力）：15/20　⇒平均より下

● **日常生活・日常生活応用動作**
　FIM：110/126　⇒見守りレベル
　FAM：61/84　⇒介助レベル

● **行動評価**
　高次脳機能障害　15/54　⇒中等度障害
　社会的行動障害　25/54　⇒重度障害
　　⇒病識低下，欲求・感情のコントロール低下，対人技能拙劣，固執性がみられる

● **WHO-QOL26**（生活の質の満足度を探る）
　Ⅰ　身体的領域　3.29
　Ⅱ　心理的領域　2.83
　Ⅲ　社会的関係　1.33
　Ⅳ　環境　　　　2.88
　Ⅴ　全体　　　　2.00
　　⇒QOL 平均　2.73（健常者平均 3.75）　⇒かなり低い

リハビリテーション介入目的と経過

〔長期介入目的〕
　● 社会的行動障害（暴言）の軽減
〔短期介入目的〕
　● 認知リハを通じて信頼関係を築く

　自宅での生活を送りながら，外来で以下のような訓練を受けました．

個別訓練

● 作業療法
　メモリーノートを導入し，生活の予定と実行を確認すること，注意・記憶・見当識の机上課題を日誌（図1）を通して行いました．そして，切り絵・和紙工芸などの作業を取り入れ，実用的課題を行いました．理解不足や思い違いでミスは多いものの，出された課題には熱心に取り組んでいました．暴言等

テーマ：社会的行動障害による暴言をどうしよう？

Jさま　作業療法

☐ は，終わったらチェックしましょう☆

☐ 訓練準備　　ファイル，シャーペン，消しゴム
☐ 記憶課題
☐ 日付・出来事・ニュースの記入
　●今日の日付：　　年　　月　　日　　曜日
　●社会のニュース：＿＿＿＿＿＿＿＿＿＿＿＿＿＿＿＿
　　　　　　　　　＿＿＿＿＿＿＿＿＿＿＿＿＿＿＿＿
　●昨日の夕食：＿＿＿＿＿＿＿＿＿＿＿＿＿＿＿＿
　●身の回りのニュース：＿＿＿＿＿＿＿＿＿＿＿＿

☐ ボードトレーナー　　　秒間隔　　　分　　　点
☐ 記憶再生課題
☐ 作業活動
　内容：
　感想：
☐ 後片付け

☆今日もおつかれさまでした．ありがとうございました☆

図1　日誌を通した注意・記憶・見当識の机上課題

の社会的行動障害に対しては，行動変容につながることを期待して生活上のルールを1つ決めて，メモリーノートの上の余白部分に毎日書いてもらい，できたかどうかチェックすることにしました．

● 言語療法

相手や場面に応じたコミュニケーションをとる練習や，自分のコミュニケーションの方法について振り返りを行いました．金銭管理などで行動が制限されていることや，世間の出来事で意に沿わないことに対して，声を荒げる場面がみられました．

● 心理療法

注意の課題を行ったり，余暇時間の過ごし方を検討したり，また対人技能の獲得にアプローチしていきました．そのなかでスケルトンパズルや数独が得意で，クロスワードやアロークイズは苦手なことがわかりました．パソコンゲームを自分で開始から終了まで1人でできるよう練習しました．対人技能訓練では，基本的にはJさんは人と関わりたいと思っていることがわかり，他人への気遣いができたと

きには正のフィードバックで振り返りを行いました．

> **グループ訓練**

　Jさんは，行動障害を主症状とする30〜40代の男女6人のメンバーで構成され，週1回，1時間の枠でグループ訓練室で行われていた作業療法グループに参加しました．このグループの目標は社会復帰に必要な役割を持つことや対人技能の改善です．

　Jさんはその独特な言動のためメンバーと親しくなることはむずかしかったのですが，グループの一員としての決まりきった役割や言葉かけはできることがわかりました．

　また，言語療法のグループでSST（ソーシャルスキルトレーニング）を，心理のグループではアサーショントレーニングを行いました．Jさんはやわらかく断る練習場面で，役割の枠組みが決めてあり例示があれば，それを参考に，自分なりに「ごめんな」と言ってあやまるセリフを組み立てることができ，みんなの前でそれを読み上げることもできました．一方で，枠組みを曖昧にし自由に表現してよいとすると，同じ場面の練習でも「バカなやつがいる」というセリフになってしまいました．

高次脳機能障害症例検討会における問題提起とディスカッション

問題提起

- **主訴**：高次脳機能障害により，あたりかまわず暴言をはいてしまい，周囲から浮いている．特に世話をしてくれている両親への暴言がエスカレートしている．

- **抱えるジレンマ，検討していただきたいこと**
  ① 暴言という行動障害への本人の自覚はどのくらいあるのか？
  ② 相手によって暴言の程度が違うのはなぜか？
  ③ 暴言にはどのような意味があるのか？
  ④ 暴言に対しスタッフとして，どのように対応すればよいか？

ディスカッション❶

> 暴言という行動障害への本人の自覚はどのくらいあるのか？

 担当OT　 担当ST　 大学教授OT　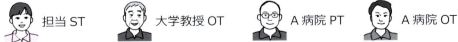 A病院PT　 A病院OT

 老健OT　 B病院ST　 リハセンターOT　 地域サポートネットOT

テーマ：社会的行動障害による暴言をどうしよう？

行動障害の自覚

担当OT：Jさんの行動障害の特徴は，暴言です．特に身内や慣れた人に対してひどくなる傾向があるように思われます．初期評価のとき，行動評価について自分でも点数をつけてもらいましたが，感情コントロールに対する本人の評価結果は「ときどきあり」です．ただすべての項目を「ときどきあり」にしていたので，どこまで理解しているかよくわかりませんでした．FAMの「感情」の項目も問題ない場合7点なのですが，自分ではコントロールができなくて少し介入が必要という4点をつけていました．口頭でのやりとりでは，まったく自覚はない印象です．

大学教授OT：受傷前の性格は？　どんな性格だったんでしょう？

担当OT：もともと無口であまりしゃべらないほうで，仕事ばかりしていたそうです．あまり人前に出るほうではなかったと聞いています．

大学教授OT：性格変化後，暴言がひどいようですが，暴力行為はどうですか？

担当OT：暴力はありません．暴言を言われた人がかっとなって突っかかっていくことがあるのですが，それには反応しません．

A病院PT：歩行能力はいかがでしょう？

担当OT：杖なしで歩くことはできます．身体機能的には1人で外出も可能です．

A病院OT：メモリーノートの余白に生活上のルールを書いているそうですが，どのようなルールがありますか？　チェック項目を設けている効果はいかがですか？

担当OT：はじめはコーヒーを飲みすぎてしまうので1日2本というルールをつくって毎日チェックしていました．これがけっこううまくいったので，次に同じ方法で問題となる行動を控えることができればと具体的な行動チェックを考え，メモリーノートの上の余白部分に毎日「バカ，死ね」と言わないという生活上のルールを書いて，言ったら×，言わなかったら○をつけてもらっています．生活上のルールを考えたのは主にこの2つです．

A病院OT：行動変容はみられましたか？

担当OT：自己チェックなので信憑性は低いのですが，○×をつけることで少しは暴言を意識してくれるかなと思って続けています．しかし暴言の自覚についての効果のほどはよくわかりません．

大学教授OT：両側前頭葉の損傷なので，自覚を持たせることはかなり厳しいでしょうね．

症例10 あたりかまわず暴言をはいてしまう！ どのように対応すれば？── Jさんの場合

自覚を持ってもらうことを目的としたルールづくりではなく，グループ訓練で枠を決めてあげるとうまくできたようなので，この場ではこうして下さいという枠組みを作って，他の人に対する暴言が減ることを目的としてルールづくりをしたらどうでしょうか？

担当OT：そうですね．まずはその場で他の方と楽しい時間をもてるように，枠組みを決めて，Jさんの暴言が抑えられるような設定を考えてみたいと思います．

ディスカッション❷

相手によって暴言の程度が違うのはなぜか？

地域サポートネットOT：グループ内で発言している人に視線を向けたりはできるのですか？

担当OT：フリーに意見を求めたときは視線を合わせていませんね．スタッフが「こっち向いて下さい」と言うと，向くことはできます．人と目を合わせて話すことはいつもあまりありません．2人で対面で話していてもよそを見ていて，ひとりごとのようです．

地域サポートネットOT：グループ内で何かを共有している感じはありますか？ 相手の意図を汲み取ることはむずかしいのでしょうか？

担当OT：はい，相手の意図を汲み取るのはむずかしく，共有している感じはありません．1人浮いている感じですね．周囲が遠慮して関わっています．年齢などわかりやすい決まりきった質問ならば普通に答えることはできます．

大学教授OT：ドクターなど権威者の人への対応は違いますか？

担当OT：診察時の暴言はありませんね．ただ，診察時に家族が口を出すとドクターの前でも家族へ向かっての暴言はあります．

大学教授OT：出された要求を処理しきれないときに暴言が出ている，あるいは自分の意図と違うことが起きると暴言が出るなどの法則はありますか？

担当OT：初対面では特にそのような法則はないようです．新しく担当になって数カ月したころから出現するようです．相手に慣れると出やすいのは，彼なりに最初は気を使っているのでしょうか？ それにそういえば，音に敏感で，まわりがうるさいときによく暴言が聞かれます．

テーマ：社会的行動障害による暴言をどうしよう？

リハセンター OT：両親に対する暴言を作業療法室でときどき耳にしますが，やはり身近なところに出やすいのでしょうか？

担当 OT：そうですね．何でも許してくれるという甘えもあるのでしょうか？　両親は生活の面倒をみているので，食費などの金銭面でどうしても制限せざるを得ない立場にあって，それに対して感情が出てしまうのかもしれません．また，両親のほうもわかっていながら顔を見るとつい口うるさく注意してしまうこともあるようです．

大学教授 OT：今後の環境調整として，感情障害が強くなってしまう両親との生活は考えたほうがよいかもしれませんね．

担当 OT：そうですね．両親や担当スタッフと相談してみます．今後，感情障害が強くなってしまう両親との生活を分けることを考えていきたいと思っています．

大学教授 OT：スケジュールがはっきり決まっていれば，不安は軽減されるでしょうが，それでも環境の変化は不安を大きくさせるでしょうね．両親と離れた生活でどのくらい安定できるかがポイントでしょうね．事故からこれまで支えてきた両親に対するフォローも大切ですね．

ディスカッション❸

暴言にはどのような意味があるのか？

老健 OT：「死ね，バカ」は「わからない」「やりたくない」「うるさい」と同意語なのではないでしょうか？

担当 OT：そう言われると，日付などはっきり答えられることを聞かれたときは，暴言はないですね．複雑な質問や課題になると怒り出すような気がします．

老健 OT：「今はやりたくない，できない，いやだ」という感情を自分で言えますか？

担当 OT：そういえば言えていませんね．確かに不愉快な感情を伝える手段として暴言を使っているようにも思えます．

大学教授 OT：コミュニケーションのなかで，言語化しなければいけないことが言語化できず，ステレオタイプになっているのではないでしょうか？　暴言を言うと，両親やスタッフ

が対応を変えてくれることを学習しているのではないでしょうか？

担当OT：なるほど，今度からそういう視点で見てみたいと思います．

ディスカッション❹

> 暴言にはスタッフとして，どのように対応すればよいか？

B病院ST：暴言に対して「その言葉は適切でない」と伝えると，どういう反応になるのですか？　本人にとってリハにはどういった意味があるのですか？

担当OT：適切でないと伝えても，あまり気にしません．「バカをバカと言って何が悪い」と返してきます．メモリーノートに書かれた「死ね，バカを言わないようにしましょう」というルールに○をチェックすることと，「社会的に適切でないから」というのは，つながっていない感じです．理解できていないので，反応もあまりよくないのでしょうか？　さきほどのお話にあったように暴言は不愉快な感情のときに出やすいと思うのですが，怒りが暴言とすべて直結しているわけではなく，暴言後，すぐ機嫌がよくなることもよくあります．本人にとってのリハとは復職するための訓練だととらえているようでした．

担当ST：実は，「死刑」について論理的に話してみたことがあります．そのとき，怒りは特に示さず，「生きていても価値のない人は死刑にすべき」といった理屈を冷静に述べていました．生きている価値というのは何かと聞いても，それに対する答えは出てきませんでした．

地域サポートネットOT：理屈でわかってもらうよりは情緒的なものに訴えてみてはいかがですか？「そんなこと言われたら悲しいな…」と言って本人の前で泣いてみるとか……．

担当OT：なるほど，今までどちらかというと私は暴言を聞かない態度をとっていたので，あまり情緒に訴えることはしていませんでした．今度試してみます．

B病院ST：グループ訓練のときなどに暴言を指摘されたことはないのですか？

担当ST：スタッフもグループメンバーも暴言を指摘するとかえってエスカレートすることを経験からよく知っていて，指摘することはありません．暴言を聞き流しながらプログラムを進めていきます．グループ内では，暴言はあっても笑顔は増えてきたように思います．人と関わることはきらいではないようです．以前はまったく笑いませんでしたから……．

テーマ：社会的行動障害による暴言をどうしよう？

担当 OT：同感です．笑ってくれると，こちらもうれしくなります．

リハセンター OT：うれしい，よかったなどのプラスの感情表現はあるのですか？

担当 OT：暴言を言いながらも，表情は悪くないときはあるのですが，言葉として「うれしい」「楽しい」は聞いたことがありません．

リハセンター OT：そのときスタッフから「楽しかった？」と聞くとどうなんでしょう？

担当 ST：私はよく聞きます．「知らんわ」と言いますが，表情は悪くありません．

担当 OT：そういえば，グループの行事の単純なゲームでは，単純な感情表出はできていました．トランプで「勝った！」的な．対人関係に関しても，少し楽しい感情を意識できているようにも思えます．

老健 OT：グループ訓練をメンバーでビデオを見て振り返ることはあるのですか？ Ｊさんが自分が暴言を言うところを見ることもあるのでしょうか？

担当 OT：ビデオで振り返ることはあります．ただ，本人よりも他のメンバーが傷つかないかと気を使ってしまって，その場面をみんなの前で再現するというのはできていません．でも，マンツーマンのときの振り返りに使ってもよいかもしれませんね．

担当 ST：「バカ・死ね」の暴言が通過点なら，次のステップとして，暴言をなくすというよりは他の表現に置き換えられるという段階を設けてみたらよいのでしょうか？ それには，どうすればよいのでしょうか？

大学教授 OT：Ｊさんは今までこのパターンで意志を伝えてきて，このやり方しかできない印象ですね．彼の代わりに彼の表現となる言葉をスタッフが置き換えてみてはどうでしょうか？ 実際に自分の行動への自己認知や振り返りはむずかしいのでしょうか？

担当 OT：自分の行動をモニタリングする機能をもつ前頭葉の損傷のためむずかしいと思います．ただ，こういう場面でどういう対応をすればよいかというSST的な場面では適した言葉が言えることがわかってきました．しかし日常の実際の場面では，そのような行動はできていません．

大学教授 OT：パターンで返す言葉なら表現できるけれど自分自身へのフィードバックには限界がありそうですね．

担当 ST：発達段階から考えることもできますか？

大学教授OT：発達過程の反抗期としての暴言と捉えられないかということですよね．自閉症のようなこだわりがあるのですか？

担当OT：石鹸がなくなるまで手を洗うといったこだわりはあります．

大学教授OT：この場合，前頭葉の大きな障害なので，発達障害としては考えにくいでしょうね．

担当OT：彼は大笑いはあまりしませんが，照れ笑い的な笑い顔が見られると，スタッフは「やった」という満足感でいっぱいになります．それくらい良い顔をします．暴言だけをみるのではなく，その笑顔を引き出せるよう関わっていきたいと思います．

その後のアプローチ

ディスカッション①
● 暴言への自覚を促すよりも暴言を言わなくてもすむ環境づくりをする

Jさんに暴言の自覚はあまりなく，また自覚を促すのは画像所見よりむずかしいと考え，暴言を言わないルールを設定することにしました．マージャンが好きで，昔からよく仲間と集まってはマージャンをしていたことがわかりました．それで，マージャンができる設定をリハのなかで行い，マージャンをするにあたって，暴言は他のメンバーが嫌な思いをするので，言ったらマージャンはできないというルールをつくりました．このルールは理解することができて，暴言を言わないですむことができました．自覚というより，この場ではこうしてくださいという目に見える枠組みにしてあげたほうが，ルールを守りやすいようです．

メモリーノートでのルールチェックは3年くらい続いたのですが，抑制の効果はみられませんでした．いつのまにかやめていました．

ディスカッション②
● 暴言が出やすい相手との距離を離す

Jさんは甘えられる存在であると同時に，自分の行動を制限する存在である両親への暴言がエスカレートする傾向にあるようなので，このまま自宅にいることは本人にも両親にもよくないのではないかと検討し，当センターに隣接している障害者支援施設への入所を決めました．当センターで外来訓練を始めてから2年が経過していました．両親と離れて集団生活に適応できるか心配でしたが，生活のスケジュールの枠が決まっているためか，思ったよりマイペースに環境に適応していきました．Jさんが「仕事をするため」と障害者支援施設の利用を前向きに捉えていてくれたのもよかったと思われます．

ディスカッション③
● 感情の言語化を促す

暴言は言語化できない感情の表現である場合もあると考え，その後Jさんとコミュニケーションをとるなかで，感情の言語化を意識して関わっていきました．そうすると，いつのまにか感情の言語化をメモリーノートのなかでかなり過激にするようになりました．そのノートも嫌がらず，普通にスタッフに見せてくれるため，何を考えているかすぐわかりました．

テーマ：社会的行動障害による暴言をどうしよう？

　このディスカッションのあと1年くらいして，あるスタッフの担当交代があって，少しJさんの行動が変わりました．どうも，新しい担当に好意を持っているようで，誕生日を聞いたり，プレゼントは何がいいか？　と他のスタッフに聞いたりするようになりました．ずいぶん気持ちを表現することができるようになったのだなと，とてもほほえましく思いました．「私にはないの？」と他のスタッフがちょっとすねてみせると，律儀に「誕生日を知らないので」と返してきました．

　最近では，自分から「少しむかつくことがあった」と，言葉で気持ちを吐露してくれるようになっています．

ディスカッション④
- ●暴言に対し，情緒的に訴えてみる
  - ●情緒に訴えてみるやり方を試してみましたが，「ふん」という感じで，あまり行動を変えることにはつながりませんでした．また，マンツーマンのときビデオで暴言を見てみましたが，反応はとくにありませんでした．自分のこととして見ていない印象です．
  - ●基本的には大きな声で人の批判をする量は軽減しましたが，暴言の話題につっ込むと，エスカレートする傾向は変わりません．暴言中でも，「ちょっとごめんね」と机や場所や話題を変えることで，すっと引いてくれるので，今はそうしています．
- ●退職の手続きと本人の受け入れ

障害者支援施設入所後すぐに復職のタイムリミットがきました．復職はむずかしいという両親の判断で，退職の手続きをすることになりました．本人にも説明をして行わなければいけないことなので，はじめはかなり心配しましたが，両親，障害者支援施設，当センターのスタッフ同席のもと，会社側から本人にはっきり伝えてくれたことで，すんなり受け入れることができました．

- ●障害者支援施設での生活と暴言

障害者支援施設では，石鹸やシャンプーやシャワーの使い方は，他の人と一緒に入浴を行うためか，問題になりませんでした．課題プリントをいつのまにかたくさんコピーしたり，手をよく洗うといったこだわりの行動はみられましたが，本人に同意してもらってルールを決めると，大方は守ることができました．

暴言を言うなどの対人面での問題はあいかわらずありましたが，周囲が取り合わないようにしていたため，あまりトラブルにはつながりませんでした．それでも，彼の暴言にかっとくる人はいて，つかみかかるなど暴力に発展しそうなこともありましたが，そのときは彼のほうがそれに取り合いませんでした．しかし，その発散なのか，メモリーノートの重要メモ欄に「バカ」の一覧表をつくり，「殴りかかってきたので大馬鹿一号」というようにバカのランクづけをしていました．リハのときにそれを見せてくれ，なぜバカ欄にランクづけしたのか丁寧に説明してくれました．そのほとんどが，自分なりの独特の解釈で，「あいさつをしない」「大きな音を立てる」「トイレに行って手を洗わない」などです．逆にまわりをよく観察をしている様子がうかがえ，驚きました．

- ●就労継続支援B型の入所施設との連携

そして，この障害者支援施設での2年を経て，今は就労継続支援B型の入所施設を利用しています．本人は障害者支援施設に不満を持っていて，就労継続支援B型の入所施設に行くことが就労に結びつくと捉えていたため，比較的積極的でした．家に戻って近くの施設に通所をすることも考えたのですが，両親への感情爆発がまだあり，一定の距離が必要と判断しました．安定するまで週1回外来で当センターに来てもらい，作業療法・言語療法・心理療法を受けています．安定すれば，頻度は減らしていく予定です．

症例 10　あたりかまわず暴言をはいてしまう！　どのように対応すれば？── Jさんの場合

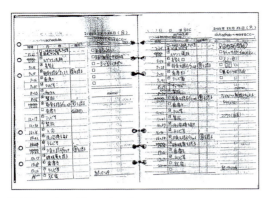

図2　メモリーノート

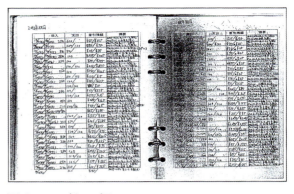

図3　こづかい帳

メモリーノート（図2）やこづかい帳（図3）は，障害者支援施設で使っていたものを継続して使用していて，外来のときに情報交換のツールとして利用しています．
就労継続支援B型の入所施設では，ぶっきらぼうではありますが，かなり暴言は減っています．外来と入所施設間で情報交換をしっかり行い，仕事では本人が見てすぐわかる作業を提供するようにしてもらったり，苦手な人と部屋や食事の席の配置を離すなど，暴言が出るとわかっているパターンを避けるための環境設定をしてもらいました．それでも，金銭管理などでトラブルはいろいろあります．そのときは就労継続支援B型の入所施設のスタッフが外来に同行して来てくれたり，わたしたちが訪問させてもらったりして，一緒に対策を考えています．

まとめ

- 自己認知にとらわれすぎないほうがよい場合がある
  ⇒前頭葉障害のある本人に自分の暴言という社会的行動障害に対する自覚をもたせることはむずかしいことがあると思います．
- 暴言がエスカレートしない環境づくりを検討する
  ⇒相手によって，暴言の程度に違いがあるときは，暴言が出やすい場面や条件がないか検証し，その結果に基づいて暴言が出にくい，あるいは暴言がエスカレートしない環境を検討する必要があります．
- 暴言の裏にある思いに気づく目をもつ
  ⇒暴言が本人にとって感情や要望の発信になっている面があるので，表面的な言葉に惑わされず言葉の裏にある思いに気づく目をもつことが大事だと思います．

（担当：OT　川原　薫）

テーマ：高次脳機能障害の自覚が低い人が復職するためにまずどこから準備したらいい？

症例 11 どうしたら今やるべきことがわかってもらえる？
—— K さんの場合

働きざかりの人のいい普通のお父さんが，突然の転倒事故により，くも膜下出血と脳梗塞を併発しました．幸い，数カ月で回復し，意識障害や身体的な障害は後遺症としては大きく残りませんでしたが，注意障害や記憶障害といった高次脳機能障害が残りました．本人は身体の問題のほうにばかり目が向いていて，高次脳機能障害の後遺症についてはあまり認めようとしません．事故から1年，休職期間の終わりが近づいています．復職するにあたって，どのようなことからアプローチしていけばいいのか，まだOT歴1年目の自分にはわからないことばかりです．ぜひ皆さんの経験を教えて下さい．

K さんの背景

　K さんは，54歳のおしゃべりが好きで，とても気さくな男性です．工業高校を卒業後，34年間，製袋会社に勤めており，事故後は休職しています．

　現在は妻と2人で暮らしており，3人の子どもがいます．長男は結婚してE県に在住，長女と二男は同じH市内に住んでいます．K さんの父親は小学校3年生のときに亡くなっており，80代の母親は近隣のI市で一人暮らしをしています．K さんは母親の所へ，週に1回は様子を見に行っているそうです．

　K さんが今回受傷したのは，1年前の飲酒後の転倒がきっかけです．翌日も後頭部の痛みが続いたため救急車を要請しました．その救急車内で呼吸停止となり，到着した病院で外傷性くも膜下出血と診断されました．その後左視床と小脳に梗塞が出現しています．

　救急病院で治療後，回復期病院に転院し，理学・作業・言語のリハを受けました．発症当初のKさんは，歩行はむずかしくADLは介助レベルであり，覚醒状態も低い状況だったそうです．5カ月間のリハを経て，退院時には独歩が可能でADLはほぼ自立にて行えるようになりました．高次脳機能障害としては，注意障害・記憶障害が残存しています．

　K さんと妻は復職への思いが強く，回復期病院を退院して自宅に戻ってからすぐに当センターへ来院しました．診察後主治医より外来で作業療法・言語療法・心理療法の評価を実施するよう指示が出まし

た．外来で週1回40分を4回実施し，初期評価を行いました．初期評価にて，本人からは復職への強い希望と，右足に力が入りにくいなど身体面のことについての訴えが多く，覚えにくくなったこと等については，「自分はそんなことはないと思う」と言っていました．

評価とカンファレンス

各部門の評価詳細は「初期評価の結果」に示しています．右椎骨動脈瘤破裂によるくも膜下出血の後遺症としての中等度の記憶障害と注意障害が主症状であり，自己認知の低下もみられていました．失語症はみられていませんが，耳で聞いた情報を理解することにむずかしさがみられており，情報量が多くなると混乱してしまう様子が窺えました．生活の満足度は身体的領域で低い結果となっており，Kさんは主訴として，右足が上がりにくいなどを挙げていました．各部門の結果より，復職を目標に，訓練ではまず認知基礎訓練として注意・記憶面へのアプローチ，代償手段の獲得としてメモリーノートの導入，日常生活の聞き取りにより自己認識を高めることを目的に，外来リハを開始しました．

● Kさんの初期評価の結果

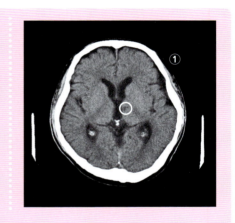

- **主治医のCT画像による診断**
  疾患名：**右椎骨動脈瘤破裂によるくも膜下出血，左視床と小脳の脳梗塞**
  画像所見：左視床前核に低吸収域（①）

- **身体面の評価**
  麻痺はない
  関節可動域：右肩屈曲 145°/180°，外転 130°/180°
  　　　　　　⇒少し制限あり
  感覚は正常

- **神経心理学検査**
  WAIS-Ⅲ（日本版成人知能検査）

言語性下位検査	年齢群別評価点	動作性下位検査	年齢群別評価点
単語	7△	絵画配列	18◎
類似	8○	絵画完成	13◎
知識	11○	積木模様	11○
理解	5▼	行列推理	13◎
算数	8○	符号	17◎
数唱	9○	記号	6▼
語音整列	3×		

評価点のマークは症例2（40頁）参照
※一般成人の評価点の平均は10で標準偏差は3である．

言語性 IQ = 83（やや低い）
動作性 IQ = 102（平均）
全 IQ = 91（平均）
群指数：言語理解 93（平均），知覚統合 114（やや高い），作動記憶 63（低い），処理速度 81（やや低い）
　⇒全 IQ は平均範囲内の結果となっているが，言語性 IQ と動作性 IQ，また各群指数間のスコアにばらつきがみられており，得意な面と不得意な面が異なることが示されている．言語性 IQ より動作性 IQ が高く，言葉を用いた情報処理に比べると，絵や図形などの非言語な情報処理が得意であることが窺える．

ウェクスラー記憶検査法（WMS-R）（平均 85〜115）
　言語性記憶　78（平均の下）　　視覚性記憶　95（平均）
　一般記憶　　81（平均の下）　　注意/集中力　84（平均の下）
　遅延再生　　68（平均の下）
　⇒〈注意/集中力〉は 84 という結果であり，一時的にいくつかの情報を頭に留めておくこと，また一時的に保存しておいたものに操作を加えることに苦手さがあると考えられる．〈言語性記憶〉は 78 の結果に対し，〈視覚性記憶〉は 95 という結果となっている．このことより耳から入ってくる情報を聞いた直後に思い出すよりも，目から入ってくる情報を見た直後に思い出すほうが得意．〈遅延再生〉では 68 という結果であり，数十分程度の時間が経ってしまうと覚えておける量が少なくなってしまう．

リバーミード行動記憶検査（RBMT）
　標準プロフィール点　14/24（40〜59 歳 16 点以下は障害域）
　スクリーニング点　6/12（40〜59 歳 7 点以下は障害域）
　　⇒記憶力の低下あり

改訂版長谷川式簡易知能評価スケール（HDS-R）
　25/30 点（"正常域" 21 点以上）⇒正常域
　　※誤答箇所：見当識（日にち），記憶

Mini-Mental State Examination（MMSE）
　27/30 点（"正常域" 24 点以上）⇒正常域
　　※誤答箇所：見当識（日にち，病院名），記憶
　⇒正常域ではあるが HDS-R，MMS の結果より，記憶の項目の言葉の再起，物品記銘で誤答があり，記憶力の低下・短期記憶の低下が認められる．

Trail Making Test（TMT）-A（1〜25 まで数字を探して順番に線でつなぐテスト）
　168 秒（50 代平均：109.3±35.6 秒）　⇒中等度障害

Trail Making Test (TMT)-B（1→あ→2→い→3…のように数字と50音を交互に探してつなぐテスト）

163秒（50代平均：150.2±51.3秒）　⇒平均範囲内

　⇒ TMT-Aでは平均範囲より下回る結果となっており，選択性の注意力の低下が窺える．検査時の様子として，周りの音等に注意が逸れてしまう場面あり．訓練時では苦手な課題で注意が切れてしまう．

　　※ TMT-Bが平均範囲内でTMT-Aが障害域なのは，多くの刺激の中から1つのものを見つける注意の選択性が，切り換えながら探す注意の転換よりむずかしいからと思われる．

●言語面評価

WAB下位検査

継時的命令（聴覚的理解力・注意力をみる）：65/80（平均76.8）

復唱（聴覚的な把持力・失語症の有無をみる）：100/100（平均100）

語想起（1分間）（思考の継続・柔軟性・記憶力をみる）：14/20（健常者年代別平均15.1/20）

漢字の構造：漢字の習熟度　9/12
- 漢字の構造を聞いて語を認知する　5/6
- 漢字の構造を言う　　　　　　　　4/6

⇒継時的命令で低下がみられている．2段階の命令で，前半部分の教示の解釈に失敗し，続いて後半部分も誤り減点となっていることから，聴覚的な注意力や把持力，記憶力の低下がみられる．

標準失語症検査補助テスト（SLTA-ST）

長文の聴理解：聴覚的な注意力・記憶力
　ニュース文（内容説明課題）　2/6（平均点5.13）

漫画の説明：論理的思考力・状況理解・注意力
- 【口頭】段階6/6　　主題の説明2/2
- 【書字】段階5/6　　主題の説明2/2　　※漢字の誤りで減点

⇒長文の聴理解で低下がみられており，再認でも困難な項目あり．記憶力の低下がみられる．

読書力テスト（小学校高学年用を用いているため，上限が中学校3年3学期レベルまで）（処理速度・読解力・国語力をみる）：

速読 36/90点（小学校2年2学期レベル）

読解 78/100点（中学校2年1学期レベル）

⇒読解では一定の読解力・国語力は保たれている．速読では言語的な情報処理速度の低下が認められる．制限時間内に何かを仕上げなければならない等の状況下で困難が生じる可能性が考えられるが，正答率は比較的高いことから，時間をかけると正確に作業を進めることができると思われる．

比喩・皮肉文テスト：言外の意味を理解する力　15/20
⇒言外の意味の理解の困難さが認められる．比喩的表現の理解がむずかしかったり，言葉の裏を読むことがむずかしいことが考えられる．

● 日常生活・日常生活応用動作
　〈本人評価〉　FIM：122/126
　　　　　　　FAM：77/84　　⇒自立レベル
　〈妻記載〉　　FIM：109/126
　　　　　　　FAM：69/84　　⇒修正自立レベル
　⇒日常生活動作は自立して行えているようであるが，理解や表出，記憶面でＫさんと妻の認識で差がみられている．

● 行動評価
　〈本人評価〉　高次脳機能障害　14/54　⇒中等度障害
　　　　　　　社会的行動障害　7/54　　⇒軽度障害
　〈妻記載〉　　高次脳機能障害　28/54　⇒重度障害
　　　　　　　社会的行動障害　19/54　⇒中等度障害
　⇒本人と妻の認識での差が多くみられている．妻は，高次脳機能面（遂行機能を除く）項目，社会的行動障害の項目についてほぼチェックをしている．検査場面では本人は「記憶が悪くなったと思わない」と発言しており，病識の低さも窺われる．

● WHO　QOL26：生活の質の満足度を探る
　Ⅰ　身体的領域　　3
　Ⅱ　心理的領域　　2.83
　Ⅲ　社会的関係　　4
　Ⅳ　環境　　　　　2.88
　Ⅴ　全体　　　　　3.5
　　　QOL 平均値　3.07（正常平均 3.75）　⇒低い

リハビリテーションの介入目的と経過

〔長期介入目的〕
　● 復職を支援する．
〔短期介入目的〕
　● 認知基礎能力の向上
　● 代償手段の獲得
　● 自己認識を高める

症例11　どうしたら今やるべきことがわかってもらえる？──Kさんの場合

当センターでの外来リハの経過を以下に記載します．

作業療法

作業療法では，メモリーノートの活用練習，生活の聞き取り，記憶課題，アクティビティを実施しています．

メモリーノートには1日のスケジュールと食事のメニューを記入してもらっています．メモリーノートに対してKさんは，見返して思い出すことができるのでよいと言っており，定着はスムーズでした．家での過ごし方ですが，妻は仕事をしているので日中は1人で家にいることが多く，家にいるときは撮りだめているドラマを見たり，部屋の掃除をして過ごしています．外出するときは公共交通機関を利用し，実母の所へ行ったり，パチンコをしています．

アクティビティでは眼鏡ケースづくりを行いました．説明書をみて必要な道具を持ってくることはできており，道具の使用も安全に行えていました．しかし，説明書を読んだ後，理解が十分にできていなくても作業を進めてしまうので，わからなくなって作業が途中で止まったり，のりを紙につけるときに裏表逆につけてしまう場面が多々みられ，声かけが必要でした．同じ物を2個作製したときには，同じ箇所で間違えてしまう場面もみられ，記憶障害によるものと思われました．全体的に作業は雑な印象でした．

言語療法

言語療法ではメモリーノートの確認・日誌記入，記憶・注意課題，語想起課題を実施しています．

メモリーノートにはメモの欄にその日の出来事を日記調に記入してもらっていますが，失書の影響もあって漢字の間違えが多々みられており，また文法の間違えもあるため，そのつど辞書で確認するなどして訂正をしてもらっています．

注意課題では，聴覚的理解の低下に対し，聴く注意力向上のためにメモを取る課題を実施しています．記憶課題では，6枚の絵カードの文章を覚えてもらっています．視覚的に覚えることが得意な印象があり，即時・遅延再生ともに想起は5～6個可能です．

語想起課題は語の流暢性の向上のため実施しています．目標を15個としていて，最初は10個しか想起ができなかったのですが，現在は14個まで想起が可能で向上がみられています．

心理療法

心理療法では，記憶障害に対しては，外的補助手段であるメモリーノートの利用，活用練習を試みています．注意障害に対しては，視覚的・聴覚的な選択性注意課題，交代性課題，二重課題の反復練習を行っています．そのほか作動記憶課題，処理速度課題を実施しています．

現在の状況

宿題は作業療法が注意課題（間違い探し・数独・クロスワード等），言語療法では失書に対しての課題（小学2～6年レベル），心理療法では遂行機能課題（迷路等）に分野を分けて実施しています．

高次脳機能障害（注意障害・記憶障害）について自己認知が乏しく，エラーに対してフィードバックを行っても軽く受け流すことが多いです．

テーマ：高次脳機能障害の自覚が低い人が復職するためにまずどこから準備したらいい？

高次脳機能障害症例検討会における問題提起とディスカッション

問題提起

- 主訴：仕事に復帰したいという強い希望をもっていながら，右足が動かしにくいなど身体の障害にしか気づかず，記憶障害や注意障害への自己認知が低い．

- 抱えるジレンマ，検討していただきたいこと
  ①仕事復帰に向けて障害の自覚が低い人にどうしたら今やるべきことがわかってもらえるか？
  ②仕事復帰に向けて不足している評価や見ておかなければいけない視点はあるか？

ディスカッション❶

仕事復帰に向けて障害の自覚が低い人にどうしたら今やるべきことがわかってもらえるか？

 担当 OT　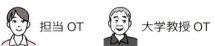 大学教授 OT　 病院 OT

 老健 OT　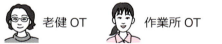 作業所 OT　 デイケア OT

 担当 OT：現在，外来リハでは注意力・記憶力・処理速度向上に向けてのアプローチを行っています．私自身まだ1年目で経験が少なく，復職の支援をするケースは初めてであり，どのようなアプローチを行っていけばよいか試行錯誤しながら行っています．復職を希望しているけれど記憶障害や注意障害への自己認知が低い人に対し，どのようなアプローチを行っていけばよいか，皆さんが復職支援をしてきた経験のなかで，どのようなアプローチを行っていたのか教えていただきたいと思います．

 大学教授 OT：まず，Kさんの日常生活の流れや過ごし方はどういう様子ですか？　奥さんが働いているということは，昼食の準備はKさんがしているのですか？

 担当 OT：生活リズムは，朝7時に起床して22～23時に就寝というリズムで安定しています．当院へリハにくる以外は，家で1人で過ごしていることが多いようです．自宅では撮りだめたDVDを見る，リハの宿題をする等をして過ごしています．週1回はI市の80歳の母親の所に行っています．昼ご飯は奥さんが近くのスーパーに勤めているので，昼に奥さんが帰ってきて一緒に食べているようです．

症例11　どうしたら今やるべきことがわかってもらえる？──Kさんの場合

大学教授OT：I市には1人で行くとのことですが，どうやってI市まで行っているのですか？

担当OT：公共交通機関を利用してI市まで行っています．

病院OT：メモリーノートのことについて質問をさせて下さい．メモリーノートの記入はいつしているのですか？

担当OT：メモリーノートへの記入は，そのときその場で記入したり，夜寝る前に1日を振り返り思い出しながら記入しています．なので，1日のスケジュールを前日に記入して翌日にそれを見て実行することはむずかしい状態です．訓練のある日のみ，訓練時間を忘れてはいけないということで次回の訓練時間をメモをするようにその場で促しをしています．その日の食事のメニューも夜に思い出しながら書いているので，自発的に，忘れる前に書いておくということはできていません．忘れてしまったときは奥さんに聞いて記載しているようです．

病院OT：そうなのですね．もし1日フリーな状況であれば，どの程度Kさん自身が計画を立てられると思いますか？

担当OT：何もすることがなければ，テレビを見てごろごろしていると思います．自分から何かしようとして動く人ではない印象です．宿題も計画立てて日々少しずつすることはなく，1回にまとめてしている様子です．

病院OT：では，宿題をする日を設定してもらうのはどうでしょうか？

担当OT：そうですね，やってみます．

老健OT：通院手段はどうしていますか？　復職でも交通機関の利用は必要ですよね？　Kさん1人で来たときに，バスに間に合うように自分で作業の段取りをしてもらったらいいと思います．

担当OT：現在は，奥さんが車の送迎をして当センターまで来ています．いずれは1人で通院してもらえたらと思っています．これまであまり時間を気にするような課題を取り入れていなかったですし，またKさん自身があまり時間を気にすることなく話し続けてしまうといった場面もあるので，時間を気にして作業の段取りをするような課題も入れたほうがいいかもしれないですね．1人で通院するようになってから取り入れていきたいと思います．

デイケアOT：私が担当したケースで，習慣づけることに価値を置く方を経験したことがあります．あらかじめ決まったもののなかでも，本人に選択してもらうことでその人らしさが

テーマ：高次脳機能障害の自覚が低い人が復職するためにまずどこから準備したらいい？

みえました．デイケアで園芸の活動をしていましたが，その活動のなかの一つとして，毎回の水やりを観察日記にしていました．Ｋさんは身体的なニーズが高い方だと思うので，身体的な運動のメニューを取り入れて，メモリーノートに書いてもらうようにしたらどうでしょうか？

担当OT：なるほど．Ｋさんから右足の上がりにくさについて訴えがありました．散歩が趣味と聞いているので，毎日の身体活動として散歩を取り入れてみようと思います．

大学教授OT：高次脳機能障害者のグループワークで気づきはみられそうですか？

担当OT：いまはまだグループワークに参加していませんが，グループワークは他の患者さんからの刺激があっていいと思っているので，参加はしてほしいと思っています．家庭や訓練場面の行動で，記憶することがむずかしいことについて気づきがあまりみられない方なので，グループに参加することによって，記憶がむずかしくなっていることに気づいていくことや，同じ障害を持った人との交流を通して話し合える機会がつくれたらいいなとは考えています．

老健OT：家庭や訓練場面での行動のみでは記憶障害が見えづらい印象ですね．たとえば奥さんから買い物や掃除等を頼んでもらうのはどうでしょうか？　記憶面への気づきのきっかけとなるかもしれません．

担当OT：そうですね．訓練場面でも，記憶課題のときに思い出すことができなくても訓練のなかでのことなので，本人のなかで実際思い出せなくて困ったという経験として実感されていない印象です．

大学教授OT：Ｋさんは困ったときに他の人に無意識に助けてもらっているので，なかなか自己認知への気づきに繋がらないかもしれないので，そこを意識化していけたらいいのではないでしょうか？　たとえば訓練のなかでも，時間的な制限を設けるような課題をすることで，できない体験をしてもらい，本人からのhelpを引き出して介入をしてみるのがいいのでは？　注意課題であれば，百ます計算や仮名拾いプリントを行ってもらって，ミスが多くて困ったときに，どこがうまくいかないのか，どうやったらよいのかをOTと話し合って，対応策を検討してみるのはどうでしょうか？

担当OT：私も訓練で時間を意識して行う課題を行っていませんでした．復職のことを考えても，仕事へ復帰した際に，時間内に仕事を仕上げたり，ミスなく行うことは現時点ではむずかしいと思います．Ｋさんと話をして解決策を考えていければと思います．

ディスカッション❷

仕事復帰に向けて不足している評価や見ておかなければいけない視点はあるか？

担当OT：当センターでルーティンに実施する高次脳機能評価を行い，記憶力・注意力の低下といった高次脳機能障害や処理速度の低下，病識の低下が認められました．他にもっとここは見ておいたほうがよいということや情報収集をしておいたほうがよいこと，不足している評価があれば教えていただきたいと思います．

大学教授OT：まず，Ｋさんがなぜ製袋会社に勤めたかは聞いていますか？

担当OT：はい，面接のときに聞いています．高校3年生のときに求人票を見てなんとなく入社試験を受けることを決めたそうです．すごく興味があって働きたいと思って応募したわけではないと言っています．

病院OT：仕事の内容をもっと詳しく教えていただけますか，あとＫさんの仕事場での役割，仕事の勤務形態はどうなっていますか？

担当OT：本人が詳しく仕事内容を伝えることがむずかしいため，大雑把にしか仕事内容を把握できていませんが，Ｋさんはでき上がったスーパーの袋を注文店ごとに選別して段ボールに詰めて運んだり，袋をつくる機械の調整を担当していたそうです．8人のグループでランダムに仕事を行っていたとのことで，そのなかでＫさんはリーダーの役割をされてたそうです．仕事の勤務形態としては，3交代でしていました．

病院OT：仕事内容を聞くかぎり，事務職ではなさそうですね．身体的な問題は仕事に影響すると思いますが，どうでしょうか？

担当OT：できた袋を段ボールに詰めて台車まで運んだりする力仕事があります．Ｋさんは重い物を持つことはできていて，そのまま歩くこともできています．しかし重い物を持った状態でうしろを向いたときにバランスが崩れそうになるので，転倒の危険性は考えられます．対策として，うしろを向くときは小さな歩幅であることをＫさんと確認しています．

老健OT：スーパーなどの袋をつくっているということですが，ビニールを触ったりすることに上肢や手の感覚障害の影響はみられないのでしょうか？　Ｋさんは自分の体に注意を向けるところなども障害されていると思うので，仕事復帰に向けた本人の身体へのニーズも高いことですし，ビニール袋を使った評価はよい気づきになりませんか？

テーマ：高次脳機能障害の自覚が低い人が復職するためにまずどこから準備したらいい？

担当OT：評価では，感覚障害はありませんでしたが，ビニールを触ったりといった感覚のくわしい評価はまだできていません．行ってみたいと思います．

作業所OT：もともと仕事場までの通勤は車だったのでしょうか？ Kさんから運転のニーズは聞かれていますか？

担当OT：家から仕事場まで車で通勤していたようです．初期評価時は車へのニーズは聞かれていませんでした．しかし，徐々に運転に対して希望が出てきている様子で，奥さんから，運転を勝手にしていたことがあると聞いています．Kさんには，まだ運転はむずかしいことを主治医から説明していただき，納得はしてもらいました．これからの復職に向けて，Kさんのニーズとして運転再教育は必要と思っています．

大学教授OT：復職期間まであと8カ月とのことですが，職場との情報交換はしていますか？

担当OT：まだ職場の方との情報交換はできていません．

その後のアプローチ

ディスカッション①

- **リハの宿題計画をするためのスケジュール管理にメモリーノートを活用できるか**

宿題プリントについて，1日に1枚ずつと決め，いつ行うかを自分で設定し，メモリーノートに記載するよう促しをしました．しかし自分からメモリーノートにスケジュールを書き，それを見ながら宿題することはほとんどなく，1日にまとめて行ってしまうことが多かったです．そこで，他スタッフと話し合い，OTが宿題のプリントに宿題をする日付を記入しておいて，その日付に行ってもらう形式に変えて様子をみました．自分からその日にするという宿題計画を立てることはまだむずかしい状態ですが，OTが宿題日を設定すると決められた日に行うことはできるようになっています．

- **メモリーノートに，そのつどメモをとるよう促す**

リハで行ったことや次回の訓練時間，食事のメニューなどはその場で記入するよう促しています．しかし依然としてメモリーノートを記入するのはまとめて夜に行っています．しかし，Kさんも夜にまとめて書くと，思い出せないということを言っており，少し覚えにくくなっていることへの気づきになってきているのではと思っています．また，以前まで復職に対して身体面が良くなればいいと言っていましたが，最近では覚えることがむずかしいので，復職に対して少し不安と言っています．Kさんと話をして，新しいことを覚えるのには時間がかかるので，メモをとっていき，徐々に仕事内容を覚えていきましょうと確認をしています．

- **1人で通院するための段取りができるか確認する**

通院に関しては，現在も奥さんと一緒に通院しています．家が遠方のため時間や金銭面を考慮すると奥さんの運転する車が便利だそうです．以前に1回，奥さんの体調不良でKさん1人で電車とリハ

バスを利用して来たことがありました．そのときは訓練に遅れることもなく，帰りの時間もセラピストに伝え，声かけなしでも時計を見ながら行動することができていました．やはり自分だけでしなくてはいけないという思いが強いときは，普段は気にしない時間等を気にして動くことができるんだなぁと思いました．

- ニーズが高い身体的メニューをリハに取り入れることで，習慣的なメモリーノートの活用を促す

身体的なメニューを取り入れることを提案いただいたので，リハメニューに，散歩を取り入れ，1日の歩数をメモリーノートに記録するよう提案しました．Kさんはもともと歩くことが好きであったため，日常生活の一部としてすぐに定着しました．Kさん自身で万歩計を購入し，1日に何歩あるいたかということもメモリーノートに書いてくれるようになっています．

- 1日のスケジュールに買い物や掃除の手伝いを組み込み，メモリーノートを活用する

奥さんから買い物を頼まれたときは買うものをメモリーノートにメモを取って買うことができるようになりました．また掃除についても1日のスケジュール予定に組み込むことで部屋の掃除をするようになりました．

- 時間を意識して行う注意課題を導入する

注意課題では，仮名拾いプリントを実施しました．最初は時間もかかっており，見落としの多い場面が多々みられていました．見落としが多いことに関して，Kさんから自発的にhelpが出ることはなかったのですが，OTからどうやったら見落としが少なくなるかを聞き，一緒に考える時間を設けました．そこで，最初は時間がかかってもいいので正確に行っていくことを目標として行いました．回数を重ねるごとにかかる時間は短縮され，そして見落としの数も減ってきている状況です．

ディスカッション②

- 仕事復帰を前提とした動作確認を行う

上肢の感覚鈍麻の評価のため，本人にビニールを触ってもらいました．ビニールを触った感覚も問題はなく，1枚だけを取り出すことも可能でした．感覚についてわかりにくさ等はないかと本人に聞いたところ，「感覚はあります，大丈夫です」と答えてくれました．

- 会社に配慮してほしいことを伝える

復職の3カ月前に職場との情報交換がありました．当センターの主治医・OT・ST・心理士から，現在のKさんの高次脳機能障害のこと，仕事で配慮してもらいたいことを話しました．結果としては，勤務形態が3勤交代であったことや，自分の仕事をしながら部下に指示を出すなど同時処理が必要なこともあるため，元の部署に戻って仕事をするのはむずかしいと思われるので，勤務形態としては日勤で行い，仕事内容はゴミ袋を折りたたんで段ボールに入れるなどの内職作業，もしくは様子をみながら，事務作業でも本人が実施可能なものがあれば検討していくという話になりました．また詳細は工場長とKさんと奥さんが話し合って仕事内容を決めていくという流れになりました．

- 車の運転の見きわめについて

通勤は車ではなく，公共交通機関を利用していく予定です．復職後に運転再教育を実施しています．主治医から同伴者付きの自動車運転は許可され，単独での運転はその状況を見てからということになりました．そのため通勤は公共交通機関を利用しています．また近場は一人で自転車で移動し，自転車に乗ることを楽しんでいました．

テーマ：高次脳機能障害の自覚が低い人が復職するためにまずどこから準備したらいい？

まとめ

- 復職を望むニーズがあったときのアプローチ

  ⇒まず，在宅生活が安定していて単独での公共交通機関を利用した行動ができることが一つの復職に向けたステップになると思います．次に実際の仕事に近い訓練課題を提示し，本人に模擬的に体験してもらい，自分にできること，できないことを把握してもらうことが大切です．

  最終的に本人自身が自分のできること・できないことを自分の言葉で会社に伝えることができるのが理想です．

- 本人の困り事を意識化する際には同時に解決方法を本人とともに考える

  ⇒患者さんの病識については，本人が困り事を意識化できる環境をつくり，本人から自主的に助けての合図があったときに気づきを促していくこと，同時に，気づきにともないどうやったら困り事を解決できるのかを一緒に考えていくことが大切だと思います．

- 職場との情報交換の大切さ

  ⇒復職に向けた支援のためには，患者さんの具体的な仕事内容についての情報を収集し，実際の仕事内容に近い環境設定で評価を行い，身体面や高次脳機能面でどのようなことが，どうしてむずかしいのか知る必要があります．また評価や訓練を通して，むずかしいところや得意なところを見つけ，職場との情報交換や連携に活かしていくことが大切と学びました．

（担当：OT 藤井美香）

テーマ；コミュニケーション拡大のためのアプローチとは？

症例 12 認知機能の低下による拒否反応のためコミュニケーションがむずかしい！
—— L さんの場合

Lさんは，静岡で専業主婦をしている，背が高くすらっとした美しい女性です．脳出血を発症後，広島の実家で療養しています．子どもはまだいません．Lさんは，にっこりと笑顔で挨拶をしてくれたりしますが，やりとりのなかでわからないことが出てくると，そっぽを向いてしまうことがあり，やりとりを長く続けることがむずかしくなっています．コミュニケーションがむずかしい理由は，「失語症」の症状だけではなく，認知面の全体的な機能低下があるためと考えられます．リハでよく使われている検査をすべて実施することができなかったため，観察からわかることと合わせてLさんの症状を整理していますが，どのように周囲とコミュニケーションをとっていってもらえばいいか，試行錯誤しています．ぜひ一緒に考えてもらいたいと，検討会に出させてもらいました．

Lさんの背景

　Lさんは，38歳の女性です．結婚を機に広島の実家を出て，他県で専業主婦をしていました．
　2年前脳出血で倒れ，広島に戻り，現在は実家で両親と生活しています．身体に顕著な麻痺はみられず，歩行をはじめとする日常生活動作は自立しています．もともと編み物やピアノの演奏などを趣味として楽しんでいたとのことで，今でも音楽を使った活動は好きなようです．
　しかし，自発的な行動がむずかしく，日常生活動作の一つひとつに声かけを要し，常に見守りが必要な状況です．本人にとって慣れた環境で，慣れた動作であれば，両親の声かけによってスムーズに行うことも多いのですが，混乱すると途端に怪訝そうな表情をし，周囲とのコミュニケーションをそこでやめてしまうことがしばしばありました．また，後遺症としての認知面の全体的な機能低下のためか，本人からのことばでの表出は少なく，本人の思いをはっきりと聞く機会が少ない状況でした．
　当センターでLさんと初めて会ったとき，ジェスチャーやアイコンタクト，笑顔などの非言語コミュニケーションはしっかりととれました．両親は，「洗濯物の片付けや，出かける前の着替え，物を定位置にしまうなどの身の回りのことについてできることが増えれば…」と希望を話してくれました．

テーマ：コミュニケーション拡大のためのアプローチとは？

　主治医からの初回評価の指示を受け，外来で作業療法・言語療法・心理療法の評価を実施しました．リハ室という，本人にとって不慣れな環境で，見知らぬスタッフを相手に評価の項目に取り組むということは，Lさんにとって負荷が大きいことが予想されましたので，本人の表情を観察しつつ，楽しんでもらえる要素を取り入れながら評価を開始しました．

評価とカンファレンス

　各部門の評価の詳細は「初期評価の結果」に示しました．
　脳出血（脳動静脈奇形の破裂）の後遺症により，全般的な認知機能の低下がみられており，そのことが，各評価項目の結果に影響していると考えられました．しかし，検査場面でその課題の意図の理解がむずかしく，評価が困難だったことでも，日常の生活の流れのなかでは自然とできていることがたくさんありました．その点については，両親と情報交換をしながら，生活のなかで声かけや誘導がなくても一人でできることを増やしていくこと，また，コミュニケーション手段・機会の拡大を目的に，週に1回のリハの指示が出され，外来でのリハを開始しました．

● Lさんの初期評価の結果

● 主治医のCT画像による診断
　疾患名：脳出血（脳動静脈奇形破裂）
　画像所見：左前頭葉（①），左側頭－頭頂－後頭葉の境目（②），左頭頂葉（③）

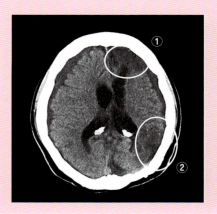 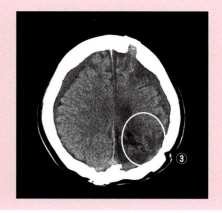

● 神経心理学検査

WAIS-Ⅲ（日本版成人知能検査）

動作性 下位検査	年齢群別 評価点
絵画配列	1×
絵画完成	1×
積木模様	2×
行列推理	2×
符号	1×
記号	1×
組合せ	2×

評価点のマークは症例2（40頁）参照
※ 一般成人の評価点の平均は10で標準偏差3である．

　　動作性IQ＝47（かなり劣っている）　⇒本人の様子を見ながら可能な項目のみ実施．

重度失語症検査（一部を抜粋して実施）

- 非言語基礎課題（ことばを使わない，基本的なやりとりの側面）
　　風船バレー・物品受け渡し・指差し模倣・マッチングは可能
　　問題の枠組みの理解が困難な場合，検査続行困難，保続あり　⇒認知機能低下の可能性
- 非言語記号課題（ことばを使わないが，記号化された情報を扱う側面）
　　ジェスチャー理解，状況絵に合う物品選択，カテゴリー分類は可能
　　「物品を使用する」ふりをする等，問題の枠組みの理解が困難　⇒認知機能低下の可能性
- 言語課題（本人の様子を見ながら実施）
　　名前…「名前は？」の問いにささやき声で返答
　　年齢…「わかんない」と返答あり，復唱を促すとささやき声で返答
　　住所…聞くと表情が険しくなる．隣にいる家族を見る

Trail Making Test（TMT）-A（1〜25まで数字を探して順番に線でつなぐテスト）
　　1〜10まで実施（107秒），その後「わからない」と拒否される　⇒最後まで実施不可

Trail Making Test（TMT）-B（1→あ→2→い→3…のように数字と50音を交互に探してつなぐテスト）
　　実施困難

改訂版長谷川式簡易知能評価スケール（HDS-R）
　　1/30点（"正常域" 21点以上）　※ 見当識の場所を選択式で正答　⇒重度障害

Mini-Mental State Examination（MMSE）
　　7/30点　見当識（何階，何県，何市），物品呼称，3段階命令，視覚的理解以外は不可
　　⇒重度障害

レーヴン色彩マトリックス検査（RCPM）
  15/36（24点以下は知的機能低下の疑い） ⇒知的機能低下

失行・失認スクリーニング
  絵の模写（二次元）：少し歪みあり　（三次元）：立方体を書くことがむずかしい，歪みが大
  時計の文字盤：数字は模写にて可能，位置のバランス不良
  言語命令：「敬礼」の理解困難
  指模倣：拳→平手となってしまい，3つの動作を繰り返すことがむずかしい
  線分抹消：問題なく可　　線分二等分：右に1本偏りあり
  花（ダブルデージー）：全体は捉えられているが，花びらの枚数など細部で間違いあり
  空間関係テスト：11/13
  計算問題：1/17
  日本地図による地誌確認，身体部分，左右判別：指示（口頭＋書字）理解困難，左右については全問正答

● **言語面の評価**
標準失語症検査（SLTA）（一部を抜粋して実施）
  聴く　17/40　42.5%
  話す　29/91　31.9%
  読む　12/40　30%
  書く　11/41　26.8%
  計算　非実施
  ⇒・「わからない」と感じられる場面が続くと，イライラした様子を見せる．その気持ちを表情や行動，そしてことば（「どういう意味？」）で表してもらうため，検査に休憩を入れたり，項目を変更．
  ・一方で，よくできる項目でも，長時間取り組むことがむずかしい印象を受ける．
  ・全体的に，文レベルになると取り組みそのものがむずかしくなる様子がみられる．
  ・<u>単語レベルでの復唱は，全問正答することが可能</u>．
  ・また，<u>ことばを補完するような形で答える課題</u>（ヒントに続けて文章を完成させる）も比較的成績が良好．
  ・<u>仮名一文字の音読も，全問正答することが可能</u>で，<u>仮名単語の音読も正答数が多い</u>．
  ・「読む」項目は，<u>漢字単語よりも仮名単語のほうが理解がしやすい</u>様子．
  ・<u>仮名で書称をすること，仮名一文字の書き取りも良好な成績</u>．

● **日常生活・日常生活応用動作**
  FIM：〈本人評価〉検査実施困難　〈家族評価〉89/126
  FAM：〈本人評価〉検査実施困難　〈家族評価〉41/84

症例12　認知機能の低下による拒否反応のためコミュニケーションがむずかしい！──Lさんの場合

CIQ：家屋内活動0点，社会活動7点，生産性2点，家の外へ出る頻度は「ほぼ毎日」
　⇒セルフケアにおいて動作の困難さはないものの，動作一つひとつに声かけや見守りが必要．食器の片づけなど自発的に行えるものあり．余暇活動や外出については家族の援助で実施
　※全体的認知機能の低下影響あり

- 行動評価
　東北式高次脳機能障害チェックリスト
　〈本人評価〉記載困難　　〈家族評価〉高次脳機能障害　41/54
　⇒家族の記載では，「記憶障害」「注意障害」「遂行機能障害」「失語」「失認」「その他」の項目に多くのチェックあり．社会的行動障害では，「欲求コントロール低下」「感情コントロール低下」「対人技能拙劣」などの項目にチェックあり
　※全般的な能力の低下あり

リハビリテーションの介入目的と経過

〔長期介入目的〕
- コミュニケーション手段・機会の拡大

〔短期介入目的〕
- 楽しみ活動を見つける
- ボール投げ等非言語的コミュニケーション手段の活用
- 絵カード等を使った机上課題による認知能力の向上

作業療法

　作業療法では，点つなぎ課題，色塗りなど，Lさんにとって得意な数字や絵，形を使用した注意訓練を実施しました．また，絵カードを使用した記憶訓練も実施しました．音楽などの好きな活動を取り入れながら，何よりもまずLさんとの関係づくりとリハに来ることに慣れてもらうことを重視しながら，訓練を進めていきました．

言語療法

　言語療法では，コミュニケーション手段・機会の拡大を目的に，アプローチを検討しました．本人にがんばってもらい，評価項目はなんとか実施しましたが，評価場面でも，全体的に反応の浮動性が大きく，本人に「よくわからん」と怒った表情で言われたあとのやりとりが続かないので，まず関わるスタッフの一人として，本人との関係をしっかりつくる必要があると考えました．なるべく混乱を生じないコミュニケーション手段を考えながらも，Lさんが楽しめるようなコミュニケーションを続けたいとスタッフとしては思いました．
　日常生活では，挨拶のほか，「トイレに行きたい」ということをジェスチャーをまじえて表現してく

テーマ：コミュニケーション拡大のためのアプローチとは？

れますが，そうした表現以外には本人からの表出はほとんどありませんでした．結果的に，両親をはじめ，周囲の声かけに促されるようにして，さまざまな活動をしている状態でした．しかし，音楽など，本人の好きな活動の際には楽しそうな表情を見せました．楽しみ活動を見つけることから始めようと，リハでも，まずはボール投げや風船バレーを一緒に行いました．ある程度ボールのやりとりができるようになってきた段階で，声を出してもらうために，ボールや風船を返しながら数の数え上げも一緒に行ってもらいました．またジェスチャーでコミュニケーションを取るための動作の基礎練習として全身の映る鏡の前にスタッフと２人で並んで座って，スタッフのマネをしてもらい手をいろいろな方向に動かしたりしてみました．失行による身体の使い方の巧緻性の低下のため，すぐ隣に座っているスタッフの動作模倣であってもむずかしいことがありましたが，身体を使った課題や，視覚的でわかりやすい刺激が入る状況のほうが，比較的混乱が少ないようでした．

　本人がリハに来るようになってしばらく経過した段階で，色や形の判別が比較的得意であることを活かして，机上課題として，色や形の異なる絵カードの分類を行ってもらいました．それに慣れてきた段階で，意味カテゴリーによるカードの分類もしてもらいました．分類については，スムーズにやってもらうことが可能でした．また，仮名で書かれた単語カードと絵カードとのマッチング，音読も実施しました．家族からの要望で，主に動作絵をことばで説明する（選択肢あり）宿題のプリントも渡していました．たとえばお茶を飲んでいる人の絵の横に「お茶を（　　　）」と書かれており，「飲む」と記入してもらうというものです．毎回，父親と取り組んでいるとのことで，宿題プリントの挿し絵にきれいな色づけをしていました．

　このころLさんは，自宅からほど近い施設に週３回通所していました．そこでは，オープンスペースで，利用者それぞれがその人に合った活動をしていました．この施設のスタッフとは，情報交換の機会を得ることができました．日中活動場面での様子を教えてもらい，当センターからは評価項目の結果を伝えながら，Lさんの得意なこと，むずかしいことを話し合いました．話し合いのなかで，むずかしいことの一つとして，「何もしないで待つ」という事がたとえ短い時間であってもLさんにとって苦手であるようだ，という点が挙げられました．何か作業を一緒にしているときはいいのですが，作業と作業の合間は，おそらくLさんにとってはどうしていいのかわからないという状況になるためか，混乱して表情が険しくなるようでした．

　自宅での生活の様子を家族にたずねると，本人が見つけやすい印を家具に貼るなどの環境調整をしたところ，一人でできることが増えているとのことでした．状況に合った生活動作がよりスムーズにできるようになり，そうした場面での声かけ（「（それを）やってください」など）は問題なく理解している様子がみられてきた一方で，Lさん自身からの周囲への関わりが今はまだ少ないこと，周囲からの働きかけや状況が本人にとってわかりにくいものであると，強い拒否反応を引き出してしまいやすいことが，コミュニケーションの続かない要因になっていることを改めて実感しました．

高次脳機能障害症例検討会における問題提起とディスカッション

問題提起

- 主訴：周囲の人とのコミュニケーションが途中で止まってしまうことが多く，続かない．本人にとってストレスとなることへの反応のパターンが形成され，強化されているような印象がある．

- 抱えるジレンマ，検討していただきたいこと
  ① ストレスによる拒否反応を減らし，本人と周囲の人との関わりの幅を増やしたい．
  ② 「本人から周囲へ」ことばで表現してもらう場面を増やすきっかけをつくりたい．
  ③ 家庭（生活場面）・他施設との連携で必要な情報は何か．

ディスカッション❶

ストレスによる拒否反応を減らし，本人と周囲の人との関わりの幅を増やしたい．

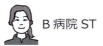 担当ST　 A病院ST

 B病院ST　 C病院OT　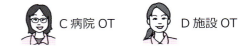 D施設OT

 担当ST：Lさんと周囲の人とのやりとりを今後さらに増やしていくために，リハをしていくうえで取り入れるといい視点があれば，教えてもらいたいと思います．今は本人の拒否反応が半ばパターン化されるようになってきていて，訓練の途中などで，コミュニケーションが止まってしまうこともあります．

 A病院ST：コミュニケーションが止まってしまうというのは，具体的にはどんな様子なのですか？

 担当ST：会話のなかやリハのなかで，本人が発話しようとしてことばが想起できない場面や，状況の理解がむずかしいと本人が思われた場面で「わからん」や「どういう意味？」と言い，明らかに怒った表情をします．それで，対象の人や物からさっと視線を外して，手に鉛筆を持っているとすると，それを机に置きます．「そっぽを向く」という感じです．そうなると，もちろんその話題は続けられないし，新しいテーマへ切り替えるのもむずかしくて，お互いどうしていいのかわからなくなる状況です．「私の言い方がわかりにくかったですね，ごめんなさい」という意味の声かけや「それで合ってますよ」という意味の相づちを

テーマ：コミュニケーション拡大のためのアプローチとは？

打ったりはするのですが…．

A病院ST：「わからん」ということばは口にされているわけですよね．「拒否」という本人の表出のひとつの形であればいいですが，どちらかというと混乱しているような感じですか？

担当ST：もう課題を続けたくないと判断してそれを伝えた，というよりも，混乱しているというか，感情的な反応のような印象もあります．

B病院ST：本人は，課題に対する自分の反応の，正誤の判断をしている様子がありますか？　それで自分の反応が合っていないとか，できなかったという認識はありますか？　今の時期は，あまり失敗体験は重ねてもらいたくはないですよね．

担当ST：そう言われてみると，課題を「とにかくやってみる」という様子はあまりなく，自信を持ってできると思われたときにのみ課題に取り組むという雰囲気はあります．その意味では本人のなかで正誤を気にしているのかもしれません．合っているときも，不安そうな顔をすることがあります．そのときは「それでいい」ということを積極的に伝えるようにはしています．すると少しは安心した表情になります．

B病院ST：そういう意味では，色や形を使った課題はいいですよね．フィードバックがわかりやすいので，本人も反応に自信が持てると思います．

A病院ST：Lさんの認知面について確認したいのですが，スタッフの顔は覚えていますか？　リハ室に入ってきたとき，スタッフを見てどんな反応をしますか？　また，遠くからスタッフを見つけられますか？　今見た視覚的情報をスタッフの顔という過去の記憶と照らし合わせて判断できるのかなと思いまして教えてほしいのですが．

担当ST：こちらが挨拶をすると，笑顔で応えてくれます．おじぎをして，声を出して「こんにちは」と挨拶も返してくれます．ただ，Lさんからの自発的な表出に関しては，評価が不十分かもしれません．こちらがLさんより先に挨拶をしてしまっていたり，隣で家族が挨拶を促してくれていたりするので…．ただ，こちらからの声かけに応えるという形の場面でも，笑顔の出やすさや親しみ感を見せてくれるかどうかについては，あまり関わりがないスタッフと，担当スタッフとで反応の差はあると思います．また本人の視界のなかにいても，あまり遠いと見つけるのがむずかしいようです．見えているけれど見つけられない，という感じです．母親の姿は遠くでも見つけられますが…．

C病院OT：失認や注意障害により情報のフィルタリングは苦手かもしれませんね．他者の区別ができにくいために，自分から挨拶もしないということがあるかもしれないですね．女性として，お化粧や身だしなみは気にするなど，他者から見える自分の姿を意識されているようですか？

症例12　認知機能の低下による拒否反応のためコミュニケーションがむずかしい！── Lさんの場合

担当ST：洋服については，いつもきちんとしています．だれかが準備しているのか今度確認してみます．お化粧はあまりしていません．肩からかけた鞄を，訓練が始まって席についてもかけたままのことは多いです．これはLさんだけでなく，他の人でも見られますが…．これらは，同時処理能力や，自意識，モニタリングと関係するのでしょうか．訓練のなかでは，2人で鏡の前に座って行う模倣課題を実施していますが，今度自分の容姿を気にしているかという視点で見てみたいと思います．

A病院ST：訓練課題そのものの理解はどうですか？

担当ST：一度，流れを理解すると，同じ課題の次の項目は，声かけがなくても進めることができています．あと，目の前にある物に関することだと，たとえばファイルなど，「開いてください」という声かけをし，開く動作をジェスチャーで行うと，開いてくれます．生活場面では特に，状況に沿った声かけになるので，理解がスムーズのようだと母親が話してくれました．

C病院OT：注意の持続や耐久性はどうでしょうか？「何もしないで待つ」という時間がうまく過ごせない，待てない，というエピソードがありましたが，リハ課題ではどうですか？

担当ST：リハでは，リハの「始まり」と「終わり」を明確にするようにしています．いつまで続くのかわからないのは大きなストレスになると思ったからです．リハ場面では，やはり，課題が続かないときは，本人がことばのむずかしさを感じた場面であるような気がするので，注意の持続や耐久性そのものの低下は少ないような気がするのですが，今度ことばをあまり使用しない，さきほど挙げたような視覚的にわかりやすい課題で，持続性を検討したいと思います．

C病院OT：「始まり」と「終わり」はどうやって呈示しているのですか？

担当ST：カードをめくっていく方法で呈示しています．「始まり」からめくって課題が3つから4つほどあるので，課題ごとにめくって最後のページが「終わり」です．「始まり」と「終わり」を意識してもらい，挨拶を交わすことを習慣にしたいと思いました．

C病院OT：反応はどうですか？

担当ST：「終わり」の表示を見て，ものすごく喜びます…．そして，「ありがとう」とスタッフに挨拶をしてくれます．自主的に挨拶をする一応のきっかけにはなっていると思いますが…．

A病院ST：ボール投げや風船バレーなどは，やっていてどうですか？

テーマ：コミュニケーション拡大のためのアプローチとは？

担当ST：楽しそうにやりとりをしています．ことばを必要とせず，やりとりが目に見えるので，本人にとってもストレスが少ないと思います．ですが，ボールのコントロールがときどきむずかしそうです．力加減が強すぎることがあります．

C病院OT：距離感から力加減を調整することがむずかしいのでしょうか．

担当ST：場所や距離を変えてやってみましたが，そのような印象です．

D施設OT：ボールや風船を打った回数の数え上げを一緒にやっているということですが，どうですか？

担当ST：Lさんと私が交代で回数を言っていくのですが，数えること自体には問題はありません．けれど声が小さいです．これは他の課題のときもそうで，声が聞き取れなくて私が耳をすますジェスチャーをすると，大きな声で言ってくれることがあります．

D施設OT：どんなときも声が小さいのでしょうか？

担当ST：歌の活動ではLさんの本来の声の大きさで歌うそうです．あと，先ほどの話に出た，コミュニケーションが中断するパターンとして「わからん」と言うときは比較的声が大きいと思います．

D施設OT：状況によって差があるのですね．

担当ST：声の大きさにしてもボールを打つときの力にしても本人からの意図的な表出の際に，力加減の調整がむずかしくなっている可能性が考えられるということでしょうか．意図的な行為と，より自動的な行為で差があるとか….

D施設OT：新しい活動を設定する際にはその点を配慮したほうがいいかもしれませんね．

担当ST：ボール投げでは，スタッフは「わあ，（今のボールの力）強かった」という反応を返したりしていますが，自然な力加減ができるためには，そうしたフィードバックはしないほうがよいでしょうか？　またどのような活動がよいでしょうか？

D施設OT：もっと触覚を使った方法もいいかもしれません．手のひらを合わせて押し合いをするとか．表出だけでなくて，受容についても，刺激の大きさを調整して受け取るのがむずかしかったり，一度に受け取れる刺激の量に，これまでと比べ制限があったりするかもしれません．刺激の呈示の仕方しだいで，より本人のストレスが少なくなる可能性があります．

症例12　認知機能の低下による拒否反応のためコミュニケーションがむずかしい！── Lさんの場合

ディスカッション❷

> 「本人から周囲へ」ことばで表現してもらう場面を増やすきっかけをつくりたい．

担当ST：本人から周囲へことばで表現してもらう場面を増やして，それを周囲がしっかり受け取って反応を返すということにより，やりとりの成功体験を積み重ねられるのではないかと考えています．

C病院OT：今の段階では，本人からはどんなことばでの表出がありますか？「ありがとう」や挨拶はしていますよね．あと歌も歌いますね．

担当ST：「元気ですか？」と聞くと「元気」と．機能的にも復唱は保たれているので，訓練でも活用しています．理解を伴わない復唱がみられるひとがいますが，Lさんもそれほど多くはないですが，やはりあると思います．名詞など，特に想起しにくいことばは，直前に復唱していたことばが表出して，保続のようになることもあります．

A病院ST：名詞はむずかしいですね．仮名単語の音読はしていましたよね．

担当ST：はい，仮名については，反応に浮動性もありますが，音読できるものもあります．

D施設OT：ボール投げで数唱もしているとのことでしたが，他に，こちらのことばに続けて言うような，半ば自動的な場面ではどうですか？

担当ST：なじみのある動詞は比較的表出しやすいようです．たとえば，「ごはんを」とこちらが言うと，「食べる」と言ってくれます．そうした表現を広げていくのがよさそうですね．
　課題をしているなかで，一度スタッフが席を離れるという設定をしています．「このカードの分類が終わったら，私を見つけて知らせてください」と，要求に基づく本人からの表出を待つという意図で行っていますが，まずは，私を見つけてもらわないといけないので，先ほどのお話であったように，失認や注意障害により見えているけれど見つけられないということがあるので，手をふって知らせることからはじめ，だんだん手がかりを少なくするなどもう少し方法を考えてみようかと思います．今は，家族に促してもらっている状態です．

C病院OT：一度，家族からも離れてみるという状況も，設定してもいいかもしれません．もちろん，リハのなかで，完全に安全な，見守っている状況のなかでですが，Lさんからの働きかけを待ってみてもいいと思います．

担当ST：はい，要求表現からきっかけをつくりたいなという思いはあります．そこでLさ

テーマ：コミュニケーション拡大のためのアプローチとは？

んに「選択してもらう」状況（例：果物のカードを複数呈示し，どれが好きか，を指さしてもらうような状況）をつくって，指さしや「こっち」ということばで表現してもらう機会を訓練のなかに取り入れました．課題では，カードを指さして，「○○（カードに描かれている絵の名前）をください」と言って，私がやっているところを見せるのを続けた結果，やってくれるようになりました．名前がわからないものについては，指さしして「それください」と言ってくれます．ただ，もちろん，本当にLさんがほしいものではないので，とちゅうで「もういい，いらない」と言って，課題がなかなか続きません．

C病院OT：自分で決断する，選択するという機会は大切ですよね．生活を含めて，他にそうした機会はありますか？　トイレは自分から周囲に伝えるのですよね．要求表現であれば，カードよりも，やはり現実的な要求から始めるのがいいかもしれませんね．

担当ST：はい，トイレはジェスチャーも交えて表現します．やはり，生活場面のほうが機会を広げていきやすいですよね．

A病院ST：挨拶，トイレ，食事，寝る，といった生活場面での，うれしい，楽しい，おいしい，といった感情表現，要求表現ですよね．たとえば一緒に料理をつくって，そのなかでジェスチャーでもなんでも，何か表現が出たらいいですね．

担当ST：ジェスチャー表現をするということを考えて，私の動作の模倣をしてもらう課題をリハのなかに取り入れました．視覚的なフィードバックが入りやすいように，鏡も使用して実施しています．今のところ反応があまりないので，生活への汎化はむずかしいところですが…．

D施設OT：ジェスチャーはいいと思います．音楽が好きみたいなので動作を入れた歌などもいいかもしれません．また，先ほどトイレはジェスチャーを交えて表現するということでしたが，ジェスチャーも生活場面に即したものが生活に汎化しやすいかと思います．

A病院ST：先ほど仮名単語が音読できるとありましたが，生活のなかに取り入れられそうですか？

担当ST：現段階では絵と一緒であれば有効かもしれません．会話ノート（絵と文字が一緒に描かれており，生活に即した内容となっている）などをもっと積極的に使用してみたいと思います．今後のためにも，引き続き仮名文字の練習は机上課題で取り入れたいと思います．

A病院ST：有効な手段を見つけて訓練に取り入れ，Lさんへの声かけや刺激の形式を生活場面で統一していくのは，大切だと思います．

症例 12　認知機能の低下による拒否反応のためコミュニケーションがむずかしい！── L さんの場合

ディスカッション❸

> 家庭（生活場面）・他施設との連携で必要な情報は何か．

担当 ST：L さんは，家に近い施設で週に 3 回，日中活動をしています．その施設のスタッフとは，目標の共有や役割の分担について，情報交換をさせてもらった際に話し合うことができました．今後も，情報交換をさせてもらうつもりですが，そのうえで大切だと思われることを検討してもらいたいと思います．

D 施設 OT：その施設では，どんな活動をしているのですか？

担当 ST：オープンスペースで，利用者それぞれがそれぞれの活動をしています．L さんは，色塗りやビーズつなぎなどをしていますが，活動と活動の間の，何もしない時間があると，不きげんそうになるので，スタッフが次々と課題を提案する必要があるそうです．見通しがもてないことが不安につながることを，施設間で確認しました．

A 病院 ST：その不安の表現は，リハで強い拒否反応をみせるときの様子と違いましたか？

担当 ST：同じでした．不安から拒否反応が出るんだと思います．こちらからもその様子を伝えました．あと，力加減のむずかしいことも伝えると，施設のスタッフも同じようなことがみられると，話してくれました．

C 病院 OT：その施設では，L さんの趣味の棒あみやピアノの演奏をしているのですか？そうした活動に対する拒否はみられますか？

担当 ST：ピアノがないので演奏はしていませんが，歌をたいへん上手に歌うということでした．また，園芸の時間があるそうですが，とても楽しそうに活動しているそうです．そうした活動では拒否も少ないようです．

　施設での活動の場には両親はいないので，より本人からの自発的な要求が出やすいのではないかと思います．要求表現，ヘルプから表出を拡大していくという目標を共有して，どちらの施設でもしっかり様子をみていくことを話し合いました．こちらからは，机上評価の結果も伝えて，「機能訓練（当センター）」と「日中活動場面（他施設）」と，役割を分担し，今後も情報交換をすることにしました．

D 施設 OT：トイレなどの環境調整も情報交換が必要でしたか？

担当 ST：トイレまではとてもわかりやすい印がある環境でした．L さんはスタッフに声か

けをして，見守りで，ほぼ1人で行っているそうです．そのほか食堂の席は自分の名前の漢字で，トイレはW/CのマークでわかるなどLさん用の目印がいくつかあり，それを活用しているようでした．そうした目印の活用のためにも，「見つける」という情報獲得の能力の向上の大切さは，今日の検討もふまえて改めて大切だと思いました．今後，Lさんがどこへ行ってもいろいろな場面できっと必要になる要素だと思いました．

D施設OT：ずっと，同じ施設を利用するというわけではないのですね？

担当ST：今の施設には利用期限があるそうです．

C病院OT：利用期限後の日中活動の場について，施設スタッフも交えて検討，情報交換していく必要がありそうですね．Lさんは年齢的にも若いので，家族も今後のことを気にかけていると思います．今後も家庭での様子を積極的に聞き取って施設と情報交換していくことが大切だと思います．

B病院ST：Lさんの得意なこと・好きなこと・より良い調整のきく方法を今から検討しておくことが，Lさんに合う活動の場所を一緒に考えるヒントになるのではないかと思います．

A病院ST：宿題も家族が一緒に取り組んでくれていますよね．

担当ST：経時的な変化を皆で共有して，できるようになったことを一緒に喜んでいきたいと思います．実際，家具にスカートやシャツのマークの目印をつけたら自分で区別して服の整理ができるようになったなど，Lさんに有効だった環境調整の方法を家族から教えていただきました．STとしては，訓練のなかで，「見つける」という情報獲得の能力とコミュニケーション能力の向上を目的に，機能的に保たれている部分（「おはよう」といった自動的なあいさつ）と仮名文字音読の有効性を上げていきたいという方針を伝え，家庭でも関連した宿題課題に取り組んでもらっています．

その後のアプローチ

ディスカッション①

● Lさんの刺激の受け取り方を一から捉えなおす

ディスカッションにより，コミュニケーションのベースとなるLさんの受け取る刺激の調整のむずかしさや意図的な行為や自動的な行為とに差があることなど，認知面の特徴を捉えなおすきっかけになりました．その後，リハでは，「Lさんにとって何がストレスなのか」をスタッフの基準で判断していないか，「外からの刺激をどれくらいの大きさ・どのようなものとしてLさんは受け取っているのか」をあらためて考えて，ひっぱり合いや押し合い，ボールの投げ合い等感覚的な反応を引き出すような課題設定をするようにしました．

● 感覚的に反応すればOKという雰囲気をつくる

Lさんは意図的な表出の時に力の加減がむずかしいようだったので，ボールを投げてもらったり，押し合いをしたりする課題では，ボールの強さ等についてのコメントは行わず，「Lさんもスタッフも，た

だ感覚的に反応するだけでOK」という雰囲気をつくるようにしたところ，続けられる時間が長くなりました．周囲の人と関わる活動の幅や時間は拡げられたと思います（ただまだ周囲とコミュニケーションをとるまでにはいたっていません）．

ディスカッション②
● 生活場面に即したジェスチャーを練習する

ジェスチャーも単なる動作の模倣ではなく，より生活場面に即したもの（例：本人の得意なピアノを弾く，ドアを開ける，手を洗う等）を練習するようにしました．OTスタッフと連携し，OTの訓練のなかで料理を実施して，その場面で見られた本人からのコミュニケーション（例：料理中に必要な道具の指さし，「おいしい」という表出）について情報を共有しました．また，「おかし」等仮名文字を指さすことにより周りの人にLさんの伝えたいことが増えることを目的に仮名文字を指さす課題を続けました．まだ生活のなかで好きなことを表現するツールにはなっていませんが，設定した課題のなかでは少しずつ表現できるようになっています．また両手でハートをつくる「好き」をあらわすシンボルやトイレのマークなどが有効なこともわかってきました．

ディスカッション③
● Lさんのできるようになったジェスチャーを関係者間で共有する

本人にとって目印が有効だったことをあらためて見直し，ジェスチャーで気持ちをあらわすシンボルをつくってみました．家族やスタッフが両手でハートをつくる（♡）と「好きなこと」，ハートをつくったあと片手でハートを破るしぐさ（💔）は「嫌いなこと」をあらわすシンボルとして使えることがわかりました．これらを家族や関係スタッフに伝えてみんなで共有しています．連携の大切さを実感しました．

その後Lさんは現在の施設の利用終了後，音楽や料理といったLさんの好きな活動を，Lさんのペースで行える別の施設へ行くことになりました．楽しみ活動のなかで，自発性の向上とコミュニケーションの拡大がみられています．今後も本人と家族の思いを傾聴しながら，積極的に施設との情報交換を続けていく予定です．

まとめ

- 本人の拒否として表れている反応の要因を考える
  ⇒ Lさんにとっての刺激の受容について一から捉えなおし「拒否」とみられる反応も本人にとって刺激そのものが理解できない等の理由があると考えることの大切さを学びました．
- 生活場面に即した課題設定でコミュニケーションを表出しやすいきっかけをつくる
  ⇒ 好きな物や活動を「相手が行うジェスチャーへの反応や指さしで選ぶ」という表出の練習等生活に密着したところから動作練習を行うことの大切さを学びました．
- 本人ができるようになった表現を家族や関係スタッフで共有する
  ⇒ 本人ができるようになった表現を関係者で共有することで，いろいろな場面で表現するツールが増え，コミュニケーションの拡大につながると思われます．

（担当：ST 田中聡美）

テーマ：失語症だけではないコミュニケーションのむずかしさ

症例 13 話しだすと止められない，話がまとめられない
── M さんの場合

M さんは，40代の真面目な独身の男性です．交通事故による外傷性の脳損傷で，大きな衝撃を脳に受けたために，後遺症として失語症が残りました．M さんは，見た目からはそのことはわかりませんし，日常生活の動作には大きな問題はありません．ただ，他人が言っていることをすぐに理解するのがむずかしく，また話が非常にまわりくどいように周囲には感じられ，こだわりも強くなったような様子があります．会話のなかでは，相手の言葉の一部分をとても気にしたり，話がどんどんそれていってしまって，時間をかけて話をした割には M さんの言いたいことが言えておらず，相手の言いたいことも理解できず，イライラすることがしばしばあります．仕事に復帰したいという思いは強く，事故前に勤めていた電子機器の会社に頻繁に顔を出しています．「しっかり療養して，よくなったらいつでも帰ってきて」と会社の人に言われ，時間も持て余しているので，リハも兼ねて会社に顔を出すようになって半年が経ちますが，正式な復職の話はありません．本人も周囲も少し不安になりはじめています．M さんは，言語機能的には，本人のがんばりで受傷当初よりも改善したところがたくさんありますが，検査の結果としてあらわせないところでコミュニケーションのむずかしさがうかがえます．この症状をどのようにまとめればいいのか，高次脳機能障害を持つ人に時折みられる，まとまりのない話し方に対してどのような対応が考えられるか？　よりスムーズなコミュニケーションのために何をすればいいか？　アドバイスをお願いします．

M さんの背景

　M さんは，40歳の男性です．釣りとドライブが趣味で，仕事では専門的な知識を活かして活躍していました．1年ほど前，勤務中に交通事故に遭い受傷しました．身体に麻痺などはみられませんでしたが，意識回復に時間がかかり，まったく言葉が出ない時期もあったようです．3カ月後，日常生活動作はすべて自立してできるようになり，急性期の病院からそのまま自宅退院となりました．当センターで

初めて会ったのは，退院して程なくしたころでしたが，本人は「職場に復帰したい」という思いを話してくれました．しかし，「他人に言われたことを理解するのに時間がかかる」「言いたいことがうまく言葉にできなくなった」と言っており，ことばの面にむずかしさがあること，そしてそれを本人も強く意識している様子が伝わってきました．そのとき，一緒に来て同席していた家族は，「事故後，イライラすることが多かったり，こだわりが強くなっているように思う」と話していました．
　その後，主治医からの初期評価の指示を受け，外来で作業療法・言語療法・心理療法の評価を実施しました．毎回会うたびにきちんと挨拶をし，礼儀正しい人である印象を受ける一方で，緊張しているのか，懸命に取り組んでいるためか，終始硬い表情をしていました．検査の説明の際，スタッフの言葉を繰り返すことが何度もあり，「え？」「え？」と聞き返しをしながら，何度も内容の確認をしました．そうしたときの表情は特に険しいものでしたが，課題に正答していても，硬い表情に変わりはありませんでした．

評価とカンファレンス

　各部門の評価の詳細は「初期評価の結果」に示しました．
　脳外傷（左急性硬膜下血腫，左側頭葉脳挫傷）の後遺症により，言語機能の低下を中心とした症状がみられており，それが注意等の各評価項目に影響していると考えられました．しかし，ことばの影響を受けない場面でも「状況の理解」がむずかしかったり，時に混乱することもあり，言語機能面以外の，注意や記憶，情報処理速度といった側面でも機能低下がある可能性が考えられました．
　受傷後まだ半年も経過しておらず，年齢的にも復職への思いが強くありました．復職を長期的な介入目的とした，週に2回の集中的なリハの指示を受け，外来でのリハを開始しました．

● Mさんの初期評価の結果

● 主治医のMR画像による診断
　疾患名：脳挫傷（左側頭葉），左硬膜下血腫
　画像所見：左側頭葉外側脳挫傷（①）

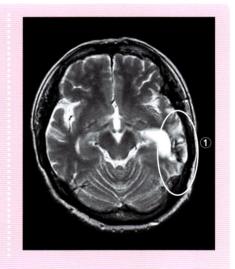

● 神経心理学検査
　WAIS-Ⅲ（日本版成人知能検査）
　　動作性IQ：94　　言語性IQ：－　　全IQ：－
　　　⇒動作性IQについては平均の範囲内
　　＊言語性課題については，本人の様子を見ながら
　　　「単語」「類似」「算数」のみ実施．以降は負荷が
　　　高いと判断し，中止．

　リバーミード行動記憶検査（RBMT）
　　標準プロフィール点　20/24点（40〜59歳　16点以下は障害域）　⇒正常域
　　スクリーニング点　10/12点（40〜59歳　7点以下は障害域）　⇒正常域

誤答項目：物語（直後・遅延），見当識（市長，首相）⇒言語機能低下の影響が考えられる

改訂版長谷川式簡易知能評価スケール（HDS-R）
20/30点（"正常域" 21点以上）　⇒軽度低下

Mini-Mental State Examination（MMSE）
24/30点（"正常域" 24点以上）　⇒正常域

レーヴン色彩マトリクス検査（RCPM）
34/36（24点以下の場合，知的機能低下の疑い）　⇒知的機能低下なし

Trail Making Test（TMT）-A：100秒（40代平均87.2±27.9秒）　⇒平均の範囲内

Trail Making Test（TMT）-B：128秒（40代平均121.2±48.6秒）　⇒平均の範囲内

箱作りテスト
⇒非効率で，思いつきや注意が向いたところから作業に取りかかるため，やり直しやくり返しが多い．他者からの助言に怒る場面があるが，作品に対する愛着心や工夫もみられる．

● 言語面の評価

標準失語症検査（SLTA）　⇒軽度失語症状

聴く　40/40　100%
話す　80/91　87.9%
読む　38/40　95%
書く　37/41　90.2%
計算　16/20　80%

⇒軽度の失語症を認める
「聴く」側面は良好
「話す」側面では物の名前が出にくく，文の復唱が苦手．
書字命令に従う項目で低下，まんがの説明を書くことや短文を書き取ることがむずかしい．

標準失語症検査補助テスト（SLTA-ST）

長文の聴理解　ニュース文 1.5/6（平均5.13）　⇒聴覚的理解・聴覚的注意力低下
まんがの説明（論理的思考力・状況判断・注意力を見る）
　【口頭・書字】段階4/6　主題の説明1/2　⇒状況理解・説明難
呼称テスト　81/100（正答数）　⇒低頻度語で特に難

読書力テスト（小学校高学年用を用いているため，上限が中学校3年3学期レベルまで）
　速読　21/90点（小学校1年1学期レベル）
　　誤答数：1/8　⇒読解力・言語情報処理速度低下

比喩・皮肉文テスト　16/20　⇒言外の意味理解力低下の可能性

● 日常生活・日常生活応用動作
　FIM：〈本人評価〉121/126　〈母親評価〉122/126　⇒本人・家族で大きな相違なし
　FAM：〈本人評価〉76/84　〈母親評価〉63/84　⇒本人・家族でやや相違あり．自宅での生活は比較的スムーズだが，社会生活は支障があり，それに対する自己認知が不十分の可能性

● 行動評価
　東北式チェックリスト
　　高次脳機能障害　〈本人評価〉18/54点　〈家族評価〉19/54点　⇒本人・家族で大きな相違なし
　　社会的行動障害　〈本人評価〉11/54点　〈家族評価〉5/54点　⇒本人のほうがチェック項目多い．感情コントロールについてもチェックあり

リハビリテーションの介入目的と経過

〔長期介入目的〕
● 復職を支援する

〔短期介入目的〕
● STでは言語機能の向上

作業療法

　作業療法では，注意・記憶の機能訓練のほか，日めくりカレンダーや和紙工芸の三段タンスキットを作成してもらうような課題を通して，作業の効率や正確性を検討し，復職調整に向けての介入をしました．作業では非効率的で正確性に欠けるところが多く見られ，失語症が影響していると考えられる場面もありましたが，訓練開始当初は，「仕事に行きたくても行けない」という思いから，Mさんが強いストレスを感じている様子がみられたため，言語訓練を行うかたわら生活状況やMさんの思いを傾聴する時間を多くとるようにしました．

テーマ：失語症だけではないコミュニケーションのむずかしさ

心理療法

　Mさんの思いを傾聴しながら，現状を受け止める過程で，ストレスへの対処法などを一緒に考え，生活状況の確認，注意や記憶の機能訓練課題を実施しました．

言語療法

　復職を支援するという長期介入目的に向け，当初，STでの短期介入目的を以下としました．
- （特に）音声言語の聞き取り能力向上
- 発話表出能力向上
- メモをとる能力の向上
- 心理的ストレスの軽減

そのために，アプローチの対象を，
- 語彙・意味処理過程
- 言語性短期記憶
- 書字
- 心理面の傾聴

として，課題設定を行いました．

訓練開始〜3カ月

　毎回，日付や名前の書字からはじめ，天気や体調についてのフリートーク，スタッフが読みあげた文（3語文）の書き取り，100字程度までの文章の聞き取りを行い，宿題として，1〜2行の日記，仮名単語文の漢字変換（わからない場合は携帯を使用してもらう）を出しました．

　日常生活で感じているストレスについて，本人から話を切り出す様子はありませんでしたが，毎回持ってくる日記の内容をもとに質問をすると，「することがなくてイライラする」など，自分の思いを話しました．こうした，今の気持ちについて聞かれたときに限らず，一度ひとつの話題について話し出すと止められず，話がまとまりにくい様子がみられました．話しているうちに，うまくことばにできないことや話がまとまらないにことに対して感情的になる様子もみられました．とにかく，表情が険しく，周囲とのコミュニケーションそのものがストレスにつながりやすい状態でした．STとして言語面を中心に関わりつつも，作業療法や心理療法での様子をスタッフから聞き，「会社に戻りたい」「することがない」という現状に対する思いは傾聴するようつとめるなど，心理面にも注意を払いながら訓練を進めました．

　Mさん本人は職場のことが気になるようで，会社に時折顔を出しているようでした．

訓練開始3カ月〜半年

　訓練を開始してしばらく経つと，表情はかたいことも多いですが，笑顔を見せることも多くなってきました．冗談を言うところもみられるようになりました．

　言語訓練では，このころから少しずつ，自由にことばを発想する課題を訓練に取り入れましたが，「何でもいい」という枠を定めない状況が，かえって混乱を招くようでした．「（特定の）答えがないっていうのがよくわからない」と話していました．一方で，聞き取り課題で扱う文章や宿題の課題の範囲は拡がっていき，周囲のスタッフとしては言語面の機能的な改善を感じるようになりました．本人に

も，そのことを伝え，ポジティブ・フィードバックを心がけるようにしました．しかし，コミュニケーション機能全体としては，刺激の一つひとつがストレスにつながりやすい様子が依然としてあり，そのことで本人が落ち込みやすく，ポジティブ・フィードバックを行っても，前向きなコメントは聞かれませんでした．

　また，「いつまでもこのままでは」という思いがあるとのことで，引き続き会社に顔を出していましたが，会社ですることがなく，かといって鳴っている電話に出ることもできない（聞き取れないため）ことで，本人の焦りと不安の増加につながっていました．リハセンターとして会社との情報交換を行い，今のリハ内容，本人のコミュニケーション面の特徴を伝えました．

訓練開始半年～

　言語訓練の課題の難易度はその後も本人のレベルや様子に合わせて変えていきました．これまで取り組んでもらった書き取り訓練をもとに，より実用的なメモ取り訓練も実施しました．会話も，相手の言葉の繰り返し（復唱）が多いものの，以前より複雑なやりとりが可能になっており，そうした復唱の形での反応は，ことばそのものは理解していると思われるときにもみられました．

　このころ，会社の人に「以前よりもことばが出るようになったね」と言われたそうです．会社では，本人は「体が元気なのだから，職場には行かないといけない」と話していました．会社からは，事故による影響で，以前所属していた部署には，その部署で働くために必須な要件を満たせていないために戻れないだろう，という話がありました．今後，仕事内容が変わることが予想され，そのための準備として，新しい職業訓練を検討し，提案してみましたが，本人の受け入れは良くありませんでした．

テーマ：失語症だけではないコミュニケーションのむずかしさ

高次脳機能障害症例検討会における問題提起とディスカッション

問題提起

● 主訴：コミュニケーション場面での本人のストレスが大きく，そのことが復職に向けたリハや支援を進めていくうえでの阻害要因の一つとなっている．

● 抱えるジレンマ，検討していただきたいこと
 ① 話し出すと止められず，話がまとまらないことに対し，どのように対処したらよいか．
 ② やりとりがむずかしいためにポジティブ・フィードバックがしにくく，悲観的になりやすい人にどうやったら新しいことの提案を受け入れてもらえるか．
 ③ 新しい部署での復職調整に向けて，ST としてどのような介入をしていけばいいか．

ディスカッション❶

話し出すと止められず，話がまとまらないことに対し，どのように対処したらよいか．

 担当 ST　　 A 病院 ST

 B 病院 OT　　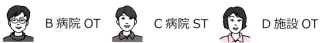 C 病院 ST　　 D 施設 OT

 担当 ST：M さんと話していると，コミュニケーションがうまくいかなかったときに，本人がものすごくストレスを感じているのが伝わってきます．ST として，もっと効果的な対処法を提案したり，声かけをしたいと思っているのですが，どのようにしたらよいでしょうか？

 A 病院 ST：この方の言語症状について，機能低下はどこにありますか？

 担当 ST：失語の症状について，言語情報処理過程における「語彙・意味処理」過程にむずかしさがあると考えています．古典分類でいうならば，中等度〜軽度の健忘失語，超皮質性感覚失語に近いものと考えていました．机上の評価では確実に改善がみられています．

 B 病院 OT：現在は，言われたことの理解はおおよそできているような印象でしょうか？表出はどうですか？

症例13　話しだすと止められない，話がまとめられない —— Mさんの場合

担当ST：日常会話レベルでは，相手の言ったことについては，ことばとしては理解しているような印象を受けることが多いです．理解がむずかしかった可能性を考えて，同じ内容を，表現や話すスピードを変えて伝えたときに，「いや，それはわかっているんだけど…」と言ったりします．本人からの表出は，とにかくまとまりがない感じです．

C病院ST：どんなことを話すのですか？

担当ST：自分から話してくることはなく，生活の様子などについて聞いたりしたとき，一度話しはじめると止まらないことがあります．話題はあちこちにとび，まとまりがない印象です．また，話している話題の内容によって表情が穏やかになったりする，というわけでもありません．会話するときは特に負荷がかかるのか，表情は険しいことが多いです．

B病院OT：冗談を言ったりもするのですよね？　そういうポジティブなやりとりを重ねていくのはやはり大切ですよね．

担当ST：最近になって，冗談を言う場面が増えてきました．そうですね．そのような会話を多く持つようにしてみたいと思っています．

C病院ST：まとまりがないというのは，SLTAの「まんがの説明」がむずかしかったように，「情報の伝達効率が低い」という感じでしょうか？

担当ST：失語の症状として，伝達効率の低さがあることも確かに感じます．文字にしたらたくさん話していると思うのですが，なかなか話が進まない様子です．ターゲットのことばが思い浮かばない，といった側面も確かにあると思います．ですが，そうした要素だけではないような，まとまりのなさがある印象を受けています．

C病院ST：それは具体的にどのようなことでしょうか？

担当ST：訓練場面で印象的だったことがあるのですが，プリント課題の枠組みの理解がむずかしそうな様子がありました．最初はとても混乱していて，課題プリントを目の前に置いても何も始めようとせず「何からどうすればいいのかわからない」と呆然としていました．

C病院ST：そのときはどうしたのですか？

担当ST：訓練内容・手順を箇条書きにして呈示し，課題プリントを置く場所，記入をする場所などを視覚的にわかりやすくするなど環境を構造化しました．

C病院ST：訓練内容等を箇条書きにして呈示すると，どうでしたか？

担当ST：そういえば，混乱しなくなりました．

195

テーマ：失語症だけではないコミュニケーションのむずかしさ

　そのほかにも，最近は，メモ取りの練習もしているのですが，要約せずに聞いたままにすべてをメモしようとする様子がみられることが気になっています．口頭で確認すると，聞いたことの内容そのものは理解していることが多いのです．

B病院OT：すべてをメモするのはむずかしいですよね．何をメモするべきなのか判断するのがむずかしいということでしょうか？　書くということの言語機能低下の影響もありますよね．

担当ST：はい，特に漢字については字形の想起がむずかしいという機能の低下があるようで，訓練で使用した漢字が書けませんでした．初期評価の項目には数値としては出ていない少し複雑な字ですが，メモ取りの途中で手が止まってしまいます．それに加えて，何をメモするべきなのか判断するのがむずかしいということがあるのではないかと思います．

A病院ST：訓練内容の呈示にしても，メモ取りにしても，段取りや見通しがイメージできないことで混乱している部分はあるかもしれません．それは，遂行機能が関係していますよね．

担当ST：確かに…遂行機能と関連づけると，スムーズに理解できるエピソードは多いと思います．作業療法のなかで「箱作りテスト」も実施したようですが，手順で混乱され，最終的に本人は怒ってしまい，最後まで行うことがむずかしかったとのことです．訓練課題の呈示の仕方を変えてみた時のように，段取りや見通しが具体的にイメージしやすいかどうかという視点を，今後の訓練に取り入れていきたいと思います．

ディスカッション❷

やりとりがむずかしいためにポジティブ・フィードバックがしにくく，悲観的になりやすい人にどうやったら新しいことの提案を受け入れてもらえるか．

担当ST：本人に，なかなかポジティブなフィードバックが入りにくいということもあり，現状に対する思いは悲観的である様子です．イライラしていることも多いです．対応として基本的には傾聴していますが，やりとりのなかで，相手のことばを復唱するときの険しい表情やその頻度，冷たい声のトーンなどは，やはり気になります．

A病院ST：課題の，ここができています，というポジティブフィードバックには，どんな反応をしますか？

担当ST：表情を変えずに，「あー（そうですか，という表情で頷く）」と言います．そこか

症例 13　話しだすと止められない，話がまとめられない── M さんの場合

ら，話をしているうちに，マイナスの方向へ話がいってしまい…「いざ内容を理解してみるとこんなこともわからないのか，と思って悲しくなる」．また，「正答までに戸惑ったことが悔しい」，という旨の発言をされることもあります．最後には怒る，という感じです．

B 病院 OT：できることのクローズアップは必要だと思います．本人にしかわからない思いももちろんあると思いますが…この方の場合，会話をしていても，先ほどの遂行機能の低下によって，話の内容についてうまく整理できない，相手の一つひとつの発言は理解できても，何についてその発言をしているのか，という，話の全体像が見えにくくなったりすることが，感情的になる引き金の一つかもしれませんね．

担当 ST：言語機能の低下と，それ以外の要素と，どちらも影響しているということですね．

A 病院 ST：本人は，感情的になっていることに気づいていますか？

担当 ST：気づいていない部分もあるかもしれません．そのことをフィードバックしてみて，さらに感情的になってしまったこともあります．イライラしているから，やりとりがさらにうまくいかないのか，やりとりがうまくいかなくてイライラしているのか，どちらもだと思いますが….

D 施設 OT：もともとはどんな性格の方なのですか？

担当 ST：こだわりや感情面については，事故以前とは変化した部分がある，むずかしくなっている，と家族から聞いています．感情コントロールのむずかしさもあるかもしれません．

D 施設 OT：スタッフ以外の人，たとえば家族との関わりはどうですか？

担当 ST：兄夫婦の子どもと仲良く遊んだ，というエピソードは聞いたことがあります．ただ，M さんと一番距離の近い母親に対しては，口調が荒くなって，口論となることも多いようです．

B 病院 OT：エピソードを聞いていると，自分の現状を理解しているような印象も受けますが，それが正確ではないというか，偏りがあるのですね．

担当 ST：本人への現状の説明が不十分なのかもしれません．言語機能を含む，認知機能の障害によりできないこと（現象）に生活のなかで直面しているので，その障害のメカニズムについての説明が不十分だと，言語面でできている点をフィードバックしても，M さんとしては，「あれもできない」「これもできない」という思いにつながってしまうんですね．

B 病院 OT：病識へのアプローチですよね．あと，できないことをきっかけに感情的になっ

て，そのコントロールができなくなっていることについては気づいていない部分もあるかもしれませんね．

担当ST：先生から「高次脳機能障害」という診断を受けたあと，「高次脳機能障害」という単語で，パソコンで情報を検索して，引っかかるものすべてが自分の症状なのかと思う，と言ったことがありました．もちろん否定しましたが…．Mさんの場合，精神的に特に辛い時期だったのも関係しているとは思いますが，高次脳機能障害の人によくみられる，「自分の症状に気づいていない」という病識の欠如とは別の意味で，自身の障害についての正確な病識をもっていただくことのむずかしさがあるということですよね．

B病院OT：自分の障害について正しく理解してもらったうえで，できることにどう目を向けていってもらうか，ですね．

担当ST：これまで，リハの次のステップとしていくつかの提案をした際には，拒否することがほとんどでした．

B病院OT：次のステップとは具体的にどのようなものですか？

担当ST：そのうちの一つが，作業療法や言語療法で実施しているグループ訓練です．言語療法ではSSTグループといって，コミュニケーションについて皆で考えるグループ訓練を，多いときで8人，平均して5〜6人の構成で実施しています．テーマはそのときどきによって違いますが，これまでは「嬉しい気持ちを伝える」という内容などを取り上げました．先ほどの，病識へのアプローチという目的もスタッフのなかにはありました．

A病院ST：どんな理由で拒否しましたか？

担当ST：3カ月1クールであるということを伝えると，「そのころまで自分はここへ通っているのか」と言いました．もちろん，最後まで参加する必要はないことや，グループの内容など，何度か説明したのですが，時には感情的になってしまうなど，受け入れてもらえませんでした．

A病院ST：今後への不安ももちろん関係していると思いますが，グループ訓練について見通しが持てないことによる不安も拒否の理由なのかもしれません．グループは，もう少しくだけた集まりでもいいかもしれませんね．とにかく集団に参加してもらうと，フィードバックの入り方が少し変わるかもしれません．

B病院OT：趣味の共通した集まりでもいいかもしれません．何かありそうですか？

担当ST：それが，趣味はドライブなのですが，事故の影響で今は運転ができないのです．そのことも，本人のストレスにつながっています．

B 病院 OT：好きなことは，他にもあるかもしれません．掘り下げて聞いてみてはいかがでしょうか．趣味でなくても，M さんの好きなこと，ポジティブな感情になれることを見つけていってはどうでしょうか．生活面でも新たな活動につながったり，良い刺激になるかもしれません．

ディスカッション❸

新しい部署での復職調整に向けて，ST としてどのような介入をしていけばいいか．

担当 ST：先ほど，今後への不安も，感情的な反応の要因であるという話が出ましたが，復職への思いは強く，現在もときどき職場に顔を出しています．今後，会社と情報交換をしていくにあたって，M さんの場合，コミュニケーション面については，特に配慮が必要であるので，M さんにとってよりストレスの少ないやりとりの仕方については伝えていくつもりですが，そのほかに ST としてどんなことが必要でしょうか．．

D 施設 OT：元の部署に戻るのはむずかしいんでしたよね？

担当 ST：はい．この方は，元の部署に戻ることがむずかしい状況にあります．事故の影響で，現時点では，元の部署での仕事をするのに必要な条件を満たすことができていないためです．

D 施設 OT：そうなると，デスクワークになりますか？

担当 ST：はい．パソコンの作業，資料の整理，電話応対などが内容として予想されます．電話の応対については，実際会社に顔を出してみて，「聞き取れないから電話に出られなかった」と本人が言っていました．

A 病院 ST：それは言語訓練で練習していくのも一つの方法ですね．逆に，できそうなことはどんなことですか？

担当 ST：資料整理，ファイル整理などはできるようです．ただ，家で何か作業をしていても，急に人がたずねてきたり，電話がかかってきたりなど他のことが入ってきて中断されるとイライラしたり，作業が続けられなくなると本人が言っていました．

B 病院 OT：そうしたことは環境調整によって回避できると本人にとってストレスが少ないかもしれませんね．やはり，見通しがつきやすく，不意に途切れたり予定が変更になったり

> テーマ：失語症だけではないコミュニケーションのむずかしさ

しない業務内容のほうが混乱しにくいということを会社に伝え，配慮してもらう必要がありますね．

D施設OT：元の仕事とは，どんな仕事ですか？

担当ST：「機密事項なので話せない」と半分冗談のような，半分本気のような様子で返されたことと，今後戻れる可能性が少ないということもあって，本人の気持ちも考えて，あまり聞けていません．

D施設OT：きっと，活躍していたのでしょうね．仕事の内容とはまた別に，仕事への思いを深く聞いてみるのもいいかもしれません．また，会社の方から言われたことに対する反応はどうですか？ もとの同僚や上司など，本人に影響のある方から何か言われたとか…．

担当ST：なるほど，仕事への思いは深そうなので，じっくり聞いてみたいと思います．会社の方に言われたことは，かなり本人に影響があるような気がします．最近も，「焦らなくてもいい」と言われたそうで，それ以降少し落ち着いていました．受傷前からの知り合いや，本人にとって影響の大きい方からの言葉をあらためてリハのなかで思い出してもらったりする機会をつくりながら，この方とのコミュニケーションについて考えてみたいと思います．

その後のアプローチ

ディスカッション①
● Mさんの遂行機能をより意識して関わる

コミュニケーションのむずかしさ，といっても，ことばの機能面のむずかしさ以外に，遂行機能の低下が影響している可能性をあらためて確認しました．メモ取りの課題も，言語機能面から見ると，今のMさんには簡単な内容であっても，遂行機能の面からは情報の少ない段階からスタートして，イメージがつきやすいようにする方法が考えられました．実際に訓練のなかで，言語機能だけでなく，遂行機能の低下の可能性も考慮した設定で課題を実施しました．具体的には，文節ごとに空白が挿入してある文が書かれたカードを用い（例「今日は　弟と　公園に　行く」），本人の言語機能的には簡単と思われる文節数の文の，聞き取り・書き取りを行い，確認の際に視覚的な手がかり（文節ごとの区切り）を利用し音読してもらう課題です．課題に慣れれば慣れるほど，課題の呈示自体に混乱するということはなくなり，また，文節数も比較的早い段階で増やしていくことができました．本人の遂行機能のむずかしさを補うという視点で関わることでできることが増えた，変わってきた印象です．また，携帯の漢字変換機能を使用するなどして，ことばの機能低下の影響をできるだけなくした状態で，要点を抽出する練習に的を絞った課題設定も有効と考えられました．本人と話す際は，話の要点を紙に書き出して視覚的に共有しながら話したり，書き出すことが無理でも，項目を箇条書きで伝えあうように話すと，本人にとってよりイメージがつきやすいようでした．

ディスカッション②
● 枠のゆるいグループ訓練への参加から促してみる

Mさんを含め3人程度の失語症のグループに，あまり強い枠組みを設定せずに，なんとなく集まったという雰囲気で参加をしてもらいました．表情が柔らかくなり，いつもよりも冗談を言うMさんの様子が見られました．その場で知り合った方とは，現在まで交流を続けています．また，その後は，SSTグループにも参加をしてくれました．グループ後の個別訓練では，スタッフにグループの他のメンバーについて，「どうしてあの場面であの人は怒るのか」と質問してきました．そのことをきっかけに，高次脳機能障害のさまざまな症状について一緒に考え，Mさん自身の障害のことも振り返ってもらう機会をつくるようにしました．また，グループの輪のなかで話ができることは，ことばの機能的な向上の証だということや，グループのなかで自然とできていたことについて，積極的にフィードバックを行いました．その後，病院で知り合った他の患者さんと食事に行く機会もあったと聞きました．また，作業所の体験など，新しい環境に入る機会がありましたが，最初の頃に比べ，抵抗なく参加できた印象を受けています．

ディスカッション③
● Mさんの仕事観を通して復職に向けたサポートをする

新しい部署での復職をめざすということで，仕事内容が変わるとなると，そのために必要な訓練等にばかり目がいきがちで，Mさんの仕事観，職場の人との関係などについて，言語訓練の時間にはなかなか聞けていなかったので，聞くようにしました．すると，以前の部署で扱っていた機械について，詳しく話をしてくれました．その仕事に対して，情熱と責任感を強く持っていたことを実感しました．Mさんにその印象を伝えると，「この仕事が，好きだった」と話してくれました．会社との情報交換では，今の本人のむずかしさとその対応法（なるべく作業を構造化し視覚的な手がかりも使える環境の設定／本人がより理解しやすい伝え方；箇条書きする，視覚的イメージを使うなど／より表出しやすい雰囲気作り）等を伝えました．また，受傷前の仕事の様子を職場の方から聞かせていただくことで，本人の仕事への思い・以前の仕事の様子を，リハスタッフも共有させていただきました．

その後，実際に職場で，以前と違う部署での仕事を検討して下さり，自動車を運転する必要がなく，休憩を取りやすく，また，手順が視覚化されている仕事（書類の整理）などを提案してくださいました．

まとめ

● 失語症によるコミュニケーションの障害では，言語面のみならず，認知面や心理面にも注意をはらう．

⇒失語症を主症状とするコミュニケーション障害の患者さんでは，評価ではかりにくい認知面の機能低下がコミュニケーション障害の要因の一つであることもあるので，観察を通してどこの機能が低下しているか，丁寧に評価を行うことが適切な介入のために重要です．Mさんのかかわりを通して遂行機能と言語についてあらためて考えました．「ことばの機能」に低下が見られる方もたくさんいますが，いわゆる「失語症」だけでなく，「ことば」としては理解できても，内容を整理する・要点を抽出する・テーマ全体を把握する，といったプロセスについては，ことばの機能だけでない要素が関わっていることをあらためて感じました．

テーマ：失語症だけではないコミュニケーションのむずかしさ

- 悲観的で新しい活動の提案が受け入れにくい人に対してはポジティブな感情になれることをみつけてみる
  ⇒新しい活動に参加することのむずかしさは，本人の大きなストレスにつながっており，積極的にリハを行っていくうえでの，阻害要因ともなります．セラピストとして，機能訓練以外にどのような介入が必要か，常に考えながら関わることが大切です．本人が受け入れやすい活動の枠をゆるめるなど柔軟に対応することの大切さを学びました．
- 復職支援では仕事に対する患者さんの思いを知ることが大事である
  ⇒本人の仕事観を知るなどセラピストとして機能訓練の他にどのような介入が必要か常に考えながら関わることが大切です．

（担当：ST 田中聡美）

テーマ：学校では行動上の問題はないのに家で感情が爆発するのはなぜ？

症例 14 子どもにとって意味のある作業とは？
―― N君の場合

子どもの高次脳機能障害が最近クローズアップされています．発達途上の段階にある子どもの高次脳機能障害には，大人の高次脳機能障害とは違って障害を負ったのちも脳の発達があり，発達障害の側面だけでは理解できない障害特性があります．脳を損傷した年齢によっては，過去の記憶があり，障害を負い，前と違ってしまった自分自身を悔やむことは，発達障害には見られないことです．「あのとき，死んじゃえばよかった」という子どもの一言は，親の胸に突き刺さります．いずれは過去のものになっていき，生きててよかった，あんなこともあったね，と笑い合える日のことなど，そのときには想像もできません．たとえ過去の記憶がないくらい小さいときに受傷した子どもでも，発達障害とは明らかに違う特性がある場合があり，周囲が対応にとまどうこともしばしばです．たとえば学校と家での様子が違っていたり，集中できるときとそうでないときの差が大きかったり，覚えていることと忘れていることがアンバランスだったりするのですが，多くの場合これらは「本人のやる気」の問題として片付けられてしまいます．脳の中がどうなっているのか？ 集中できないときの背景に何があるのか？ 母親として子どものためを思って怒ってしまう日々のなかで，楽しく過ごすためにはどうしたらいいのか？ など，両親の悩みはつきません．今回はN君のケースを通じて「家と学校での違い」について検討させてください．

N君の背景

　N君は9歳9カ月，小学3年生の男の子です．小学2年の秋，所属していたソフトボールクラブの練習後に家でシャワーを浴びていたとき痙攣を起こし，浴槽にはられた湯の中に倒れていました．入院時意識障害がありましたが，少しずつ意識レベルが回復し，年末には退院しました．年が明けて学校に戻りましたが，これまでと違って，字が雑になった・落ち着きがない・注意してもなかなか言うことが聞けない・学習能力の低下など，学校生活を送るうえで支障となることがたくさんあり，病院を受診したところ高次脳機能障害と診断されました．小学校との連携支援を希望して，小学2年の冬に当セン

テーマ：学校では行動上の問題はないのに家で感情が爆発するのはなぜ？

ターの外来にお母さんとともに来院しました．当時，学校の算数の時間には補助教員についてもらっていました．またクラブにも復帰して，練習に毎日参加できるようになっていました．

初期評価

各部門の評価の詳細は「初期評価の結果」に示しました．評価中は落ち着きがなく，集中力が途切れると，興味を引くところへ行ってしまい，制止してもなかなかセラピストの言うことが聞けませんでした．ただ「戻る」と約束して，ひととおりやりたいことが終わってからであれば，なんとかまた検査に取り組むことはできました．そうしてできた評価結果です．まとめると，学習能力にばらつきがあり，理解することより表現することが苦手で，わかっていても相手になかなか伝えられないようでした．どちらかというと，聞くことより見ることが得意でした．いろいろなことを覚えることはむずかしいのですが，少しずつなら確実にできる面もありました．

身体面ではバランスをとったり，ものにつかまって自分の身体を支えていることがむずかしい面がありました．人物の絵を描いてもらうと，肩から指が出ていて，腕のイメージがほとんどないようでした（図1）．家では現実と自分の望みが違ったときに起こす感情爆発が問題となっていました．

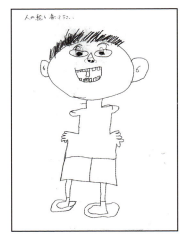

図1

● N君の初期評価の結果

● 主治医のMRI画像による診断
疾患名：急性脳症後遺症
画像所見：画像所見は特に問題なし

● 神経心理学検査
WISC-Ⅲ（日本版小児知能検査）

言語性 下位検査	年齢群別 評価点	動作性 下位検査	年齢群別 評価点
知識	3×	絵画完成	5▼
類似	2×	符号	5▼
算数	3×	配列	3×
単語	7△	積木	3×
理解	3×	組合せ	2×
数唱	7△	記号探し	9○
		迷路	6▼

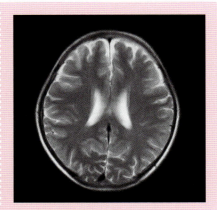

発症当初は，頭部MRIにて両側前頭葉の軽度高信号と軽度脳萎縮を認めた．

評価点のマークは症例2（40頁）参照
※小児の年齢群別評価点の平均は10で標準偏差は3である．

言語性 IQ＝60（劣っている）
動作性 IQ＝55（かなり劣っている）
全 IQ＝53（かなり劣っている）
群指数：言語理解 62（劣っている），知覚統合 56（かなり劣っている），注意記憶 62（劣っている），処理速度 83（平均の下）

フロスティッグ視知覚発達検査（DTVP）
Ⅰ　視覚と運動の協応　　9歳4カ月　　　10/10
Ⅱ　図形と素地　　　　　6歳10カ月　　 7/10
Ⅲ　形の恒常性　　　　　4歳3カ月　　　5/10
Ⅳ　空間における位置　　5歳8カ月　　　6/10
Ⅴ　空間関係　　　　　　6歳6カ月　　　7/10
知覚指数 70　⇒空間認識の能力は低下しているものの，視知覚機能については健常．注意力低下の影響あり

K-ABC　心理・教育アセスメントバッテリー
継時処理　66/100（手の動作 4/10・数唱 5/10・語の配列 4/10）
同時処理　66/100（絵の統合 2/10・模様の構成 5/10・視覚類推 6/10・位置探し 6/10）
認知処理　66/100
習得度　　72/100（算数 69/100・なぞなぞ 80/100・ことばの読み 73/100・文の理解 77/100）
非言語性尺度　71/100　⇒全体的にやや低い

グッドイナフテスト
IQ＝79（7歳11カ月レベル）　⇒やや低い

● 言語面の評価
ITPA 言語学習能力診断検査
暦年齢（CA）：9歳9カ月　　　言語学習年齢（PLA）：6歳0カ月
ことばの理解　10歳6カ月　⇒得意　　　　絵の理解　　9歳7カ月
ことばの類推　 6歳3カ月　　　　　　　　絵の類推　　8歳1カ月
ことばの表現　 4歳0カ月　⇒かなり苦手　動作の表現　7歳3カ月
文の構成　　　 8歳5カ月　　　　　　　　絵さがし　　5歳10カ月
数の記憶　　　 4歳3カ月　⇒かなり苦手　形の記憶　　4歳3カ月　⇒かなり苦手

● 日常生活・日常生活応用動作
S-M 生活能力検査（母親記載）
生活年齢 9歳10カ月　　社会生活年齢 10歳0カ月　　社会生活指数（SQ）109/100
身辺自立　　9歳6カ月

テーマ：学校では行動上の問題はないのに家で感情が爆発するのはなぜ？

　　　移動　　　　10歳2カ月
　　　作業　　　　9歳6カ月
　　　意志交換　　9歳10カ月
　　　集団参加　　11歳2カ月
　　　自己統制　　10歳11カ月
　　　　⇒全体的に平均的

● 感覚—運動評価
　感覚統合検査（SCSIT）
　　標準域：手指判別（触覚）・片足立ち・運動正確度（右）・正中線交叉・左右判別
　　危険域：図形模写・肢位模倣・協調運動・運動正確度（左）

　臨床観察
　　利き手：右
　　正常：ジャンプ・ケンケン・スキップ・背臥位屈曲・筋トーヌス・手指-鼻運動
　　やや劣る：腹臥位伸展…左膝屈曲傾向あり
　　　　　　　眼球運動…追視時，途中で目標を見失う，正中線交叉時に揺れがみられる，輻輳時閉眼する，サッケードでは頸との分離不十分
　　　　　　　母指対立…視覚情報が必要
　　　　　　　舌の動き…上方向の動き不十分
　　劣る：前腕交互反復…ぎこちない

　日本感覚インベントリー（JSI-R）
　　全て標準スコアで，各感覚領域の特性は健常範囲

リハビリテーションの介入目的と経過

〔長期介入目的〕
　● 学校生活の安定
〔短期介入目的〕
　● 注意集中力の向上
　● 感情のコントロール

「注意集中の向上と感情のコントロール」というリハ目的のもと，以下のようなアプローチを外来で2週間に1回行いました．

症例14 子どもにとって意味のある作業とは？——N君の場合

N君　作業療法

☐ は，終わったらチェックしましょう☆

☐ あいさつ

☐ おぼえましょう
単語を3〜5個提示して最後に思い出してもらう

☐ 見つけましょう
部屋のどこかにおもちゃを隠し，見つけてもらうという注意課題を遊び感覚で行うというもの

☐ ノートチェック
先生との連絡ノートを本人から出す

☐ ふり返り
前回から今日までのポジティブなエピソードをきく

● 今日の日付：　　年　　月　　日　　曜日
　● きのうの夜ごはん：＿＿＿＿＿＿＿＿＿＿＿＿＿
　● 最近うれしかったこと：＿＿＿＿＿＿＿＿＿＿＿
　　＿＿＿＿＿＿＿＿＿＿＿＿＿＿＿＿＿＿＿＿＿＿

☐ 小児訓練室
やったこと：

感想：

☆ 思い出しましょう
☐ 後片付け

☆おつかれさまでした☆

図2

作業療法

バランスをとったり，身体を腕だけで支えるといった感覚統合訓練や，興味を示した料理やお菓子づくりを行いながら，今日やること，やったことの感想などを紙面（図2）に書いて残すようにしていきました．

言語療法

迷路や間違い探しや点つなぎなどの注意集中を高める課題を行いながら，本人がやりたがるトランプゲームやボール投げを行いました．また学校の宿題を持ってきて教えてほしいと言うので，それを手伝うこともありました．宿題を一人でできないようでした．

テーマ：学校では行動上の問題はないのに家で感情が爆発するのはなぜ？

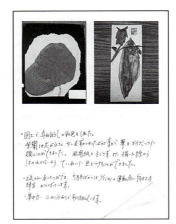

図3

心理療法

パソコンゲームを使って，注意力を高める課題を行いました．心理療法でも学校の宿題をしたがることが多く，一緒に行いました．

学校との連携

まず，学校との連携を目的にOTとSTのセラピスト2人が学校訪問し，N君の学校の様子を見学させてもらったあと，担任の先生と補助の先生とお母さんに同席していただき，情報交換の場を設けてもらいました．担任の先生からは，学校での教科学習の状況，授業中の様子や休憩時間の様子，クラブや友人関係について，母親からは家での様子や宿題の負担について，セラピストからはリハの状況と本人の得意なこと，苦手なこととその対応方法について，情報交換をさせてもらいました．小学2年生から3年生にあがるときに担任が変わりましたが，新しい担任の先生は学習面の問題は大きいものの，行動上の問題はほとんどないとのことで，復学当初「なかなか言うことが聞けない」など学校で指摘された行動上の問題は外来リハに通うようになって落ちついたようでした．ただ家では暴れたり泣き叫ぶようなことがときどき見られるとお母さんは話しており，病院では制止しても廊下でボール遊びをするのをやめなかったり，玩具を取りにいけないところへ放り投げるなどの行動がよく見られていました．

この初回学校訪問以後，連絡ノートを通じて，学校と当センターで，お互いに情報を交換することになりました．当センターからは，リハでしたことを伝え，学校からは授業で描いた絵を写真に撮って連絡ノートに貼って見せてくれるなどして，授業の様子を伝えてくれました（図3）．

現在の状況

外来リハを開始して現在半年が経過しています．まだ止めても叱っても，廊下でボールを投げ，他の患者さんたちがいる訓練マットでにぎやかに遊び，自分の思いどおりに，周囲を動かしていきます．お母さんに怒られると大人しくなります．評価のときは，お母さんからスタッフの指示を聞くよう言ってもらいましたが，訓練のあいだは小さい弟さんもいるので，お母さんには離れてもらっています．繰り返し，約束やルールを伝え，少しでも守れたときにほめるようにしています．

症例14 子どもにとって意味のある作業とは？──N君の場合

高次脳機能障害症例検討会における問題提起とディスカッション

問題提起

- 主訴：学校では行動上の問題はないと言われるが，家庭では感情爆発があり，椅子を蹴ったり泣き叫ぶことがある．

- 抱えるジレンマ，検討していただきたいこと
  ①学校では行動上の問題はないのに，家で感情が爆発するのはなぜか？
  ②感情の爆発に対しどう対応すればいいのか？
  ③宿題を1人でできないのはなぜか？　宿題は答えを写してでも最後までさせていくべきか？

ディスカッション❶

学校では行動上の問題はないのに，家で感情が爆発するのはなぜか？

 担当OT　　 大学教授OT　　 A病院OT　　 B病院OT

 B病院ST　　 C病院ST　　 地域サポートネットOT　　 老健OT

 大学教授OT：病前の状態はどうだったのでしょう？　熱性痙攣があったとのことですが，もともと学習障害的な発達上の問題はなかったのでしょうか？

 担当OT：クラスではリーダー的存在だったそうです．元気よく動き，目立つタイプで，学習も中の上でした．

 大学教授OT：医学的な情報として，脳波や投薬はどうでしょうか？

 担当OT：現在フォローでは脳波に問題はないそうです．投薬の情報は聞いていませんでした．

 大学教授OT：抗てんかん薬は注意力も低下させてしまうので，内服薬についても考慮しなければいけないのではないでしょうか．

テーマ：学校では行動上の問題はないのに家で感情が爆発するのはなぜ？

担当 OT：そうですね．確認しておきます．

地域サポートネット OT：学校での教科学習の様子はいかがですか？

担当 OT：算数は割り算や筆算が，国語では読んで理解することやカタカナを書くことが苦手です．特に文章が長くなると理解がむずかしく，国語だけでなく，社会や理科といった教科学習にも影響しています．また，定規やかなづちといった道具の扱いなど細かい動作が必要な作業は苦手です．粗大な運動能力は高く，体力もあります．友人関係は，復学当初はクラスメートとぎくしゃくした面もあったそうですが，3年生になってクラス替えもあったことから，気にならなくなっています．授業中に立ち歩いたりなど，クラス全体を乱すことはしませんが，集中力が途切れたときに鉛筆や爪をかむ様子などがみられます．

老健 OT：家での様子はいかがですか？

担当 OT：宿題がなかなかできないなど，思うようにならないことがあると，椅子を蹴ったり，泣き叫ぶことがよくあるようです．忘れ物が多く，玄関に用意してあるのに持っていくのを忘れてしまいます．整理整頓が苦手ですが，声をかけて一緒にするとできるようです．3人兄弟の真ん中で仲は良く，5歳の弟の面倒もおせっかいなくらいよくみています．

A 病院 OT：学校では思うようにならなくて泣くことはなかったのですか？

担当 OT：まったくなかったらしく，情報交換に行ったとき担任や補助の先生が，お母さんからこのエピソードを聞いてびっくりしていました．

大学教授 OT：学校で本当にがんばっているのですね．高次脳機能障害の子どもは，環境に合わせようとがんばってしまうことがよくあります．ただ，高次脳機能障害により注意力自体はあまりよくないので，長続きせず，脳の容量を超え，ストレスから家で暴れてしまうのでしょう．学校側も，母親との情報交換をしっかりして，「がんばっている姿が普通」と考えず，ストレスを軽くさせる工夫が必要なのではないでしょうか？

担当 OT：本当にそうですね．そう考えると，学校で1日ずっとがんばって過ごしているので，帰宅後の宿題が私たちが思っている以上にストレスになっているのかもしれないですね．学校にもどんなに大変なことをがんばっていたか，しっかり伝えて，ストレスをどうにかできないか提案してみます．

B 病院 OT：リハと学校の連絡ノートのやりとりは本人はどう思っているのですか？　嫌がる子どもさんもいるのではないでしょうか？

担当 OT：本人はリハに来るとすぐ連絡ノートを出して，「はやく書いて」と言ってくるなど，「みんなが自分のことを特別に考えてくれている」と単純に喜んでくれています．ただ

確かに，子どもによっては嫌がる子もいます．以前経験したのは女の子で，学校との情報交換として，「思い込みが強いところがある」と記述したところ，それ以後，友人とのトラブルや勉強の悩みを相談しても学校の先生から「思い込みだろう」と言われるようになった，と嘆いていた子がいました．気をつけなければいけませんね．それをまた学校にフィードバックできる関係をつくらなければいけないのでしょうね．

ディスカッション❷

感情の爆発に対しどう対応すればいいのか？

C病院ST：STの評価上，言語的に理解はできているのに，表現が苦手という結果がありましたが，それが感情爆発につながるということも考えたほうがよいのでしょうか？

担当OT：おおいにあると思います．言語的にはお母さんからは言い負かされてしまうし，かといってお母さんに言われたとおりにはできないしと，どうしようもない感情に突き動かされてしまうのではないでしょうか？

C病院ST：リハのなかではそういった場面はみられなかったのですか？

担当OT：課題をやらずに，訓練マットの上で遊ぶなど，けっこう好き勝手にやっていましたから，むしろストレスを発散していたかもしれません．ただ，制止するとかえってその行動が激しくなったり，近くにあるものを投げたりする面はありました．

C病院ST：そのとき，セラピストはどう対応したのですか？

担当OT：中庭や感覚統合室に移動して行動がおさまるのを待ちました．あらかじめ「何時までね」とか「それが終わったら次これね」と約束をするなどして見通しを持たせると，短時間でおさまったような気がします．家でそうなったら，あまり相手をせず，別の部屋に移るなど，空間を分けることが必要ということをお母さんにアドバイスしていました．

C病院ST：同時に，本人の伝えたくても伝えられない思いについて，言葉で表現してもらうようにするとよいですね．

担当OT：そうですね．働きかけてみたいと思います．

テーマ：学校では行動上の問題はないのに家で感情が爆発するのはなぜ？

ディスカッション❸

宿題を1人でできないのはなぜか？　宿題は答えを写してでも最後までさせていくべきか？

担当OT：宿題は必ずしていかなければいけないと思っていて，そのようなところはとても真面目です．ただ，自分で考えることができず，すぐ人に頼ろうとしてしまうのです．

老健OT：兄弟と一緒に宿題をしたり，兄弟同士で教わりあったりする設定を考えたらどうでしょう？

担当OT：お兄ちゃんはクラブで忙しくてむずかしそうですね．弟に教えるのはよいかもしれませんが，まだ弟は年中さんなので無理かもしれません．将来的にはよいアイデアですね．

老健OT：人に頼るところはリハ場面でも出ているのですか？

担当OT：たとえば料理の課題でも，すぐ助けを求めるような面はありますね．

大学教授OT：評価を見てみると，K-ABCの下位検査「模様の構成」の評価点が5/10など構成能力が悪い面はありますね．注意や意欲の問題以外に，時間・空間含めて，いろいろなことを組み立てるのが苦手なのではないでしょうか？

担当OT：そう言えば，日誌の字も空間的に枠内に収めて書くことがかなりむずかしそうです．間違えても消しゴムを使わず，鉛筆で上から書き直すので，あとから見たとき何が書いてあるか判読しにくくなっています．これも段取りを省略しているのでしょうか？

大学教授OT：消しゴムを使わない子は実は多いです．1段階ほど面倒なのでしょうね．OTで使う日誌ではマス目があるものを使っていますか？

担当OT：いいえ，質問の後にフリースペースとなっています．

大学教授OT：フリースペースに書くのは，空間的苦手さがある子にはむずかしいのです．マス目のあるものの次に下線のあるスペース，次にフリースペースと進んだほうがいいと思いますよ．

担当OT：そうですね．むずかしいことを強いていたのですね．

大学教授OT：OTに料理を取り入れているのは，段取りを組み立てる練習ができて，とて

もいいのではないでしょうか？　まだ小学生ですが，料理はなぜ始めたのですか？

担当 OT：実は N 君が感覚統合室の隣にある ADL 室を偶然見つけ，ADL 室の冷蔵庫の中から無断で材料を持ち出して，勝手にガスコンロを使って調理をはじめました．はじめは「困ったものだ」と思っていたのですが，できたものを写メールして母親に送っていたので，「あ，こんなに料理が好きなんだな」と気づかされたのです．

B 病院 ST：料理にはいろいろなプロセスがあって，勝手に段階を省略できないので N 君にとっていいですね．彼の苦手な「読み」や「カタカナを書く」なども，「レシピを読む」「道具を書く」といったことなどで取り入れられるのではないですか？

担当 OT：それはいいアイデアですね．

地域サポートネット OT：子どもにとって意味のある作業とは何なのか考えさせられますね．

大学教授 OT：セラピストは先回りをせず，失敗したら失敗したところから考えられることにそっと手を貸して，成功体験に持っていけたらよいのでしょうね．

担当 OT：私はすぐ先回りして準備してしまう傾向にあったので，自分で調べて，レシピを読んで，書いて用意するなどのプログラムを考えてみたいと思います．

大学教授 OT：早く結果がほしくて，だけど自分で段取りを組み立てられず，それで人に頼ってしまうので 1 人で宿題ができないのでしょうね．

担当 OT：なるほど，とてもよくわかりました．ありがとうございます．

B 病院 ST：実際のところ，宿題はどうしていたのですか？

担当 OT：お母さんとお互いケンカをしながら時間をかけて，寝る時間も削ってやっていたようです．

B 病院 ST：学習支援は塾など家庭外に任せてみたらどうなんでしょう？

担当 OT：実は家庭教師をつけたこともあるようなのですが，やはりすぐに答えを聞いてしまい，答えないとヒステリーを起こして言うことをきかないので，すぐやめてしまったそうです．

地域サポートネット OT：宿題もやらされていては意味がないのでしょうね？　「消しゴムで消してやり直しなさい」というのは，子どもは自分を否定されたような気持ちになるのではないのでしょうか？　先生や親にとっても宿題をさせることは大変なことと思うので，お

テーマ：学校では行動上の問題はないのに家で感情が爆発するのはなぜ？

互いのストレスを少なくする策を考えることも大事ですよね．

担当 OT：宿題が母親と本人との関係をこじらせるほどになっていましたし，全部終わらせるために，答えを写すだけになってしまっていました．

地域サポートネット OT：それでは本当に意味ないですよね．本人の力でできたものをしっかり認めてあげたいですね．

担当 OT：それには学校の理解がどうしても必要になりますね．やはり宿題を自分一人の力でできる量まで宿題量を減らしてもらうように学校にお願いしてみようと思います．甘やかさず，無理をしない量にほどよく設定するのは大変なこととは思いますが．

地域サポートネット OT：宿題の量を減らしても，本人が自分の力でできたものをしっかり認めてほめてあげることが大切だと思います．

担当 OT：その点についても担任の先生にお伝えしたいと思います．

その後のアプローチ

ディスカッション①
- **家での大変さを学校に伝えて，本人の毎日のストレスを減らす環境調整を行ってもらう**

  まず，泣き叫ぶほど宿題が負担になっているようだったので，量を少なくすることで負担を減らすよう学校側に依頼しました．先生は当然のことながら，本人が他の子と宿題が違うことを気にしないかと心配していましたが，実際には本人は負担が軽くなって単純に喜んでいました．その代わり，毎日行う小テストは，がんばって合格点をとるよう自ら努力していました．これも初めは本人だけ合格基準点を下げようとしたのですが，本人が自然にみんなに追いつくよう努力していたので，あえて下げないでいるうちに本当に追いついていました．その後は，家庭において泣き叫んだり，物にあたるような暴力的行為は少なくなっています．

ディスカッション②
- **感情の爆発に対して，安全な環境で発散してもらい，少しずつ言語表現ができるよう促す**

  比較的短期間で感情の爆発はなくなり，少しずつ「弟と遊びたい」「料理の手伝いがしたい」など自分のやりたいことを言葉で表現できるようになり，家でもかなり落ち着いたとのことです．

ディスカッション③
- **宿題を1人でできる分量に設定にし，できたらほめ，1人でできたときの達成感を味わってもらう**
  - 宿題の量を減らすように担当教員に依頼しました．その際に，本人の力でできたものをしっかり認めてあげようと話し合いました．先生もしっかり自分で理解してできていることが増えることをほめてくださるようになりました．
  - 学年が上がるにつれて，お母さんに宿題を見てもらうことを嫌がるようになっていて，「見るな」と拒否するため，一緒に宿題をすることがなかなかできなくなっているそうです．そのため，いいかげんなところが増えることが気になりますが，自分一人でやり遂げる量は確実に増えています．

- ただ，病院に来たときは，自分から宿題を教えてもらいたがります．宿題をやり遂げたいという意欲は高いのです．問題文を読むのが苦手ですが，一緒にゆっくり読むと間違えることが少ないようです．その機会をとらえてフォローしています．わからなかったことがわかったときは，自分で「よしっ！」と声を出して喜んでいます．この喜びを大切にしていきたいものです．

● 本人にとって意味のある作業をプログラムに取り入れることで苦手なことに挑戦する土台をつくる
- ディスカッションを受けて本人にとって「料理」が大きな意味をもつ作業だとあらためて認識しました．作業療法室の畑で作物を収穫することもプログラムに取り入れました．その作物を使って調理し，できたものは必ず家族に持ち帰ります．家族思いのやさしい一面を見ることができました．また，段取りを考えたり苦手な読むこと書くことを準備段階で行うと，何とか取りくむことができていました．
- 料理は家では全くしないとのことですが本当に好きなようで，作業療法日誌に料理の項目を追加すると，がんばってレシピを読んで，手順，必要な材料や道具を書き出すことができました．もちろん書くところはマスにしました．若干ですが字の大きさが以前よりそろっているようでした．
- できあがった料理を丁寧に包んで持って帰って母親や兄弟にあげるなどやさしい面が見られました．

まとめ

● 子どもががんばりすぎないための学校との連携
 ⇒高次脳機能障害の子どもは学校環境に合わせてがんばりすぎてしまうことがよくあります．それが脳の容量を超えストレスが高くなると家で感情爆発させることになるので，学校との情報交換を密にしてストレスを下げる工夫を検討していくことが必要です．

● 苦手なことも好きなことを組み合わせればがんばれる
 ⇒N君は「読み書き」といった苦手なことも好きな「料理」と組み合わせれば意欲的に取り組むことができました．子どもにとって意味のある作業とは，子どもが興味をもって取りくめるものなら何でも無限にあると思います．その結果，人が喜んでくれるとさらに興味が拡がっていくようです．

● 子どもの高次脳機能障害では宿題の調整が必要なことがある
 ⇒宿題は本人が自分の力でできる量に調整することが望ましいといえます．その際には同時に本人の力でやりとげることができたものをしっかり認めてあげることで，本人のやる気をサポートすることが大切です．

（担当：OT 川原　薫）

引用文献

1) 広島県高次脳機能障害支援対策整備推進委員会（編）：広島県高次脳機能障害支援モデル事業最終報告書．広島県高次脳機能障害連絡調整委員会，p1，2006
2) 厚生労働省社会・援護局障害保健福祉部，国立身体障害者リハビリテーションセンター（編）：高次脳機能障害者支援の手引き．国立身体障害者リハビリテーションセンター，p13，2006
3) 高次脳機能障害及びその関連障害に対する支援普及事業 http://www.rehab.go.jp/ri/brain_fukyu/index.shtml（国立障害者リハビリテーションセンターホームページ）
4) 厚生労働省社会・援護局障害保健福祉部，国立身体障害者リハビリテーションセンター（編）：高次脳機能障害者支援の手引き．国立身体障害者リハビリテーションセンター，p2，2006
5) 厚生労働省社会・援護局障害保健福祉部：平成24年度高次脳機能障害及びその関連障害に対する支援普及事業第1回高次脳機能障害支援普及全国協議会資料．2012
6) 厚生労働省社会・援護局障害保健福祉部：平成25年度高次脳機能障害及びその関連障害に対する支援普及事業第1回高次脳機能障害支援普及全国協議会資料．2013
7) 和田義明：リハビリスタッフ・支援者のためのやさしくわかる高次脳機能障害—症状・原因・評価・リハビリテーションと支援の方法．秀和システム，p64〜68，2012
8) 同上，p75〜77
9) 田中　博，他：注意力障害検査の検討—健常者において．神経心理学 8(4)：279-280，1992
10) 和田義明：リハビリスタッフ・支援者のためのやさしくわかる高次脳機能障害—症状・原因・評価・リハビリテーションと支援の方法．秀和システム，p97〜99，2012
11) 同上，p111〜112
12) 同上，p86〜87
13) 同上，p59
14) 同上，p50
15) 同上，p31〜32
16) 標準読書力診断テスト．金子書房，初版1968（18版2002）
17) 安立多恵子，他：比喩・皮肉文テスト（MSST）を用いた注意欠陥／多動性障害（AD/HD），Asperger障害，高機能自閉症の状況認知に関する研究．脳と発達 38(3)：177-181，2006
18) 簡易上肢機能検査；ステフ（Simple Test for Evaluating Hand Function）．酒井医療株式会社
19) 久保義郎，他：脳外傷者の認知−行動障害尺度（TBI-31）の作成—生活場面の観察による評価．総合リハ 35(9)：921-928，2007
20) 土屋弘吉，他：日常生活活動（動作）—評価と訓練の実際　第3版．医歯薬出版，p315〜320，1992
21) 三田しず子，他：Functional Assessment Measure（FAM）の使用経験— ADLおよびIADL評価法としての有用性．総合リハ 29(4)：361-364，2001
22) 古谷野亘，他：地域老人における活動能力の測定—老研式活動能力指標の開発．日本公衆衛生雑誌 34(3)：109-114，1987
23) 増田公香：CIQ（Community Integration Questionnaire）日本語版作成の経緯および使用方法．OTジャーナル 39(10)：1022-1024，2005
24) 田崎美弥子，他：WHO-QOL26（WHO Quality of Life 26）手引 改訂版．金子書房，1997

25）Mary Law，他（著），吉川ひろみ，他（訳）：COPM —カナダ作業遂行測定．第4版．大学教育出版，2009
26）厚生労働省職業安定局：GATB（厚生労働省編 一般職業適性検査 General Aptitude Test Battery）（進路指導・職業指導用）．日本労働研究機構
27）栗原まな：小児の高次脳機能障害．診断と治療社，p10〜12，2008
28）Wechsler D（原著），日本版 WISC-TV 刊行委員会：WISC-IV．日本文化科学社，2011
29）Goodenough FL（原著），小林重雄，他（日本版著）：DAM（Draw a Man test）グッドイナフ人物画知能検査．
30）栗原まな：小児の高次脳機能障害．診断と治療社，p11〜14，2008
31）同上，p13〜15
32）同上，p14〜15
33）日本感覚統合学会（編著）：日本版ミラー幼児発達スクリーニング検査（Japanese version of Miller Assessment for Preschoolers：JMAP）
34）日本感覚統合障害研究会：感覚統合研究＜第1集＞．協同医書出版社，p215〜227，1984
35）同上，p153-193
36）太田篤志：ISI-R Summary Sheet．JSI-R 研究プロジェクト事務局，2002
37）Frostig M（原著），飯鉢和子，他（日本版著）：フロスティッグ視知覚発達検査（Developmental Test of Visual Perception）．日本文化科学社，1977

終わりに

　高次脳機能障害14人の患者さんについての症例検討会をのぞいてみました．記憶障害の人の代償手段について考えました．病院でリハ室に入ることさえ拒否する人をどうやってリハにのせられるか考えました．どこが障害なのかわからないくらいなのにどうしても就労がうまくいかない人の支援を考えました．子どもの高次脳機能障害の特性への対応を考えました．

　他の病院のリハスタッフから，注意や記憶などの基礎的な机上の認知訓練が日常生活の何に結びつくのか？　ノートに毎日の食事メニューを書く意味は何か？　などについて質問を受けることがよくあります．しかし，モデル事業から10年以上経過して，病院で行われているこれら基礎的リハビリテーションの重要性や必要性をたくさんの患者さんを通して教えてもらいました．

　広島県立障害者リハビリテーションセンターでは，この10年間で数百人の高次脳機能障害の人々と家族とその関係者と関わってきました．10年前にはなかった就業・生活支援センターができ，生活や就労に力強い味方ができました．就労継続支援AやBの事業や就労移行事業，生活訓練事業など目的別に活動の場が広がりました．10年前に困っていた家族が声をあげ，全国の家族が団結することで「高次脳機能障害の支援」がモデル事業となり，モデル事業から施策になりました．障害者手帳の取得ができるようになって各種サービスが受けられるようになりました．雇用率に換算できるようにもなりました．私たちリハビリテーションの専門家もこうした制度の改革に支えられて，その役割を果たすため，日々勉強しています．当センターは，高次脳機能障害に特化したセンターなので，多くの時間をかけてたくさんの評価をして，困難例にも対応できるようになっています．多くの一般病院はこんなにたくさんの評価バッテリーもないし，こんなに時間もかけられないと思われることでしょう．もちろんそのとおりです．ただ，日常生活のエピソードを細かく聴いていくことの中にも，たくさんの情報があります．現病歴の聴き取りの際，高次脳機能障害の特性を知っていて，寄り添ってくれるリハスタッフの存在に救われたというエピソードをよく聴きます．退院して，障害をわかってくれる人が周りにいなくなって大変だったという声も……．高次脳機能障害をもつ人の生活の大変さに寄り添うことの必要性を知りました．

　バーバラ・ウィルソンさんの『事例でみる神経心理学的リハビリテーション』（三輪書店，2003年刊）が出版されたときに，生の事例を通して伝わる力強さを感じました．病識がなく「自分が困っていることはない」という人に何ができるのだろう？　これでよいのか？　一人よがりではないか？　何から手をつけたらいいのだろう？　と悩んでいることについて相談できる場がほしくて始めた症例検討会でした．その症例検討会に参加し，一緒にいろいろ悩んでくださる人たちと出会い，また何かが始まっていくようです．この勉強会の特徴は，多職種が同時に関わる症例について相談できることです．多方向の専門的な見方ができ，視野が広がります．

　この症例検討会に参加してくださるみなさんや，会の内容が深いのでここだけで終わらせてはいけないとご助言くださった清水　一先生，症例提示することに同意してくださったご本人・ご家族のみなさんに感謝します．所在不明などで同意を得ることができなかった症例の方は，背景を変えて提示させていただいていることをご了承ください．

　2016年10月吉日

川原　薫

事例カンファレンスで学ぶ
高次脳機能障害リハビリテーション
―よりよい支援のためのヒント―

発　行	2016年11月20日　第1版　第1刷 ©
監　修	清水　一（しみず　はじめ）
編　著	川原　薫（かわはら　かおる）
発行者	青山　智
発行所	株式会社　三輪書店
	〒113-0033　東京都文京区本郷6-17-9　本郷綱ビル
	☎ 03-3816-7796　FAX 03-3816-7756
	http://www.miwapubl.com
組版・表紙デザイン：(有)学芸社	
印刷所	三報社印刷株式会社

本書の内容の無断複写・複製・転載は，著作権・出版権の侵害となることがありますのでご注意ください．

ISBN 978-4-89590-581-7　C 3047

〈(社)出版者著作権管理機構　委託出版物〉
本書の無断複製は著作権法上での例外を除き禁じられています．複製される場合は，そのつど事前に，(社)出版者著作権管理機構（電話 03-3513-6969，FAX 03-3513-6979，e-mail: info@jcopy.or.jp）の許諾を得てください．

■ 名著 "Stroke Rehabilitation" 待望の翻訳版　これ1冊で脳卒中の作業療法がマスターできる

脳卒中のリハビリテーション
生活機能に基づくアプローチ
【原著第3版】

編著　Glen Gillen
監訳　清水 一・宮口 英樹・松原 麻子

リハビリテーション専門職が最も多くかかわる疾患の一つである脳卒中。本書は、その病態・疾病学などの医学的知識をはじめ、作業療法の基礎、クリニカルリーズニング、ADLへのアプローチなど、リハビリテーションを提供するために必要な知識を網羅。さらにはケーススタディや脳卒中患者の視点からみたリハビリテーションのプロセスを紹介し、患者の子育て、性、自動車運転などの支援にも触れるなど、読者の作業療法の奥行きを深め、幅を広げる構成となっている。また、包括的かつ根拠に基づく実践のため、リハビリテーションの効果判定を行う研究がレビューされたり、脳卒中のリハビリテーションに関する成書として初めて「Arnadottir OT-ADL神経行動学的評価法（A-ONE）」を体系的に紹介し、ADLと神経科学の融合が試みられたりする点なども読みどころである。

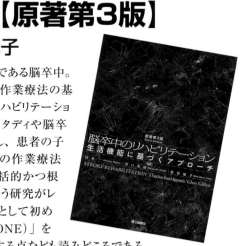

■ 主な内容 ■

- 第1章　脳卒中患者の病態生理，医学的管理と急性期リハビリテーション
- 第2章　脳卒中リハビリテーションの心理的側面
- 第3章　作業を介した参加と生活の質の改善
- 第4章　脳卒中リハビリテーションの課題指向型アプローチ
- 第5章　脳卒中のリハビリテーションにおける活動に基づく介入
- 第6章　運動制御障害に対するアプローチ：根拠に基づくレビュー
- 第7章　体幹制御：機能的自立を支援する
- 第8章　バランス障害の概要：実用的意味
- 第9章　前庭のリハビリテーションと脳卒中
- 第10章　上肢機能と管理
- 第11章　脳卒中後の上肢回復を促進させるリハビリテーション科学技術
- 第12章　浮腫のコントロール
- 第13章　スプリントの適用
- 第14章　起居移乗動作
- 第15章　歩行のアウェアネス
- 第16章　最大限に生活機能を引き出す視覚障害および視空間障害への対処
- 第17章　セラピストはどのように考えるか：脳卒中後の認知と知覚に障害のある患者にかかわるときのセラピストのリーズニングの探究
- 第18章　神経行動学的障害が日常生活活動に及ぼす影響
- 第19章　認知―知覚障害の治療：生活機能に基づいたアプローチ
- 第20章　脳卒中後の発話障害と言語障害への対処
- 第21章　日常生活活動の遂行を高める
- 第22章　脳卒中後の子育て
- 第23章　手段的日常生活活動としての自動車運転と地域における移動手段
- 第24章　嚥下障害の管理
- 第25章　性機能と愛情行為
- 第26章　シーティングと車いす移動の処方
- 第27章　家屋評価と住宅改修
- 第28章　日常生活活動の適応：片手技術で行うための環境管理
- 第29章　脳卒中後の余暇参加
- 第30章　苦難をのりこえた者の視点Ⅰ
- 第31章　苦難をのりこえた者の視点Ⅱ：脳卒中

● 定価（本体 8,000円+税）　B5　856頁　2015年　ISBN 978-4-89590-499-5

お求めの三輪書店の出版物が小売書店にない場合は，その書店にご注文ください．お急ぎの場合は直接小社に．

〒113-0033
東京都文京区本郷6-17-9 本郷綱ビル

三輪書店

編集 ☎ 03-3816-7796　FAX 03-3816-7756
販売 ☎ 03-6801-8357　FAX 03-6801-8352
ホームページ：http://www.miwapubl.com

■ 明日からの臨床にすぐに役立つ、イラストでわかる音楽活動ガイドブック

臨床が変わる！ イラストでわかる
目からウロコの音楽活動

編著　田中　順子

本書は音楽行為（ミュージッキング）を、一般の人々が日常生活で行っている「日常的ミュージッキング」、医療福祉領域でQOL向上や機能改善を通してより健康な状態を目指すために実践されている「ヘルス・ミュージッキング」、高度な専門的知識や即興や移調などの技術を有した音楽療法士がそれらを駆使して繰り広げる「音楽療法的ミュージッキング」の3種類に分けて説明。主に、作業療法士、言語聴覚士、看護師、介護士等の職種を対象として書かれている。

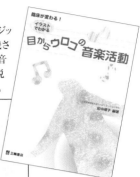

【3つの特徴】
- 誰が読んでも「わかった！」と感じてもらえるようなガイドブックを目指し、平易な文章と表情豊かなイラストで構成
- これからの"新しい音楽活動"を提示、「音楽＝美しく芸術的な楽曲」といった発想ではなく、音楽を拡大解釈することを推奨
- 特別な音楽技術を有していないスタッフでも、明日からの音楽活動にすぐに役立つ最新の知識や具体的な実践のポイントを数多く紹介

■主な内容■

1章　これまでの音楽療法
1. 人と音楽の関係
2. 音楽と癒し
3. 音楽療法の歴史
4. 音楽療法の基本
5. 音楽療法で用いられる理論・療法

2章　健康と音楽の関係をめぐって
──「ミュージッキング」から考える──
音楽をめぐるふたつの物語から

3章　日本の歌と音楽活動
──歴史・文化・心の伝承──
1. 日本の歌の特徴
2. 日本の歌と回想法
3. 音楽による一体感
4. 大学生を対象とした日本の歌に関するアンケート調査より
5. 介護職を対象としたアンケート調査より

4章　高齢者と音楽活動
1. 超高齢化社会における音楽活動の役割
2. 高齢者の音楽活動の目的と効果
3. 音楽と生体反応
4. 認知症と音楽活動
5. 障害・疾患別の音楽活動
6. 高齢者の音楽活動実践上の留意点
7. 使用する楽器と音楽

5章　音楽で育つ
──障がい児と音楽あそび──
1. 子どもの成長と音楽
2. 音楽あそびの素材
3. 身体が動く音楽あそび
4. 声を使った音楽あそび

5. 知恵を育む音楽あそび
6. みんなであそべる集団での音楽あそび
7. 脳性麻痺児と音楽あそび
8. 注意欠如/多動性障害(ADHD)児と音楽あそび
9. 学習障害(LD)児と音楽あそび
10. 障がい児に対する音楽あそびの実践上の心構え

6章　こころの病と音楽
1. こころ病む人と関わるときの心構え
2. 統合失調症
3. 気分障害
4. 神経症性障害
5. 自閉症スペクトラム障害
6. 音楽プログラムの例

7章　生きるよろこび
**　　　緩和ケアと音楽活動**
1. 緩和ケアの現状
2. ホスピスの歴史
3. 緩和ケアにおける対象者の痛みと音楽活動
4. 緩和ケアにおける音楽の役割
5. 緩和ケアにおいてスタッフができる音楽活動
6. 緩和ケアにおける音楽活動実践上の留意点

8章　失語症・失音楽症と音楽活動
1. 失語症とは
2. 失語症の症状と対応のポイント
3. 失音楽症とは
4. 失語症と失音楽症
5. 失音楽症に対する音楽機能の評価
6. 失語症と失音楽症に対する神経学的音楽療法

9章　コミュニティーと音楽活動
1. コミュニティー音楽療法の始まり
2. 世界のさまざまなコミュニティー音楽療法

3. コミュニティー音楽療法とパフォーマンス
4. コミュニティー音楽療法における音楽の価値基準
5. 参加の方法と音楽の形態
6. コミュニティー音楽療法と新しい文化の開拓

10章　音楽活動で必要な
**　　　ちょっとした（でも重要な）**
**　　　音楽技術**
1. 簡単な伴奏のコツ
2. 即興音楽活動

11章　あなたにもできる！
**　　　音楽活動のらくらく評価**
1. 評価の基本
2. 情報収集
3. 評価表
4. 観察
5. 考察
6. 評価のまとめと焦点化
7. 目的と目標設定
8. 経過記録
9. 評価の限界と評価をしない意義

12章　これからの音楽活動
1. すそのを広げる
2. 医学モデルと社会モデル
3. 音楽スタッフとしての基本的心構え

コラム
医療現場と音環境
歌をつなぐ日本人の心

■執筆者一覧

岸本　寿男 (岡山県環境保健センター 所長)	田中　順子 (川崎医療福祉大学医療技術学部リハビリテーション学科 准教授)
若尾　裕 (広島大学名誉教授/神戸大学大学院名誉客員教授)	種村　純 (川崎医療福祉大学医療技術学部感覚矯正学科 教授)
前田キヨ子 (音楽コミュニケーションスタジオ主宰)	沼田　里衣 (神戸大学大学院国際文化学研究科国際文化学研究推進センター 協力研究員)
筒井　恵子 (社会福祉法人鴻仁福祉会特別養護老人ホーム愛光苑 施設長)	
米倉　裕子 (くらしき作陽大学音楽学部・福岡女学院看護大学・西日本短期大学社会福祉学科 非常勤講師/矢津内科消化器科クリニックひといきの村)	

● 定価(本体3,200円+税) B5 216頁 2014年 ISBN 978-4-89590-489-6

お求めの三輪書店の出版物が小売書店にない場合は，その書店にご注文ください．お急ぎの場合は直接小社に．

〒113-0033
東京都文京区本郷6-17-9 本郷綱ビル

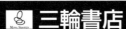 三輪書店

編集 ☎03-3816-7796　FAX 03-3816-7756
販売 ☎03-6801-8357　FAX 03-6801-8352
ホームページ：http://www.miwapubl.com

■ STのための重度失語症のバイブル登場!!

重度失語症の言語訓練
その深さと広がり

編集　鈴木　勉

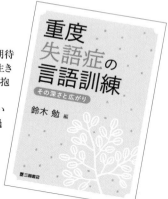

　重度失語症は、失語症状が合併することもしばしばあり、言語機能の良好な改善を期待することは困難である。また、その障害ゆえに当事者は、精神的に孤立感に陥ったり、生きがいを見つけにくくなったり、生活の自立が難しくなるなど、さまざまな心理社会的問題を抱えていることが多く、家族も当事者と同様に不安な気持ちでいる。

　このような多くの問題をもつ重度失語症のリハビリテーションはSTにとっては大変難しい課題であるが、当事者や家族とともに、その失語症者に即した対応策を模索していく過程は、やりがいのある、興味深い作業である。

　本書では、重度失語症者と家族の支援からはじまり、重度失語症者の観察のポイントと精査、急性期・回復期・生活適応期各期における重度失語症の臨床、評価と訓練、さらにグループ訓練の意義と役割、コミュニケーションのための補助手段などを14人の失語症専門家が詳細に論述する。STにとって重度失語症のバイブルとなる書である。

■ 主な内容 ■

第1章 重度失語症のリハビリテーションにおいて心がけたいこと
1. 「遠く」を見ながら
2. 失語症者と家族の心理面への支援
3. コミュニケーション手段の確保
4. 実用コミュニケーションを考慮しながらの長期の言語訓練

第2章 重度失語症者と家族の支援
1. 患者と家族の心理的・社会的サポートのために
2. 急性期
3. 回復期
4. 生活期〔維持期〕
5. ある重度失語症者とその家族

第3章 評価を訓練へつなげるための観察のポイントと精査
1. 検査を実施する重要性
2. 評価から訓練へ

第4章 リハビリテーション各期における重度失語症の臨床
1 急性期における臨床の考え方
　1. 背景と意義
　2. 評価の実際
　3. 訓練と支援
2 回復期病棟における訓練
　1. 回復期の訓練とは?
　2. 回復期の訓練による効果
　3. 評価
　4. 訓練の実施
　5. 重度ウェルニッケ失語について
　6. 退院に向けて
3 生活適応期における言語訓練サービスの考え方
　1. 生活適応期こそ、実生活に即した言語訓練を
　2. 生活適応期での重度失語症の訓練の位置づけ
　3. 評価
　4. 訓練
　5. 言語訓練サービス提供の終了時期の考え方
　6. 生活に適応するための言語訓練サービスのあり方

第5章 重度失語症の評価と訓練
　──ヒトの認知機能の成り立ちから考える
　　言語リハビリテーション──
1. 従来の重度失語症の代表的な評価法と訓練法の概観
2. 広汎な脳損傷による重度失語症者の特徴
3. 重度失語症における言語関連認知機能の評価
4. 音声言語機能力に関連するプロセスの評価
5. コミュニケーション行動の評価
6. 意味──概念系の再建（概念ネットワークの再構築）
7. 音韻──音声系の再建
8. 訓練法の実際
9. まとめ

第6章 重度失語症者のグループ訓練
1. グループ訓練の意義
2. グループ訓練の種類とその役割
3. コミュニケーション能力改善に焦点を当てたグループ訓練の実際
4. グループ訓練の効果判定の必要性
5. グループ訓練に適応困難なケース
6. おわりに

第7章 重度失語症者のコミュニケーションのための補助手段
1. はじめに
2. 失語症のAACに関する最近の考え方
3. 失語症者の補助手段について
4. まとめ

第8章 慢性期重度失語症者と家族への継続的支援
　──各種集いを通し，心理・生活・高次脳機能などの
　　向上を目指したプログラムと症例──
1. 慢性期こそ多面的な回復への支援を
2. 慢性期（重度）失語症者および家族の実態と支援
3. 慢性期失語症者の集団リハビリテーションの試み
4. 自宅学習用訓練プログラム ──ノート学習，計算学習
5. 慢性期重度失語症者支援の事例
6. おわりに

第9章 重度失語症者の活動の広がり
　──社会参加を目指して──
1. はじめに
2. 実際の活動
3. 他者との交流
4. 社会参加に必要な支援について
5. STができる支援について

● 定価（本体4,000円+税）　B5　234頁　2013年　ISBN 978-4-89590-447-6

お求めの三輪書店の出版物が小売書店にない場合は，その書店にご注文ください．お急ぎの場合は直接小社に．

〒113-0033
東京都文京区本郷6-17-9 本郷綱ビル

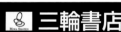 三輪書店

編集 ☎03-3816-7796　FAX 03-3816-7756
販売 ☎03-6801-8357　FAX 03-6801-8352
ホームページ：http://www.miwapubl.com

■ あなたの川は、どのように流れていますか？

川モデル 文化に適した作業療法

訳 松原 麻子・清水 一・宮口 英樹

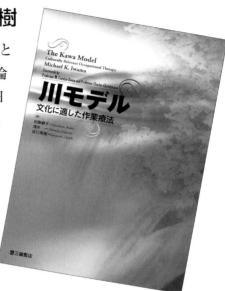

　Michael Iwama氏が、日本の作業療法士との共同作業に基づいて提唱する作業療法理論 The Kawa Modelの、日本語訳。これまで日本の作業療法は、欧米から多くを学び、発展してきた。その際に考慮されるべきなのが文化と作業療法との関係であるが、諸外国の知識・経験に日本の文化的視点を織り込んだ川モデルでは、「川」の比喩を用いてクライエントの生活や人生、さらには作業療法介入を表現する。すでに海外の作業療法士をとりこにしている川モデルとは何かが理解でき、臨床の場で同モデルを活用できるようになるために欠かせない1冊となっている。

■ 主な内容 ■

- 第1章　作業療法の学問を位置づける
　　　　―なぜ新たな概念化と作業療法モデルが必要なのか
- 第2章　概念モデルを構成する要素としての異文化の概念 ― 作業
- 第3章　作業療法理論 ― 文化を含むか含まないか
- 第4章　文脈と理論 ― 川モデルの文化的前提　第1部
- 第5章　文脈と理論 ― 川モデルの文化的前提　第2部
- 第6章　実践からの，文化に適した新しい概念モデルの立ち上げ
- 第7章　川モデルの概観
- 第8章　川モデルの応用 ― 文脈において作業を理解すること
- 第9章　文脈における川 ― 川モデルを利用した物語と事例
- 第10章　作業療法における文化に適した安全な理論に向けて

● 定価（本体4,800円＋税）　B5　260頁　2014年　ISBN 978-4-89590-480-3

お求めの三輪書店の出版物が小売書店にない場合は，その書店にご注文ください．お急ぎの場合は直接小社に．

〒113-0033
東京都文京区本郷6-17-9 本郷綱ビル

三輪書店

編集 03-3816-7796　FAX 03-3816-7756
販売 03-6801-8357　FAX 03-6801-8352
ホームページ：http://www.miwapubl.com

■ 臨床医に求められる自動車運転再開許可判断に関わるすべての情報・知識を網羅！

脳卒中・脳外傷者のための自動車運転【第2版】

新刊

監修　林　泰史（原宿リハビリテーション病院名誉院長）
　　　米本　恭三（東京慈恵会医科大学名誉教授）

編集　武原　格（東京都リハビリテーション病院リハビリテーション部長）
　　　一杉　正仁（滋賀医科大学社会医学講座法医学部門 教授）
　　　渡邉　修（東京慈恵会医科大学第三病院リハビリテーション科 教授）

今回の改訂では，より一般医の読者を意識し，初版2つの章を「臨床医の判断―医学的診断書の作成にあたって」の章としてブラッシュアップ，自動車運転の許可判断において確認すべきポイントと判断の決め手，具体的な診断書の書き方をよりわかりやすく理解できるようにした。
　また初版でのドライビングシミュレーターによる運転評価に加え，「実車による評価と訓練」の章を新設，さらに運転再開に向けた地域での取り組みとして，あらたに福岡県，千葉県の各施設における取り組みを追加。現在取り組んでいる地域はもちろん，これからの地域・施設にとっても参考となるであろう。
　疫学的数値や交通事故についての実態，薬剤や法的知識など全章にわたりupdateを行っており，まさに最新版といえる仕上がりとなっている。

■ 主な内容 ■

第1章　現状とニーズ
　はじめに
　社会的現状と問題点
　臨床現場の現状と問題点
　研究活動の現状
　患者・医療関係者の現状とニーズ
　患者が望む支援
　医療関係者が知りたい情報

第2章　脳卒中・脳外傷の疫学
　脳卒中
　脳外傷

第3章　交通事故の実態
　わが国における交通事故の発生状況
　自動車運転とその背景
　交通事故と経済損失
　世界における交通事故の実態
　まとめ

第4章　運転に求められる身体機能
　はじめに
　法令上の規定
　身体機能障害と運転の実際

第5章　運転に求められる高次脳機能
　はじめに
　自動車運転の概念的モデルと関連する高次脳機能
　神経心理学的検査における評価
　運転が可能な高次脳機能障害者の安全運転のための配慮

第6章　運転に際して留意すべき疾患
　はじめに
　運転中の体調変化が事故につながる
　特に注意すべき疾患
　事故予防を目的とした疾患管理の重要性

第7章　薬剤と自動車運転
　薬剤の副作用と自動車の運転
　代表的な薬剤と諸症状
　市販薬について
　添付文書と薬剤の選択
　適切な服薬指導

第8章　運転再開に際して求められる法的知識
　自動車運転と法律
　自動車運転免許制度
　障害と自動車運転免許
　身体の障害と自動車運転免許
　疾病と自動車運転免許
　医学的見地に基づく現行制度の問題点
　まとめ

第9章　諸外国の障害者運転への法的対応
　はじめに
　運転事故と背景となる医学的要因
　障害者の運転再開に関する報告
　障害者に対する運転免許証の許可に関する規約
　運転適性に関して，DVLAが医療専門職に向けて示しているガイドライン
　まとめ

第10章　運転再開のための自動車改造
　はじめに
　歩み
　運転補助装置の種類
　運転補助装置の特徴
　入手方法
　選定
　安全基準と責任
　経済的な補助等
　まとめ

第11章　ドライビングシミュレーター（DS）による運転評価
　DSの普及
　DSに関する法規
　DSの利点について
　DSによる操作結果の評価
　脳損傷者の運転再開に向けたDSの応用
　まとめ

第12章　実車による評価と訓練
　はじめに
　運転評価と運転訓練の流れ
　運転評価
　運転訓練
　教習所に運転評価や教習を依頼する前の確認事項
　まとめ

第13章-①　運転再開に向けた地域での取り組み
―東京都リハビリテーション病院における取り組み
　はじめに
　当院の取り組み
　評価
　個別介入
　自動車教習所との連携
　症例提示
　まとめと今後の展望

第13章-②　運転再開に向けた地域での取り組み
―産業医科大学における取り組み
　はじめに
　当院の自動車運転再開支援の開始
　簡易自動車運転シミュレーターの開発
　症例提示
　高次脳機能障害者の自動車運転再開の指針Ver.2の紹介
　症例提示
　当院の現状と課題
　まとめ

第13章-③　運転再開に向けた地域での取り組み
―千葉県千葉リハビリテーションセンターにおける取り組み
　はじめに
　評価の流れと内容
　評価実績と実車評価
　関係機関との連携と支援者育成
　症例提示
　今後の課題

第14章　臨床医の判断
―医学的診断書の作成にあたって
　はじめに
　医学的問題について
　まとめ

第15章　Q&A

付表　道路交通法・道路交通法施行令・道路交通法施行規則

索引

● 定価（本体 3,400円+税）　B5　176頁　2016年　ISBN 978-4-89590-578-7

お求めの三輪書店の出版物が小売書店にない場合は，その書店にご注文ください．お急ぎの場合は直接小社に．

三輪書店　〒113-0033 東京都文京区本郷6-17-9 本郷綱ビル
編集 ☎03-3816-7796 ℻03-3816-7756　販売 ☎03-6801-8357 ℻03-6801-8352
ホームページ：https://www.miwapubl.com